国家卫生健康委员会"十四五"规划教材

全国中等卫生职业教育教材

第2版

供眼视光与配镜专业用

定 配 技 术

主　　编　黎莞萍　闫　伟

副主编　王海营　唐　洁

编　　者（以姓氏笔画为序）

王海营（永州职业技术学院）

叶铖沛（广州市财经商贸职业学校）

付子芳（青海卫生职业技术学院）

刘亚丽（豪雅（上海）光学有限公司）

闫　伟（济宁职业技术学院）

时　鑫（北京市商业学校）

武麟添（天津市眼科医院视光中心）

唐　洁（厦门医学院）

黎莞萍（广州市财经商贸职业学校）

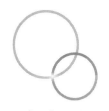

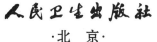
人民卫生出版社

·北　京·

图书在版编目（CIP）数据

定配技术 / 黎莞萍，闫伟主编 . —2 版 . —北京：
人民卫生出版社，2022.7（2023.5 重印）
ISBN 978-7-117-33130-2

Ⅰ.①定⋯ Ⅱ.①黎⋯ ②闫⋯ Ⅲ.①眼镜检法 – 中
等专业学校 – 教材 Ⅳ.①R778.2

中国版本图书馆 CIP 数据核字（2022）第 085065 号

人卫智网	www.ipmph.com	医学教育、学术、考试、健康， 购书智慧智能综合服务平台
人卫官网	www.pmph.com	人卫官方资讯发布平台

定配技术
Dingpei Jishu
第 2 版

主 编：黎莞萍 闫 伟
出版发行：人民卫生出版社（中继线 010-59780011）
地 址：北京市朝阳区潘家园南里 19 号
邮 编：100021
E - mail：pmph @ pmph.com
购书热线：010-59787592 010-59787584 010-65264830
印 刷：中农印务有限公司
经 销：新华书店
开 本：850×1168 1/16 印张：26.5
字 数：564 千字
版 次：2016 年 2 月第 1 版 2022 年 7 月第 2 版
印 次：2023 年 5 月第 2 次印刷
标准书号：ISBN 978-7-117-33130-2
定 价：70.00 元

打击盗版举报电话：010-59787491 E-mail：WQ @ pmph.com
质量问题联系电话：010-59787234 E-mail：zhiliang @ pmph.com
数字融合服务电话：4001118166 E-mail：zengzhi @ pmph.com

出 版 说 明

为全面贯彻党的十九大和十九届历次全会精神,依据中共中央办公厅、国务院办公厅《关于推动现代职业教育高质量发展的意见》要求,更好地服务于现代卫生职业教育高质量发展的需求,适应党和国家对眼视光与配镜技术职业人才的需求,贯彻《"党的领导"相关内容进大中小学课程教材指南》文件精神,全面贯彻习近平总书记关于学生近视问题的重要指示批示精神,全面落实《儿童青少年学习用品近视防控卫生要求》(GB 40070—2021)国家标准要求,人民卫生出版社在教育部、国家卫生健康委员会的指导和支持下,启动全国中等职业学校眼视光与配镜专业第三轮规划教材修订工作。

本轮教材全面按照新国家标准《儿童青少年学习用品近视防控卫生要求》(GB 40070—2021)进行排版和印刷:正文排版用字从上版的 5 号宋体字调整为小 4 号宋体字,行间距从 2.0mm 调整为 3.0mm;内文纸张采用定量 $70.0g/m^2$ 的胶版纸;其他指标如纸张亮度、印刷实地密度值、套印误差均达到新国标要求,更利于学生健康用眼、健康学习。

本轮眼视光与配镜技术专业规划教材修订工作于 2021 年底启动。全套教材品种、各教材章节保持不变。人民卫生出版社依照最新学术出版规范,对部分科技名词、表格形式、参考文献著录格式进行了修正;对个别内容进行调整,加强了课程思政内容,以更好地引导学生形成正确的人生观、价值观和世界观;根据主编调研意见进行了其他修改完善。

本次修订时间较短,限于水平,还存在疏漏之处,恳请广大读者多提宝贵意见。

人民卫生出版社

眼视光与配镜专业第二轮规划教材编写说明

为全面贯彻党的十八大和十八届三中、四中、五中全会精神,依据《国务院关于加快发展现代职业教育的决定》要求,更好地服务于现代卫生职业教育快速发展的需求,适应卫生事业改革发展和对眼视光与配镜技术职业人才的需求,贯彻《医药卫生中长期人才发展规划(2011—2020年)》《现代职业教育体系建设规划(2014—2020年)》文件精神,人民卫生出版社在教育部、国家卫生和计划生育委员会(简称"卫计委")的指导和领导下,按照教育部颁布的《全国中等职业学校眼视光与配镜专业教学标准》(简称《标准》),在全国验光与配镜职业教育教学指导委员会(简称"行指委")直接指导下,经过广泛的调研论证,成立了全国中等职业学校眼视光与配镜专业教材建设评审委员会,启动了全国中等职业学校眼视光与配镜专业第二轮规划教材修订工作。

为了全方位启动本教材的建设工作,经过了一年多调研,在卫计委和验光与配镜行指委的领导下,于2015年4月正式启动了本轮教材的编写工作。本轮教材的编写得到了广大眼视光中职院校的支持,涵盖了14个省、自治区、直辖市,28所院校及企业,共约60位专家、教师参与编写,充分体现了教材覆盖范围的广泛性,以及校企结合、工学结合的理念。

本轮眼视光与配镜技术专业规划教材与《标准》课程结构对应,含专业核心课和专业选修课。专业核心课教材共6种,将《标准》中的验光实训和定配实训内容分别并入《验光技术》和《定配技术》教材中;考虑到眼视光与配镜技术专业各中职院校教学情况的差别,以及各选修课的学时数量,经过评审委员会讨论后达成一致意见,增加2门专业选修课教材《眼病概要》和《人际沟通技巧》,其中《眼病概要》含全身疾病的眼部表现内容。

本套教材力求以学生为中心,以学生未来工作中会面临的任务和需要的能力为导向,适应岗位需求、服务于实践,尽可能贴近实际工作流程进行编写,并以"情境"和"任务"作为标题级别,代替传统的"章"和"节"。同时,在每一"情境"中设置"情境描述""知识准备""案例"等模块,将中高职衔接的相关内容列入"知识拓展"中,以达到"做中学"、学以致用的目的。同时为方便学生复习考试,增加"考点提示",提高学生的考试复习效率和考试能力。

　　本系列教材《验光技术》《定配技术》《眼镜门店营销实务》《眼视光基础》《眼镜质检与调校技术》《接触镜验配技术》6本核心教材和《眼病概要》《人际沟通技巧》2本选修教材将于2016年全部出版。

2015 年 10 月

第1版前言

定配技术是全国中等职业学校眼视光与配镜专业的专业核心课,属于工学结合理实一体的课程类型。本教材按照工作过程系统化模式开发,采用了以代表性工作任务为"情境",以完整而系统的工作过程为"学习任务"的形式编写。

学习情境是以眼镜定配实际工作过程中的典型工作任务为载体,突出"素质和能力培养"的现代职业教育理念。每一学习情境的编写,依据"由简单到复杂"的认知规律,布局知识与技能的要求;开展"在重复工作过程中不重复的工作内容"的教学实施;设计"以学生为主体""通过工作提升素质""以评价促教学"的实训项目和考核标准。同时将国家职业资格标准中应知、应会要求融入课程教学内容,实现了课程学习与证书考核的有机结合。教材的体例体现了眼视光与配镜专业中职规划教材的科学严谨性和新颖独创性,运用结合丰富形象的图片和条理清晰的实施流程图的编写方式,完全符合中等职业学校学生和验光与配镜行业从业人员的学习需求。

以"眼镜定配"工作任务为主线的学习情境,在相同的工作过程中,对不同的配镜订单与商品,完成核对单据、商品质检、加工制作、整形、配装镜质检等学习任务,达到交付给需要配镜的顾客一副合格、合适的眼镜的目的。

教材共分五个工作情境和一个拓展情境:全框金属架玻璃球镜定配、全框金属架树脂球镜定配、全框板材架球柱镜定配、半框架定配、双光镜定配和定配拓展。每一情境包括五个任务,每一任务对应相同的工作过程,分别由武麟添编写任务一核对加工单据,王海营编写任务二商品质检核对,黎莞萍和闫伟编写任务三加工制作,付子芳编写任务四整形,唐洁编写任务五配装眼镜质检配送,以及刘亚丽、时鑫合作编写拓展情境。

在教材编写中,广州市财经商贸职业学校、济宁职业技术学院、永州职业技术学院、厦门医学院、青海卫生职业技术学院、北京市商业学校、豪雅(上海)光学有限公司、天津市眼科医院视光中心给予了全力的支持,在此谨致以诚挚的感谢。需要指出的是,教材编写时间紧迫,且材料和技术日新月异,难免有疏漏不妥之处,恳请使用和关心本教材的同道和读者多提宝贵意见,以便再版时修订完善。

黎莞萍　闫伟

2015 年 8 月

目　录

情 境 描 述

××眼镜公司定配工接到门店送来的一份配镜订单及金属全框眼镜架一副,近视玻璃镜片一副,要求定配加工。定配加工好的眼镜必须完全符合配镜订单的处方要求和加工要求,并符合单光定配眼镜国家标准的各项规定。

工作流程如下:

1. 认识处方、配镜单、镜架,镜片的商品参数、加工要求,标记镜片光心、测量镜架尺寸。

2. 检测镜片顶焦度和外观质量、镜架外观质量,按照配镜单装配的要求计算加工参数。

3. 手工制作模板,标记加工基准线,按照加工参数移心标记模板光心,描画轮廓。

4. 手工划片、钳边、磨边加工,安装镜片,清洁眼镜,认识整形工具和要求。

5. 认识单光定配眼镜的质检方法和要求,完成质检,包装配送。

6. 遵守手工加工场地安全生产要求,对使用的仪器和工具进行维护保养和故障排除。

任务一　核对加工单据

一、学习目标

能力目标	知识目标	素质目标
• 规范书写处方(包括度数和瞳距) • 认识加工要求(加工单上关于加工要求的项目认识) • 认识眼镜架的产品标记和吊牌标识(普通合金架商品) • 认识眼镜片包装标志	• 球镜光学特点 • 近视处方中各项的含义(度数和瞳距) • 近视眼的屈光特点和矫正原理 • 眼镜架的结构部件和材料分类 • 合金金属镜架加工性能(铜合金、镍合金) • 玻璃镜片的材料特点和用途	• 认真仔细的工作习惯 • 安全生产的意识

二、任务描述

××公司加工中心接到门店销售部门送来的一份配镜订单(图 1-1-1)及金属全框眼镜架一副(图 1-1-2),近视玻璃镜片一副(图 1-1-3),要求定配加工,首先要对单据进行核对。

<table>
<tr><td colspan="10" style="text-align:center">广州商贸眼镜公司配镜单</td></tr>
<tr><td colspan="2">客户</td><td>张先生</td><td>电话</td><td colspan="3">135×××××××</td><td colspan="2">年龄</td><td>40</td></tr>
<tr><td colspan="2">住址</td><td colspan="4">广州市越秀区</td><td colspan="2">接单日期</td><td colspan="2">2015 年 4 月 30 日</td></tr>
<tr><td colspan="2">配镜处方</td><td>DS</td><td>DC</td><td>AX</td><td>VA</td><td>PD</td><td colspan="2">PH</td><td>备注</td></tr>
<tr><td rowspan="2">远用</td><td>R</td><td>−2.50</td><td></td><td></td><td>1.2</td><td rowspan="2">66mm</td><td colspan="2"></td><td></td></tr>
<tr><td>L</td><td>−2.50</td><td></td><td></td><td>1.2</td><td colspan="2"></td><td></td></tr>
<tr><td rowspan="2">近用</td><td>R</td><td></td><td></td><td></td><td></td><td></td><td colspan="2"></td><td></td></tr>
<tr><td>L</td><td></td><td></td><td></td><td></td><td></td><td colspan="2"></td><td></td></tr>
<tr><td rowspan="2">原镜度</td><td>R</td><td></td><td></td><td></td><td></td><td></td><td colspan="2"></td><td></td></tr>
<tr><td>L</td><td></td><td></td><td></td><td></td><td></td><td colspan="2"></td><td></td></tr>
<tr><td colspan="10" style="text-align:center">配镜商品资料</td></tr>
<tr><td></td><td>品牌</td><td>产地</td><td colspan="4">型号或材料</td><td>单价</td><td>数量</td><td>总价</td></tr>
<tr><td>镜架</td><td>×××</td><td>丹阳</td><td colspan="4">87118720,全框合金
54 □ 18-140,最大径 57</td><td>158.00</td><td>1</td><td rowspan="2">256.00</td></tr>
<tr><td>镜片</td><td>×××</td><td>广州</td><td colspan="4">1.523 翡翠绿膜减反射康护玻璃眼镜片,直径 65</td><td>98.00</td><td>1</td></tr>
<tr><td rowspan="3">加工要求</td><td colspan="2" rowspan="3">加工镜片边缘要圆滑</td><td colspan="2">加工项目</td><td>美薄□</td><td>开槽□</td><td>钻孔□</td><td>抛光□</td></tr>
<tr><td colspan="2"></td><td>刀锋边□</td><td>染色□</td><td>改形□</td><td>胶架□</td></tr>
<tr><td colspan="2">客户签名:
×××</td><td colspan="4">取镜时间:
即取</td></tr>
</table>

图 1-1-1 配镜单据

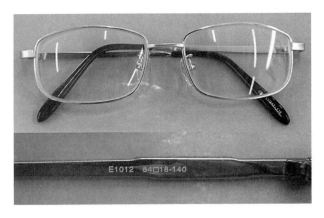

图 1-1-2　金属全框眼镜架

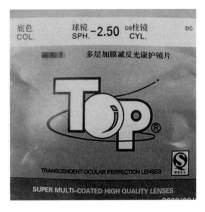

图 1-1-3　镜片包装袋(袋面参数)

三、知识准备

(一) 近视眼的屈光

当眼调节静止时,平行光线经眼屈折后聚焦于视网膜前,然后成散开状在视网膜上形成一弥散圈,使外界物体在视网膜上不能成一清晰物像,称之为近视眼。眼睛能看清的最远距离称为眼的远点,眼前有限距离发出的发散光经近视眼屈折后能聚焦于视网膜上,因此,近视眼的远点位于眼前有限距离(图 1-1-4)。

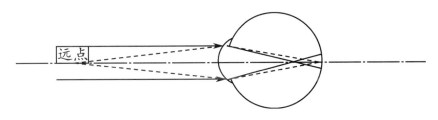

图 1-1-4　近视眼的屈光

(二) 球镜光学特点和屈光力

球镜是球面透镜的简称,所谓透镜,是指由均匀的透明介质组成两个折射面,且至少一个折射面是曲面的光学元件。两个折射面都是球面,或一个是球面,另一个是平面的透镜称为球面透镜,其各方向上曲率半径均相等,因此屈折光线的能力相等。

其中间部分较周边部分厚,对光线有会聚作用的称为正球镜(图 1-1-5);相反中央部分较周边部分薄,对光线有散开作用的称为负球镜(图 1-1-6)。

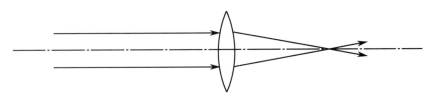

图 1-1-5　正球镜的屈光

3

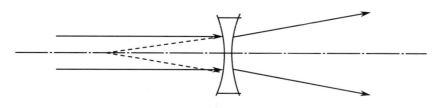

图 1-1-6 负球镜的屈光

球镜对光线聚散度改变的程度称为球镜的屈光力(或称顶焦度、光焦度、球镜度),屈光度是表示透镜屈光力大小的单位,符号为"D",球镜屈光度符号为"DS",是国际通用单位。

屈光度数通常 1/4DS 为间距,如 ±0.25D、±0.50D、±0.75D、±1.00D。也有以 1/8D 为间距,但表示为小数时将第三位小数的"5"舍去,如 ±0.12D、±0.37D、±0.62D、±0.87D 等。在自动焦度计测量镜片屈光度值时,精度还可以达到 0.01D。若平面透镜屈光度数为零,则记录 PL 或 0.00DS。

(三) 负球镜矫正近视眼的原理

近视眼的矫正方法是配戴一副合适屈光力的负球面透镜做的眼镜,让光线经负球面透镜适当发散,再经眼的折射后恰好会聚在视网膜上,形成清晰物像。即远处的平行光线经负球面透镜后,成虚像于近视眼的远点处。此时,近视眼与正视眼一样,能看清远处(图 1-1-7)。

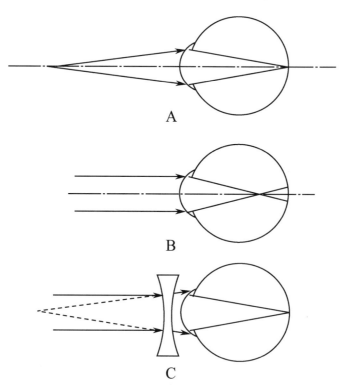

图 1-1-7 近视眼矫正原理示意图

A.近视眼看远视屈光;B.近视眼看远点时的屈光;

C.负球镜矫正近视眼时屈光

(四) 远用瞳距的定义

当双眼呈正视或平行状态时,两眼瞳孔中心间的距离称为瞳距。在眼镜定配中,镜架尺寸一般要比顾客的远用瞳距大。制作完成的眼镜,若为负球镜则鼻侧较薄,颞侧较厚或鼻侧与颞侧厚度相同。若为正球镜则鼻侧较厚,颞侧较薄。

(五) 近视处方中各项的含义和规范的近视处方书写

1. 各种处方英文缩写名称如表 1-1-1 所示。

表 1-1-1　各种处方英文缩写

缩写	含义	缩写	含义	缩写	含义
Rx	处方	DV	远用	NV	近用
OD/R	右眼	OS/L	左眼	OU	双眼
DS/S	球镜度	DC/C	柱镜度	AX/×	柱镜轴向
PD	瞳距	P	三棱镜	B	棱镜基底方向
△	棱镜度	BU	底向上	BD	底向下
BO	底向外	BI	底向内	ADD	附加顶焦度

2. 处方的基本格式　姓名、性别、年龄,远用(近用)镜。

右眼:正(负)球镜度数(DS)、正(负)柱镜度数(DC)× 轴向;棱镜度基底方向。

左眼:同上

瞳距(mm)

验光师签名　日期

3. 单纯球面透镜处方

例如 R:−2.50DS

　　　L:−2.50DS　　　　　　　PD:66mm

(六) 眼镜架的结构和材料分类

1. 眼镜架各部位名称　一副眼镜架通常由镜圈、鼻梁、鼻托、桩头、镜腿等主要部分构成(图 1-1-8)。

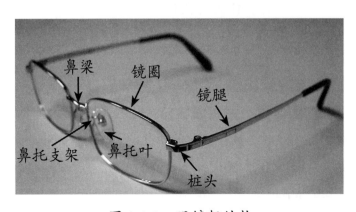

图 1-1-8　眼镜架结构

5

2. 眼镜架的分类　眼镜架按材料可分为金属架、塑料架和天然有机材料架(图1-1-9)。

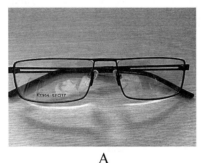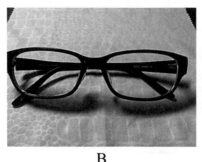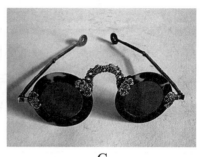

A　　　　　　　　　　B　　　　　　　　　　C

图1-1-9　镜架材料分类

A. 金属材料;B. 塑料材料;C. 天然有机材料(玳瑁)

制作眼镜架的金属材料传统上包含铜合金、镍合金和贵金属三大类,市场上现在将钛及钛合金、铝镁合金两类与前三类并称,共五大类。经过表面加工处理后的金属眼镜架具有一定的硬度、柔软性、弹性、耐磨性、耐腐蚀性,密度小,有光泽、色泽好。

(1) 铜合金

1) 锌白铜(铜镍锌合金):以铜为基体,以镍为主要添加元素的铜合金,称为白铜;在此基础上添加元素锌,则称为锌白铜。锌白铜材料因呈银白色,也称为镍银,具有良好的耐腐蚀性能和中等以上的强度,弹性好,加工性(切削性能、电镀性能)良好,易于表面处理,可用于加工镜架的各种零件,也是制作儿童镜架的优良材料。

2) 黄铜:以铜为基体,以锌为主要加入元素的铜合金,称为黄铜,色泽呈黄色,由于切削加工容易,可用来做鼻托芯子,缺点是易氧化变铜绿色。

3) 铜镍锌锡合金:弹性、电镀性能、耐腐蚀性良好,所以用于加工边丝等。

4) 青铜:是一种铜锡合金,根据含锡比例不同,成为具有不同特性的合金。由于弹性极好,适合作为镜圈材料;缺点是耐腐蚀性差,加工困难,且价格较贵。

(2) 镍合金

1) 蒙乃尔合金:是一种以金属镍为基体添加铜、铁、锰等其他元素而成的合金。蒙乃尔合金耐腐蚀性好,呈银白色,适合作为边丝材料。

2) 高镍合金:以一种以镍为基体,辅以铬,并添加少量的银、铜及其他微量元素的金属,其强度、弹性和耐腐蚀性比蒙乃尔合金更好。

3) 不锈钢:是一种含铁、铬、镍的合金,其中主加元素是铬,含铬量一般为12%~38%,同时还可加入镍、铁等元素,是具有耐腐蚀性、高弹性的特殊性能钢,常用作边丝和螺丝。同时因其良好的机械性能(特别是抗拉强度高)、工艺性及经济性而成为新发展起来的镜架材料,但其切削性能、焊接性能稍差。

(七) 认识眼镜架的产品标注

通常眼镜架的标注在镜腿内侧,一个镜腿上标明镜架的各项尺寸、型号和颜色;而另一个镜腿上则注明产地、生产商标和镜架材料等(图 1-1-10)。"E1012"表示镜架型号,"54 □ 18-140"是规格尺寸标记,"□"代表用方框法标记,"54"代表镜圈尺寸为 54mm,"18"代表鼻梁尺寸为 18mm,"140"代表镜腿尺寸为 140mm;"CE"表示欧盟工业品认证,"PURE TITANIUM"表示纯钛金属材料。

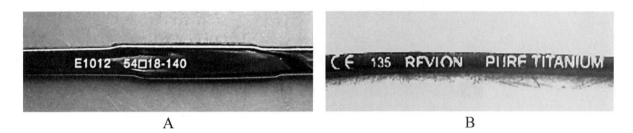

图 1-1-10　眼镜架镜腿标识

A. 一个镜腿上标明镜架的各项尺寸、型号和颜色;B. 另一个镜腿上标明产地、生产商标和镜架材料

(八) 玻璃镜片的材料分类和特点用途

玻璃是特殊不定型材料,无固定化学结构,在温度上升时玻璃材料会变软、黏性增加,逐渐由固体变成液体,在高温下玻璃可以被加工和铸型。在材质中,冕牌玻璃被长期使用,由于度数越高厚度也随之增大,因而高折射率材料也被陆续开发出来。所以光学玻璃镜片又分为冕牌玻璃镜片、高折射率玻璃镜片、有色玻璃镜片、光致变色玻璃镜片。

虽然玻璃材料的比重较大,镜片较重,而且易碎,抗冲击性较差,市场上一般的光学矫正用镜片已经逐渐被树脂镜片取代。但由于玻璃表面坚硬且具有良好的光学性能,在某些品牌中,还有一定的市场。玻璃镜片可分为以下几类:

(1) 普通玻璃镜片:白片、克斯片、克赛片。

(2) 光学玻璃镜片:光学白片、UV 光学白片、光学克赛片、光学克斯片。

(3) 光致变色玻璃片(变色片):由无色或有色玻璃和卤化银组成,原理为卤化银在紫外线的作用下分离成银离子和卤素,大量的银离子使镜片着色。当光线变暗时,银离子和卤素又重新变为卤化银,使镜片褪色。变色的种类有茶变和灰变。这种镜片既能矫正视力又可用作太阳镜保护视力。当外界紫外线越多变色越深,温度越高变色越浅;反之,当外界紫外线越少变色越浅,温度越低变色越深。

(4) 有色玻璃镜片:在无色光学玻璃中加入各种着色剂使玻璃呈现不同的颜色,并对不同单色光有选择的吸收和过滤。

(5) 高折射率镜片(超薄镜片):高折射率的玻璃镜片一般为折射率 $n=1.7035$,密度3.028,阿贝数 41.6 的钡火石光学玻璃材料。

实际上,随着折射率的增加,材料的比重也随之增加,这样就抵消了因为镜片变薄而带来的重量上的减轻。在同等屈光力下,高折射镜片弯度更浅,镜片厚度更薄,适合高度屈光不正者。

(九) 认识眼镜片包装标志

镜片参数有:球镜顶焦度(DS)、柱镜顶焦度(DC)、附加值(ADD)、镜片直径(Φ)、镜片设计(球面SPH/非球面AS)、折射率、材料、表面处理(膜层结构及用途)、色泽、品牌、商标、产品型号、条形码、生产许可证标志、中英文对照解说等(图1-1-11)。

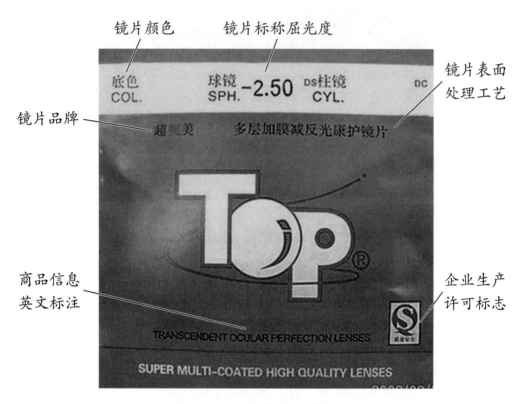

图1-1-11　眼镜片包装标识

(十) 明确手工加工要求

填写配镜订单时一定要明确眼镜加工的项目、工艺要求,如"染色""抛光""美薄"等。

"染色",即根据顾客的需要将原来无色透明的镜片通过染色加工变成不同的颜色。通常有染色加工的订单都会配备色号或色板,明确染后镜片颜色和深度的要求。

"抛光",一般在半框镜架或无框镜架加工时,由于镜片边缘的部分或全部无镜框外包而暴露在外,为了美观,进行抛光加工使镜片的边缘光亮度提高。

"美薄",是指由于各种原因,当一般磨边和倒边加工后镜片边缘比较厚时,可通过手工倒边的方法将镜片边缘的厚度磨削变薄的做法。

如遇到某些加工要求需要额外收费时,在配镜订单中要认真填写收费金额,所以,顾客对整个配镜订单的确认签名也非常重要。

四、实施步骤

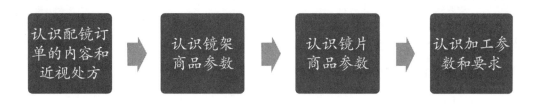

五、实训与评价

实训一 填写图片中标注的内容含义(图 1-1-12)(通过讨论填写后,相互批改,每空5分)。

广州商贸眼镜公司配镜单

客户	张先生		电话		135××××××××		年龄	40岁
住址	广州市越秀区				接单日期		2015年4月30日	
配镜处方	DS	DC	AX	VA	PD	PH	备注	
远用 R	−2.50			1.2	66mm		1. 处方含义:	
远用 L	−2.50			1.2				
近用 R								
近用 L								
原镜度 R								
原镜度 L								

配镜商品资料					2. 镜架参数:	
	品牌	产地	型号或材料	单价		
镜架		丹阳	87118720,全框合金52□17-145,最大径57mm	158.00	1 3. 镜片参数	
镜片		广州	1.523翡翠绿膜减反射康护玻璃眼镜片,直径65mm	98.00	1	

加工要求	加工镜片边缘要圆滑	加工项目	美薄□	开槽□	钻孔□	抛光□
			刀锋边□	染色□	改形□	胶架□
		客户签名:×××(草签)		取镜时间:即取		

图 1-1-12 填空配镜单

实训二 概括上面单据上有哪些信息呈现(要求学生先完成下面的文字记录,发新的配镜单练习口述各项信息名称,同学互评并填写表 1-1-2)。

表1-1-2 学生互评参考表

口述人：_____ 评分人：_____

项目	要求	配分	得分和备注
内容	订单分析的内容正确	5	
表达	表达清晰有条理	5	
熟练	流利熟练回答	5	

实训三 按照眼镜架的结构部件,画一个简单的眼镜架,并在图上标注部位名称(完成绘画和标注,写出表示方法的定义和规格尺寸单双数范围)。

实训四 用一个眼镜架为例子,实物指出眼镜架各个部位名称和尺寸表示方式及数据陈述(要求学生相互口述评价并填写表1-1-3,对眼镜架的实物进行介绍演示)。

表1-1-3 学生互评参考表

口述人：_____ 评分人：_____

项目	要求	配分	得分和备注
主要部分	正确指出镜圈、鼻梁、镜腿、桩头部位	5	
细分部分	正确指出鼻托、铰链、锁紧块、套裤、螺丝等部位	5	
尺寸表示	正确区分方框法和基准线法的标记	5	
尺寸范围	单、双数尺寸复述	5	

实训五 用括号图归纳出眼镜片的材料分类,并说出玻璃镜片的主要特性。

要求:以小组合作形式完成,需要查找教材以外的相关资料,画出归纳图,并在班里展示说明,小组互评(表1-1-4),教师总评。

表1-1-4 小组互评参考表

展示组：_____ 评分组：_____

项目	要求	配分	得分和备注
正确性	镜片材料分类图正确、解释正确	10	
美观清晰	图表设计精美,解释语言得体,表达熟练	10	
合作性	每个组员都有参加,积极性高	5	

实训六 每人制作一个镜片袋,以派发的镜片包装为例,标注各种商品参数的项目(具体数据留空位置不要填写,在活动二中继续使用)。

实训七 按照下列文字叙述内容,填写空白配镜单(图1-1-13)(学生填写完后互相批改,教师总评)。

××× 眼镜公司							
配镜订单							
客户			电话			年龄	
住址					接单日期		
配镜处方		DS	DC	AX	VA	PD	备注/PH
远用	R						
	L						
近用	R						
	L						
原镜度	R						
	L						
配镜商品资料							
	品牌产地		型号或材料		单价	数量	总价(订金)
镜架							
镜片							
加工要求		特殊加工		全框□	开槽□	钻孔□	抛光□
				染单色□	染双色□	改形□	胶架□
		客户签名:			取镜时间:		

图 1-1-13　空白配镜单

　　30 岁的陈先生,住在广州市越秀区,联系电话 135××××××××,在 4 月 25 日到 ×× 眼镜公司验光配镜,验光处方为右眼 350 度近视,左眼 375 度近视,瞳距 64mm,选了一副 ×× 品牌的全框金属架,型号 ××,150 元,×× 品牌的冕牌玻璃镜片一副,40 元,门店送来配镜订单和商品加工,要求 2 小时后取走。

六、常见问题

　　1. 在熟悉了规范的处方书写方法,并仔细查阅配镜订单表格的结构内容后,要将书写处方填进表格中,一定要注意"对号入座",并且省略数据后面的屈光度单位,否则会显得累赘多余。

　　2. 不同品牌和型号的镜架在镜腿和衬片上的产品标识,在标记不同内容的位置安排、详细程度、标准规范性等方面都会有所不同,识别时应根据整体标识情况,分析标识具体含义,切忌千篇一律的生搬硬套。

七、习题

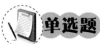单选题

1. 配镜处方中(　　)分别用略写字符 NV、Rx、DV 表示
   A. 远用、近用、追加　　　　　　　　B. 瞳距、轴向、屈光度
   C. 近用、处方、远用　　　　　　　　D. 基底向下、基底向上、基底向外

2. 配镜处方中(　　)分别用略写字符 S、C、PL 表示
   A. 远用、近用、追加　　　　　　　　B. 瞳距、轴向、屈光度
   C. 近用、处方、远用　　　　　　　　D. 球镜、柱镜、平光

3. 远用瞳距为患者双眼呈(　　)时,两眼瞳孔中心间的距离
   A. 集合　　　　　B. 调节　　　　　C. 正视　　　　　D. 放松

4. 镜架按材料可分为(　　)
   A. 铜合金、镍合金和贵金属材料
   B. 金属材料、非金属材料和树脂材料
   C. 金属材料、塑料材料和天然材料
   D. 特殊木材、动物牛角和玳瑁材料

5. 方框法标定为:56□16-142,其中 56 为(　　)
   A. 镜圈高度　　　　　　　　　　　B. 鼻梁尺寸
   C. 镜圈尺寸　　　　　　　　　　　D. 镜腿尺寸

6. 方框法标定为:56□16-142,其中 16 为(　　)
   A. 镜圈高度　　　　　　　　　　　B. 鼻梁尺寸
   C. 镜圈尺寸　　　　　　　　　　　D. 镜腿尺寸

7. 方框法标定为:56□16-142,其中 142 为(　　)
   A. 镜圈高度　　　　　　　　　　　B. 鼻梁尺寸
   C. 镜圈尺寸　　　　　　　　　　　D. 镜腿尺寸

8. 镜片按材料分不包括(　　)
   A. 玻璃镜片　　　　　　　　　　　B. 水晶石镜片
   C. 树脂镜片　　　　　　　　　　　D. 双光镜片

9. 配镜订单的半框镜架定配加工可能会出现(　　)加工要求
   A. 美薄　　　　　B. 抛光　　　　　C. 染色　　　　　D. 刀锋边

(武麟添)

任务二 商品质检核对

一、学习目标

能力目标	知识目标	素质目标
• 自动焦度计测定球镜顶焦度、标记光心及基准点,并记录 • 认识单光镜片外观质量、顶焦度的检测标准 • 认识镜架外观质量和尺寸的检测要求 • 镜度表测量球镜顶焦度的方法 • 会计算水平移心量并确定远用垂直移心量 • 能目测识别球镜的性质 • 自动焦度计的维护保养	• 球面透镜的面屈光度 • 镜架水平几何中心距定义 • 移心的定义 • 国家标准:单光眼镜镜片顶焦度允差 • 国家标准:镜架外观质量与尺寸允差 • 自动顶焦度计结构、维护与保养	• 科学严谨、责任感强 • 勤于思考、钻研精神

二、任务描述

××眼镜公司定配工接到门店销售员送来的一份配镜单及金属全框镜架一副和近视玻璃镜片一副(图1-2-1)。

要求定配工核对单据,利用自动焦度计、镜度表、瞳距尺等工具对镜片及镜架进行定配前检查和测量,并认识质检的要求(图1-2-2)。

三、知识准备

(一) 球镜的面屈光力和透镜屈光力

1. **球面透镜面屈光力** 球面透镜有两个界面,每个面使光束聚散度改变的程度称为该球面的面屈光力,也称为面镜度。面屈光力的单位与透镜屈光力单位一致,为屈光度D,$1D=1m^{-1}$。

2. **薄透镜的屈光力** 薄透镜位于空气当中时,空气的折射率为1,设透镜的折射率为n,透镜的前、后表面曲率半径分别为r_1和r_2。曲率半径的正负值按光学符号法则确定,通常假设光线从左向右传播,顺着光线的方向为正,逆着光线的方向为负(图1-2-3),则透镜前表面屈光力F_1,后表面屈光力为F_2,透镜的屈光力为F。

$$F_1 = \frac{n-1}{r_1} \qquad\qquad (公式1-2-1)$$

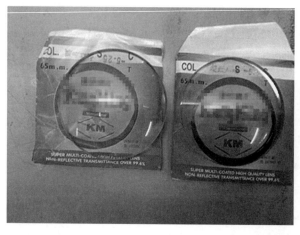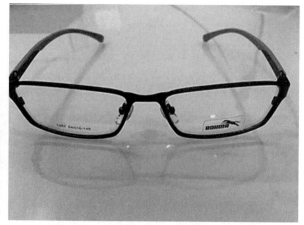

×× 商贸眼镜公司配镜单							
客户	王先生	电话	135××××××××			年龄	40 岁
住址	广州市越秀区				接单日期	2014 年 8 月 30 日	
配镜处方		DS	DC	AX	VA	PD	PH	备注

配镜处方		DS	DC	AX	VA	PD	PH	备注
远用	R	−1.00				62mm		
	L	−1.00						
近用	R							
	L							
原镜度	R							
	L							

配镜商品资料

	品牌	产地	型号或材料	单价	数量	总价
镜架	×××	×××	金属全框 52 □ 16-135	158.00	1	256.00
镜片	×××	×××	1.53 绿膜防辐射 球面玻璃片	98.00	1	

加工要求	加工镜片边缘要圆滑	加工项目	美薄□	开槽□	钻孔□	抛光□
			刀锋边□	染色□	改形□	胶架□
		客户签名： ×××（草签）	取镜时间： 即取			

图 1-2-1　配镜订单及待加工镜片和镜架

顾客姓名	王先生	年龄	40岁	验配时间	2015.07	联系方式	135××××××××
镜片品牌及规格			镜片顶焦度标称值	OD:		PD	
				OS:			
镜架品牌及规格							
定配前质量检测项目							
右片顶焦度				国标允差		是否合格	是□ 否□
左片顶焦度				国标允差		是否合格	是□ 否□
镜片外观质量	在以基准点为中心,直径为30mm的区域内,镜片的表面或内部都不应出现可能有害视觉的各类疵病					是否合格	是□ 否□
镜片尺寸						是否合格	是□ 否□
镜架外观质量	镜架表面无镀层脱落、明显擦痕、零件缺失等疵病,镜圈、鼻托对称					是否合格	是□ 否□
镜架规格尺寸	镜圈:		国标允差			是否合格	是□ 否□
	鼻梁:		国标允差				
	镜腿:		国标允差				
移心量	水平:					能否装配	能□ 否□
	垂直:						
质检人员签名:				日期:			

图1-2-2 定配前质检记录单

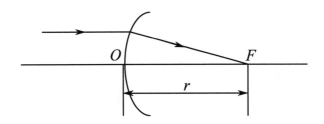

图1-2-3 光学符号法则

$$F_2=\frac{1-n}{r_2} \tag{公式1-2-2}$$

$$F=F_1+F_2=(n-1)\left(\frac{1}{r_1}-\frac{2}{r_2}\right) \tag{公式1-2-3}$$

公式中：r——球面曲率半径，单位为米，符号 m；

$\quad\quad F_1$、F_2——球面屈光力，单位为屈光度，符号 D。

从公式 1-2-1 和公式 1-2-2 中可以看出：透镜表面屈光力和薄透镜屈光力的大小均与介质折射率和透镜曲率半径有关。

(二) 球面透镜的识别

区分一块球面透镜是正球面透镜还是负球面透镜，在实际工作中可以使用三种简单快捷方法进行识别。

1. 厚薄法　从镜片外形上识别。正球面透镜中央厚，边缘薄；负球面透镜中央薄，周边厚。对于镜片屈光力较大的镜片，可直接观察或用手触摸，比较镜片中央和边缘厚度即可识别（图 1-2-4）。

2. 影像法　通过镜片成像性质进行识别。正球面透镜对物体成像具有放大作用，也是放大镜的原理；负球面透镜对物体成像具有缩小作用（图 1-2-5）。

3. 视觉像移法　在一白纸上画一水平线，手持球面透镜置于眼前，将透镜上下反复移动，并以单眼通过透镜观察所画水平线的像。

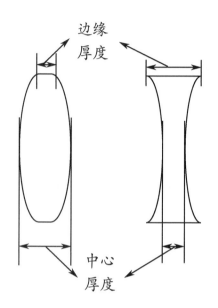

图 1-2-4　厚薄法对透镜识别

正球面透镜：当镜片向上移动，水平线的像向下移动；镜片向下移动，水平线的像向上移动，此视觉像移称为逆动（图 1-2-6）。

负球面透镜：若镜片向上移动，水平线的像向上移动，镜片向下移动，水平线的像向下移动，此视觉像移称为顺动（图 1-2-7）。

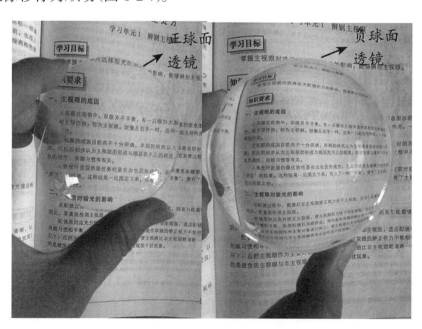

图 1-2-5　影像法对透镜识别

左为正球面透镜成像的放大效果；右为负球面透镜成像的缩小效果

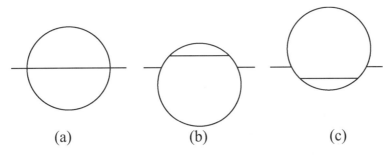

图 1-2-6 正球面透镜视觉像移示意图

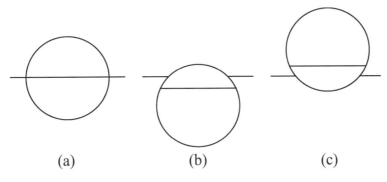

图 1-2-7 负球面透镜视觉像移示意图

(三) 自动焦度计的结构及维护保养

自动焦度计操作简单,结果精确,是目前对透镜屈光力测量使用最广泛的仪器。使用自动焦度计进行透镜测量前,应根据测量需求设置参数。

1. 自动焦度计的主要结构(图 1-2-8)。

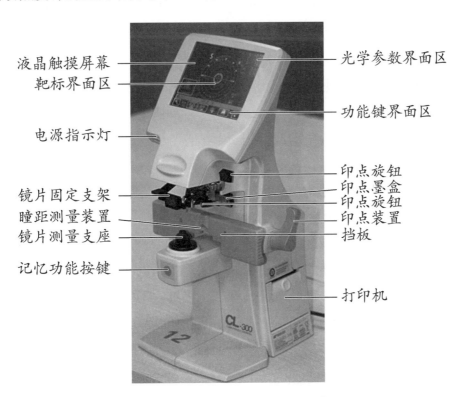

图 1-2-8 自动焦度计结构示意图

细节按钮功能因各种自动焦度计类型不同而面板上按钮有所差异,常见功能按键如表 1-2-1 所示。

表 1-2-1 界面功能键图示和功能对应表

按键标记	1	2	3	4
功能	设置功能	正负柱镜	测量精度	测量紫外线透过率
按键标记	5	6	7	8
功能	棱镜度和底	清除数据	打印结果	测量模式

2. 自动焦度计维护与保养

1) 仪器的工作环境要保持整洁、安全。全自动电脑焦度计属于精密仪器,应在适当的温湿度条件下使用。仪器不能放置在阳光直射及高温、高湿和灰尘多的地方,否则会产生测量误差。

2) 仪器不工作时应关闭电源,盖上防尘罩。

3) 保持镜头及屏幕清洁。为了获得准确的测量精度,应避免让灰尘或油污落在镜头上以及与镜头连接的地方。被检测的镜片要保持清洁,以免污染镜头。若镜头被污染,可用脱脂棉蘸少许酒精乙醚混合液轻擦,动作要轻柔,不能在镜头上留下划痕。仪器使用频繁时,每天至少要清洁镜头一次或根据需要及时清洁镜头。

液晶屏幕可用干净的布蘸适量镜片清洁剂或酒精乙醚混合液清洁,注意不要把清洁剂直接喷到屏幕上。

4) 使用仪器时应避免强烈振动或撞击,以防止光学零件损坏或移位,影响仪器的测量精度。

5) 仪器应定期送计量检测机构进行周期检定(检定周期为一年),以保证其测量值的准确可靠。

6) 仪器严重故障或精度降低,一般送至工厂请专业人员修理,不要随意乱拆。

(四) 镜度表的结构、测量原理和测量方法

镜度表与自动焦度计相比,测量精度虽不如焦度计,但因体积小巧,便于携带,因此使用非常方便。

1. 镜度表的结构 镜度表结构主要有表盘、指针和触针三部分。表盘上有一圈刻度,表示透镜的面屈光力值,一边标示"+"号,一边标示"−"号,分别表示凸面屈光力值和凹面屈光力值(图 1-2-9)。

2. 镜度表的测量原理 镜度表测量的是面屈光力,原理是以触针接触镜片表面,通过三根触针不同高度检测镜片表面曲率,一般以折射率为 1.523 的镜片换算出该面屈光力(图 1-2-10)。

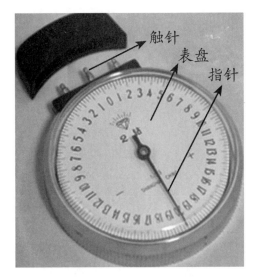

图 1-2-9 镜度表

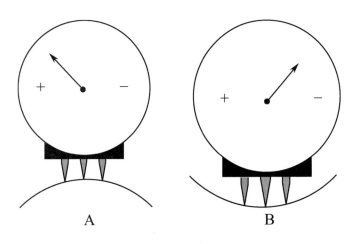

图 1-2-10 镜度表测量原理
A.测量凸面时触诊示意图;B.测量凹面时触诊示意图

如待测眼镜片的折射率不是 1.523 的,则读数需要进行换算后,才能得出真实的面屈光力,如公式 1-2-4 所示:

$$待测镜片顶焦度 = 镜度表读数 \times \frac{n-1}{0.523} \qquad (公式 1-2-4)$$

3. 镜度表的测量方法

(1) 用平面玻璃校准镜度表,观察指针是否归零,减少测量误差。

(2) 用"十"字图像法确定球面透镜光学中心。

1) 在白纸上画一正交"十"字图形,如图 1-2-11(a)所示。

2) 手持球面透镜置于"十"字图形上方且保持透镜与纸面平行,将透镜上下左右移动,并通过透镜观察"十"字图形所成的像。

如镜内"十"字线与镜外"十"字线不重叠,如图 1-2-11(b)、图 1-2-11(c)、图 1-2-11(d)、图 1-2-11(e)等情况,则要继续移动镜片直至镜内"十"字线与镜外"十"字线重叠,如图 1-2-11(f)所示,此时镜内"十"字交点即为球面透镜光学中心。

3) 用油性笔在镜片的交点位置点出光心,如图 1-2-12 所示。

(3) 将镜度表的三个触针置于待测镜片凸面,并保证镜度表中间触针对准已标记的光心,测量镜片凸面屈光力,同法测量镜片凹面屈光力,如图 1-2-13 所示。

(4) 将凸面和凹面屈光力相加,即为镜度表读数,代入公式 1-2-4,可计算待测镜片的屈光力值。

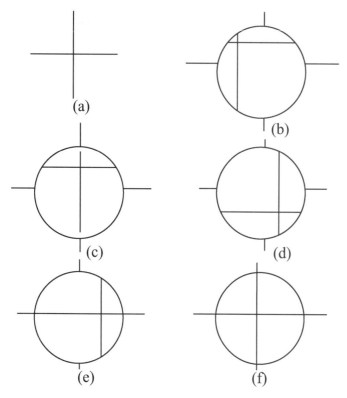

图 1-2-11 "十"字图像法确定透镜光心示意图

图 1-2-12 用油性笔点出镜片光心

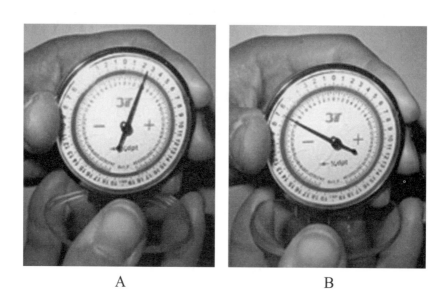

A   B

图 1-2-13 面屈光力测量方法

A.测量凸面屈光力;B.测量凹面屈光力

例:已知一镜片折射率为 1.61,其凸面屈光力为 +6.00D,凹面屈光力为 –2.00D,问该镜片的屈光力值是多少?

解:已知镜片凸面屈光力为 +6.00D,凹面屈光力为 –2.00D,n=1.61,则

镜度表读数 =+6.00+(–2.00)=+4.00(D)

待测镜片屈光力 $=+4.00 \times \dfrac{1.61-1}{0.523} =+4.67$（D）

4. 镜度表测量注意事项

（1）测量时,一定要注意镜度表上三支触针和镜片表面保持垂直,双眼视线与镜度表指针保持垂直（图1-2-14）。

（2）一般测量三次,测量值基本相同为准。

（五）眼镜架的规格尺寸

眼镜架规格尺寸的测量方法

（1）方框法:是指在左右镜圈内缘的最高点和最低点分别作两条水平方向的切线,再通过左右镜圈内缘分别作两条垂直方向的切线,由水平和垂直切线所围成方框进行测量,称为方框法,如图1-2-15所示。

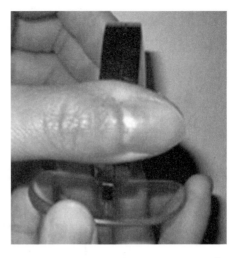

图 1-2-14 镜度表触针和镜片表面垂直

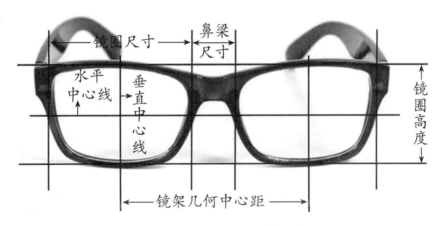

图 1-2-15 方框法测量示意图

1）镜圈尺寸:方框的水平方向尺寸。

2）鼻梁尺寸:左右方框之间的距离。

3）镜圈高度:方框顶线和底线间的垂直距离。

4）水平中心线:方框上下水平线之间的等分线。

5）垂直中心线:方框左右垂直线之间的等分线。

6）镜框几何中心点:水平中心线与垂直中心线的交点。

7）镜架几何中心间距（FPD）:两镜框几何中心点间的距离,数值上等于镜圈尺寸和鼻梁尺寸的代数和。

8）镜腿长度:镜腿铰链孔中心至伸展镜脚末端的距离。

我国大部分国产镜架采用方框法来表示,标有"□"记号。如"62 □ 18-135"表示镜架采用方框法测量,镜圈尺寸 62mm,鼻梁尺寸 18mm,镜腿长度 135mm。

（2）基准线法:通过左右两镜圈内缘的最高点与最低点分别作两条水平切线,两条切线间垂直距离的中点作一水平等分线,此线即为基准线,用来定义和测量镜架各部分结构尺寸的方法,如图1-2-16所示。

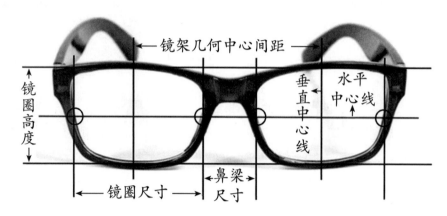

图 1-2-16　基准线法测量示意图

1）镜圈尺寸:镜圈内缘颞侧和鼻侧之间的基准线长度。

2）鼻梁尺寸:左右镜圈鼻侧内缘间基准线长度。

3）镜圈高度:上下两条水平切线间的垂直距离。

4）几何中心距:基准线长度中点间的水平距离,数值上也等于镜圈尺寸和鼻梁尺寸的代数和。

部分进口镜架或高档镜架采用基准线法来表示,标有"-"记号。如"56-16-135",表示镜架采用基准线法测量,镜框尺寸56mm,鼻梁尺寸16mm,镜腿长度135mm。

（六）单光眼镜定配前检测相关标准

1. 单光眼镜镜片顶焦度允差（D）标准　GB 10810.1—2005 规定顶焦度允差应符合表 1-2-2 规定。

表 1-2-2　镜片顶焦度允差

顶焦度绝对值最大的子午面上的顶焦度值 /D	每主子午面顶焦度允差,A/D	柱镜顶焦度允差,B/D			
		≥0.00 和 ≤0.75	>0.75 和 ≤4.00	>4.00 和 ≤6.00	>6.00
≥0.00 和 ≤3.00	±0.12	±0.09	±0.12	±0.18	±0.25
>3.00 和 ≤6.00					
>6.00 和 ≤9.00		±0.12	±0.18		
>9.00 和 ≤12.00	±0.18			±0.25	
>12.00 和 ≤20.00	±0.25	±0.18	±0.25	±0.37	±0.37
>20.00	±0.37	±0.25			
备注:批量生产老视眼镜的两镜片顶焦度互差不得大于 0.12D					

2. 单光眼镜镜片外观质量标准 眼镜片在定配加工之前,除了要做配前单据核对以外,还要检测眼镜片外观质量和内在疵病。

依据国家标准 GB 10810.1—2005 中 5.1.6 规定:在以基准点为中心,直径为 30mm 的区域内,镜片的表面或内部都不应出现可能有害视觉的各类疵病。

3. 单光眼镜镜片尺寸允差要求

(1) 眼镜镜片尺寸分为下列几类:①标称尺寸(dn):由制造厂标定的规格尺寸(以 mm 为单位);②有效尺寸(de):镜片的实际规格尺寸(以 mm 为单位);③使用尺寸(du):光学使用的规格尺寸(mm)。

(2) 依据国家标准 GB 10810.1—2005 中 5.2.1 规定:标明直径的镜片,尺寸偏差应符合下列要求:①有效尺寸(de):$dn-1mm \leq de \leq dn+2mm$;②使用尺寸($du$):$du \geq dn-2mm$。

注:使用尺寸允差不适用于具有过渡曲面的镜片,例如缩径镜片等;作为处方特殊定制镜片,由于其尺寸和厚度要符合所配装眼镜架的尺寸和形状的需要,上述允差对这些镜片不适用,可以由验光师和供片商协议决定。

4. 眼镜架外观质量标准 依据国家标准 GB/T 14214—2003《眼镜架基本要求和试验方法》中 5.4 款规定:在不借助于放大镜或其他类似装置的条件下目测检查眼镜架的外观,其表面应光滑、色泽均匀、没有直径 ≥0.5mm 的麻点、颗粒和明显擦伤。

5. 眼镜架尺寸允差要求 依据国家标准 GB/T 14214—2003《眼镜架基本要求和试验方法》中 5.5 款规定:方框法水平镜片尺寸允差 ±0.5mm,片间距离允差 ±0.5mm,镜腿长度允差 ±2.0mm。

(七) 移心的含义

1. 移心的目的 一副合格的定配眼镜一定要符合验光处方的各项参数,其中包括确保双眼镜片光学中心要正对双眼的瞳孔中心(图 1-2-17)。

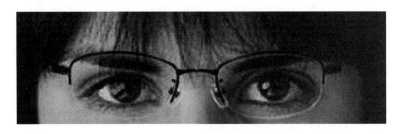

图 1-2-17 镜片移心

由于镜架的设计与尺寸多样,每个人的双眼瞳距也不相同,因此,在定配加工眼镜时通常要对镜片进行移心。

2. 移心的相关定义 移心是根据验光处方的瞳距、瞳高和眼镜架几何中心距,确定镜片光学中心定配位置的做法。在镜片上确定加工中心,实际就是镜片移心的结果,分为水平移心和垂直移心(图 1-2-18)。

(1) 双眼远用瞳距(PD):平视远处时,双眼瞳孔中心之间的距离。

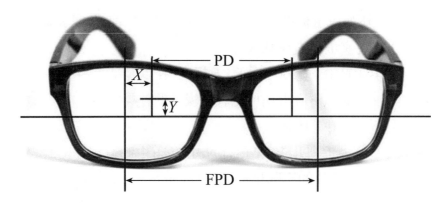

图 1-2-18　水平移心量 X 和垂直移心量 Y

（2）水平移心：以眼镜架镜圈的几何中心为基准点，眼镜片的光学中心沿水平基准线水平移动的做法，移动的量即水平移心量，一般用 X 表示。

（3）垂直移心以眼镜架镜圈的几何中心为基准点，眼镜片的光学中心沿垂直基准线垂直移动的做法，移动的量即垂直移心量，一般用 Y 表示。

四、实施步骤

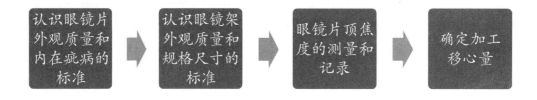

认识眼镜片外观质量和内在疵病的标准 → 认识眼镜架外观质量和规格尺寸的标准 → 眼镜片顶焦度的测量和记录 → 确定加工移心量

（一）认识各种单光眼镜镜片外观质量和内在疵病（图 1-2-19）

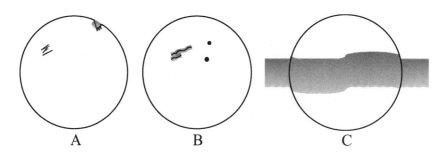

图 1-2-19　各种镜片外观质量和内在疵病示意图
A. 崩边、划痕；B. 条纹、气泡；C. 霍光

（二）认识各种眼镜架外观质量问题（图 1-2-20）

（三）自动焦度计测量眼镜片顶焦度

1. 开机检测

（1）检查镜片是否放在测量支座上，有则取下，避免出现自检错误。

（2）接通电源，打开开关，等待进入自检状态。

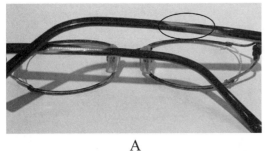 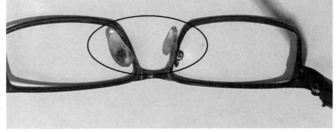

A   B

图 1-2-20 各种眼镜架外观质量问题示意图

A. 明显擦伤;B. 鼻托不对称

（3）完成自检进入待测状态,观察液晶屏幕测量界面,确认各项数据:球镜度（S）、柱镜度（C）、轴位（A）及棱镜度（X水平分量、Y垂直分量）读数均应归零,测量精度（步长）设定为 0.01D（图 1-2-21）。

（4）界面下方的功能指示框,相应按键在其下方。如按下左眼镜片按键,则屏幕左侧出现测量界面。若按下清除按键,则屏幕恢复至测量初始界面。

（5）如焦度计本来处于开机状态,测量前必须先清除原有数据,同样观察各项数据是否处于正常待测状态。

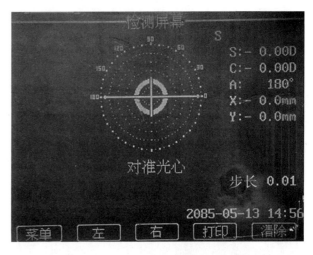

图 1-2-21 自动焦度计待测界面图

2. 测量与标记

（1）放置并固定待测镜片:将待测镜片凸面朝上放置在镜片测量支座上,一手拿稳镜片保持水平状态,缓缓移动至几何中心接近测量帽,另一手放下固定支架将镜片固定在镜片测量支座上（图 1-2-22）。

（2）移动镜片至"对准光心",保存数据:一手略抬起固定支架,另一手移动镜片,同时观察液晶屏幕。

当镜片光学中心接近靶标时,中心会出现"O"型靶标,光标下出现"接近光心",并出现待测镜片初测光学参数（图 1-2-23）。

放下固定支架,微调镜片位置直至光学中心与靶标对准时,光心"十"字线的水平线会变长,光标下出现"对准光心",并出现待测镜片最终各项光学参数（图 1-2-24）,按下记录数据键保存数据（有些自动焦度计会自动记录不用按键）。

（3）镜片印点标记:按下打印针,在镜片上标记出三点。抬起固定支架,取下镜片,用油性笔在镜片上方标记眼别"R"及鼻侧箭头"→"（图 1-2-25）。注意不要触碰标记印点,导致擦掉或不清晰。

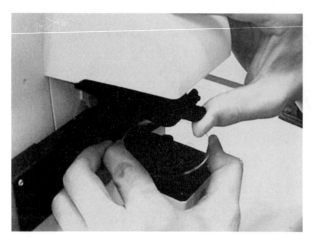

图 1-2-22 镜片固定在测量支座上

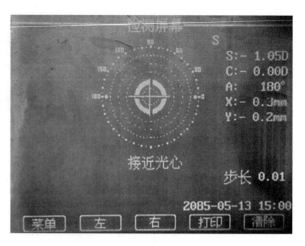

图 1-2-23 镜片测量接近光心

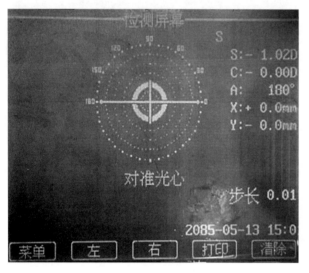

图 1-2-24 镜片测量对准光心

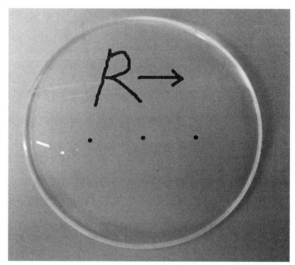

图 1-2-25 镜片印点标记

3. 完成图 1-2-26 检测表格,参照右眼填写数据,完成左眼待测镜片顶焦度数据的填写。

顾客姓名	王先生	年龄	28	验配时间	2015.07	联系方式	152×××××××××
镜片品牌及规格	超红加膜玻璃球镜65mm	镜片顶焦度标称值	OD：-1.00DS		PD	62mm	
			OS：-1.00DS				
镜架品牌及规格							
定配前质量检测项目							
右片顶焦度	-1.02DS		国标允差	±0.12	是否合格	是☑ 否☐	
左片顶焦度			国标允差		是否合格	是☐ 否☐	

图 1-2-26 填写质检单并核对镜片顶焦度

(四) 镜架规格尺寸的测量

在眼镜定配实际加工过程中,眼镜架规格尺寸的测量通常采用瞳距尺测量(图1-2-27)。测量方法是:

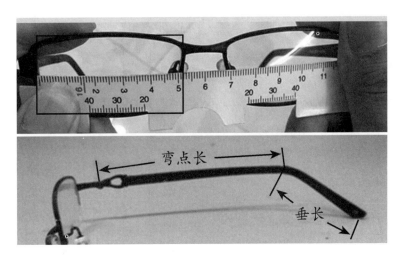

图 1-2-27　镜架规格尺寸测量

1. 一手拿镜圈,另一手拿瞳距尺,将瞳距尺水平放置在镜圈水平中心线上。

2. 瞳距尺的"0"刻度对准右眼镜圈颞侧最内缘,读取右眼镜圈鼻侧最内缘刻度值为镜圈尺寸。

3. 读取右眼镜圈鼻侧最内缘至左眼镜圈鼻侧最内缘刻度间距为鼻梁尺寸。

4. 从铰链螺丝与镜腿水平轴交点处开始,沿镜腿轴量至镜腿尾端为镜腿尺寸。

5. 填写质检单并核对镜架规格尺寸(图1-2-28)。

顾客姓名		年龄		验配时间		联系方式	
镜片品牌及规格	1.523绿膜树脂镜片 直径75mm	镜片顶焦度标称值		OD:－1.00DS		PD	62mm
				OS:－1.00DS			
镜架品牌及规格	××品牌 金属全框52□16-135						
定配前质量检测项目							
镜架外观质量	镜架表面无镀层脱落、明显擦痕、零件缺失等疵病,镜圈、鼻托对称			是否合格		是☑ 否□	
镜架规格尺寸	镜圈:52mm	国标允差	±0.5mm	是否合格		是☑ 否□	
	鼻梁:16mm	国标允差	±0.5mm				
	镜腿:135mm	国标允差	±2.0mm				
质检人员签名:　　　　　　　　　　　　日期:							

图 1-2-28　填写质检单并核对镜架规格尺寸

(五) 确定加工移心量

1. 水平移心量的确定

(1) 根据验光处方的远用瞳距 (PD)，镜架几何中心距数值 (FPD)。

(2) 水平移心量 $X=(FPD-PD)/2$。

(3) 水平移心方向：如 $X>0$ 则向鼻侧移心，如 $X=0$ 则无需移心，如 $X<0$ 则向颞侧移心。

2. 垂直移心量的确定

(1) 根据戴镜时眼镜前倾角与眼睛视轴的关系及镜圈的大小，一般使镜片光学中心高度位于镜架几何中心水平线上 0~2mm 处。

(2) 光学中心高度为 h；眼镜架镜圈垂直高度为 H，眼镜架水平基准线高度为 $\dfrac{H}{2}$。

1) 计算光学中心垂直移心量 $Y=h-\dfrac{H}{2}$。

2) 垂直移心方向：如 $Y>0$ 光学中心自基准线上移，如 $Y=0$ 则无需移心，如 $Y<0$ 光学中心自基准线下移；一般远用眼镜向上移心，近用眼镜向下移心。

例题： 定配前质检的一副全框金属眼镜，其规格尺寸为 54 □ 16-135，镜圈高度 $H=36mm$，配镜订单远用瞳距 (PD)=64mm，光心高度 $h=20mm$。问：分别计算定配时的水平移心量和垂直移心量是多少？

解： 已知镜架几何中心距 (FPD) =54+16=70mm，远用瞳距 (PD) =64mm，则光心水平移心量为：

$$X=\frac{FPD-PD}{2}=\frac{70-64}{2}=3mm$$

已知镜圈高度 $H=36mm$，光心高度 $h=20mm$，则光心垂直移心量为：

$$Y=h-\frac{H}{2}=20-\frac{36}{2}=2mm$$

答：镜片水平移心为向鼻侧移 3mm，垂直移心为向上移 2mm。

五、实训及评价

实训一 填写图 1-2-29 中标注的内容含义 (表 1-2-3)。

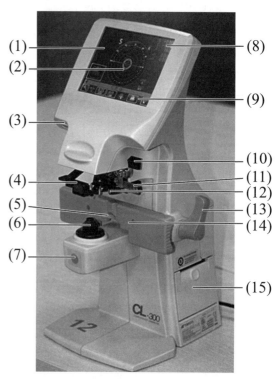

图 1-2-29　自动顶焦度计

表1-2-3 自动顶焦度计内容表

序号	内容	配分	得分和备注
1		5	
2		5	
3		5	
4		5	
5		5	
6		5	
7		5	
8		5	
9		5	
10		5	
11		5	
12		5	
13		5	
14		5	
15		5	
口述人：		评分人：	

实训二 填写图1-2-30眼镜架中标注的内容含义并说明测量方法(表1-2-4)。

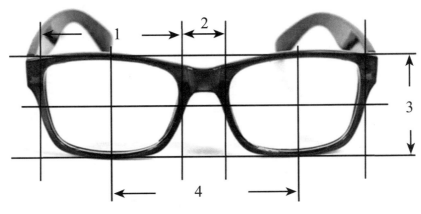

图1-2-30 眼镜架规格标示

表1-2-4 镜架规格尺寸内容表

序号	内容	配分	得分和备注
1		5	
2		5	
3		5	
4		5	
测量方法		5	
口述人：		评分人：	

实训三 准备五个不同球镜,利用视觉像移方法判断球镜性质并标记光学中心(表1-2-5)。

表1-2-5 目测球镜记录评分表

项目	像移性质	透镜性质	标记光心	配分	得分和备注
球镜1				5	
球镜2				5	
球镜3				5	
球镜4				5	
球镜5				5	
操作者：			评分人：		

实训四 准备五个不同球镜,利用镜度表测量球镜顶焦度并记录(表1-2-6)。

表1-2-6 镜度表测量球镜记录评分表

项目	凸面屈光力	凹面屈光力	球镜度	配分	得分和备注
球镜1				5	
球镜2				5	
球镜3				5	
球镜4				5	
球镜5				5	
操作者：			评分人：		

实训五 ××公司加工中心接到门店销售部门送来的一份配镜订单及金属全框眼镜架一副,近视玻璃镜片一副,要检查外观和进行顶焦度测量,配镜订单见图1-2-31。

×××眼镜公司

<table>
<tr><td colspan="8" align="center">配镜订单</td></tr>
<tr><td>客户</td><td colspan="2">张先生</td><td>电话</td><td colspan="2">135××××××××</td><td>年龄</td><td>40</td></tr>
<tr><td>住址</td><td colspan="4">广州市越秀区</td><td colspan="2">接单日期</td><td>2015.04.25</td></tr>
<tr><td>配镜处方</td><td>DS</td><td>DC</td><td>AX</td><td>VA</td><td>PD</td><td colspan="2">备注/PH</td></tr>
<tr><td rowspan="2">远用</td><td>R</td><td>-1.50</td><td></td><td></td><td>1.0</td><td rowspan="2">62mm</td><td rowspan="2"></td></tr>
<tr><td>L</td><td>-2.00</td><td></td><td></td><td>1.0</td></tr>
<tr><td rowspan="2">近用</td><td>R</td><td></td><td></td><td></td><td></td><td rowspan="2"></td><td rowspan="2"></td></tr>
<tr><td>L</td><td></td><td></td><td></td><td></td><td></td></tr>
<tr><td rowspan="2">原镜度</td><td>R</td><td></td><td></td><td></td><td></td><td rowspan="2"></td><td rowspan="2"></td></tr>
<tr><td>L</td><td></td><td></td><td></td><td></td><td></td></tr>
</table>

<table>
<tr><td colspan="6" align="center">配镜商品资料</td></tr>
<tr><td></td><td>品牌产地</td><td>型号或材料</td><td>单价</td><td>数量</td><td>总价(订金)</td></tr>
<tr><td>镜架</td><td></td><td>金属全框
56 □ 16-140
镜圈最大径57mm</td><td>158.00</td><td>1</td><td rowspan="2">256.00</td></tr>
<tr><td>镜片</td><td></td><td>1.523 绿膜玻璃镜片
直径 65mm</td><td>98.00</td><td>1</td></tr>
<tr><td rowspan="3">加工要求</td><td colspan="2" rowspan="2">特殊加工</td><td>全框□</td><td>开槽□</td><td>钻孔□ 抛光□</td></tr>
<tr><td>染单色□</td><td>染双色□</td><td>改形□ 胶架□</td></tr>
<tr><td colspan="3">客户签名:"×××"(草签)</td><td colspan="2">取镜时间:</td></tr>
</table>

图 1-2-31 配镜订单

1. 请识别表 1-2-7 中镜片的外观或内在质量疵病,完成填写。

表 1-2-7 镜片外观和内在疵病识别表

外观或内在疵病图片	疵病名称	国标要求	批改

外观或内在疵病图片	疵病名称	国标要求	批改

2. 请识别表 1-2-8 中镜架的外观质量问题，完成表格内容的填写。

表 1-2-8　镜架外观质量问题识别表

序号	外观质量问题图片	问题名称	国标要求	批改
1				
2				

序号	外观质量问题图片	问题名称	国标要求	批改
3	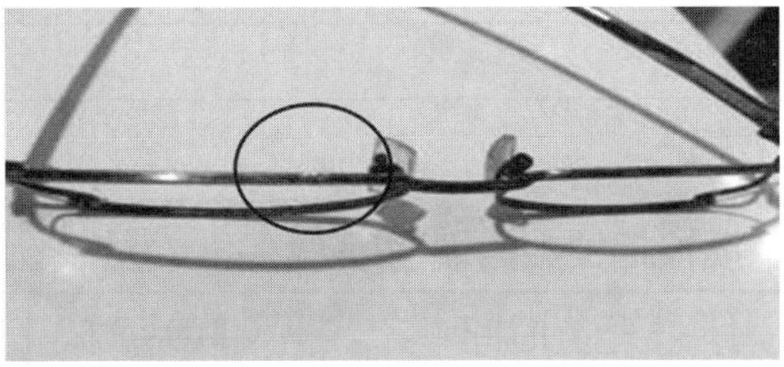			
4	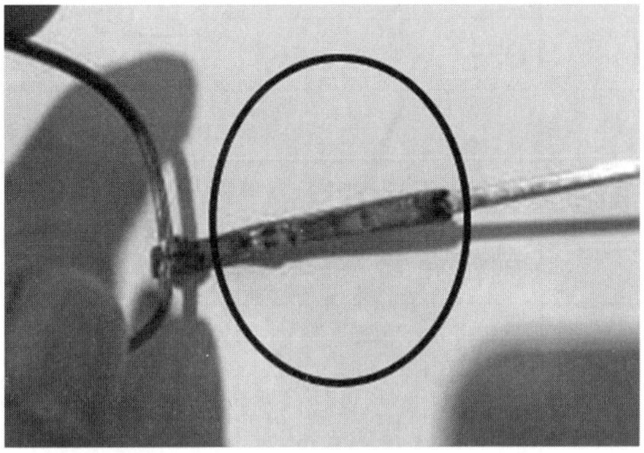			
5	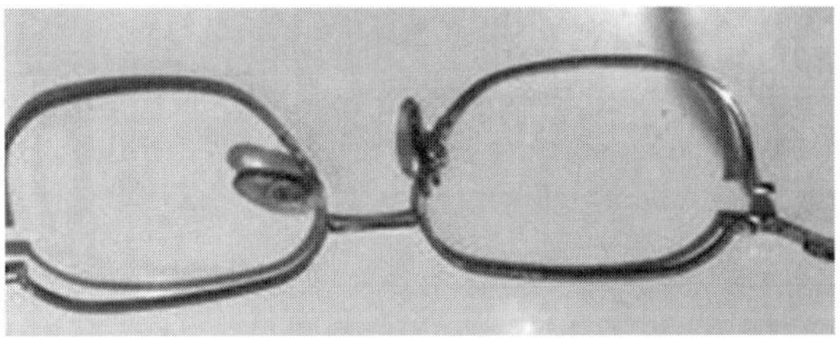			

3. 用自动焦度计测量近视玻璃镜片的顶焦度并标记光心,记录在表 1-2-9 中。

表1-2-9 测量顶焦度并标记光心记录表

镜片	顶焦度	标记光心	配分	得分和备注
R			5	
L			5	
操作者:			评分人:	

4. 根据配镜订单表 1-2-5 内容,计算所需水平移心量并确定垂直移心量,要求先列出公式,再详细写出计算过程及作答。

解:

答:

老师评价记录:(优 / 良 / 中 / 差)问题所在:

_____

_____

5. 填写表 1-2-10 中质检相关测量数据。

表 1-2-10　质检相关数据填写表

顾客姓名		年龄		验配时间		联系方式		
镜片品牌及规格		镜片顶焦度标称值		OD:		PD		
				OS:				
镜架品牌及规格								
定配前质量检测项目								
右片顶焦度				国标允差		是否合格	是□	否□
左片顶焦度				国标允差		是否合格	是□	否□
镜片尺寸						是否合格	是□	否□
镜架规格尺寸	镜圈:		国标允差		是否合格		是□	否□
	鼻梁:		国标允差					
	镜腿:		国标允差					
移心量	水平:				能否装配		能□	否□
	垂直:							
质检人员签名:				日期:				

六、常见问题

(一) 自动焦度计测量镜片顶焦度

1. 镜片固定夹过早放下压紧,硬性移动镜片对光心容易导致固定夹断裂。

2. "接近光心"时就进行记录数据,容易导致出现轻微柱镜度数而造成检测混淆。

3. 在没有"接近光心""对准光心"等文字提示的仪器,要以屏幕光标的改变作为判断是否已经接近或对准光心,一定要在光标圆圈变粗,同时横线变长的状态下进行测定,否则容易造成镜片光学参数测量不准确,镜片光心偏位。

(二) 镜度表测量

1. 用力过大导致镜片表面划伤。

2. 用力过小导致数据误差大。

3. 代数和忘记代入正负符号导致计算结果错误。

七、知识拓展

中和法测量球面透镜屈光力:

中和法是指利用已知度数的球面透镜与未知度数的球面透镜联合,利用球面透镜视觉像移现象,寻找与未知球面透镜屈光力相抵消的已知球面透镜,来测量未知球面透镜屈光力的方法,如图1-2-32 所示。

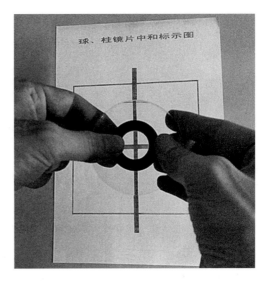

图 1-2-32　中和法

具体操作步骤为:

1. 利用像移法判断待测镜片性质。顺动为负球面透镜,逆动为正球面透镜。

2. 根据像移情况选取镜片箱中试镜片。顺动用正镜片中和,逆动用负镜片中和。

3. 通过反复更换试镜片,直至待测镜片与试镜片完全中和,视觉像移现象消失。

4. 中和用试镜片屈光力值与待测镜片屈光力值相等但符号相反。

5. 正确写出待测镜片处方。

八、习题

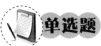单选题

1. 用焦度计测单光镜片时,镜片凹面的朝向为(　　　　)

    A. 背向测量支座

    B. 朝向测量支座

    C. 向左

    D. 向右

2. 按国家标准规定,单光镜片的顶焦度为 +3.00D,其允许偏差为(　　　　)

    A. +0.12D   B. -0.12D   C. ±0.12D   D. ±0.15D

3. 眼镜架上 58□12-140 符号指的是(　　　　)

    A. 方框法表示镜架的规格尺寸,镜圈尺寸 58,鼻梁尺寸 12

    B. 方框法表示镜架的规格尺寸,镜圈高度 58,鼻梁尺寸 12

    C. 基准线法表示镜架的规格尺寸,镜圈尺寸 58,鼻梁尺寸 12

    D. 基准线法表示镜架的规格尺寸,镜圈高度 58,鼻梁尺寸 12

4. 正球镜沿水平方向平移,像沿(　　　　)

    A. 水平方向顺动   B. 水平方向逆动

C. 竖直方向顺动　　　D. 竖直方向逆动

5. 镜腿内侧标有 50-16-135 标记,其镜架几何中心水平距为(　　)mm

    A. 66　　　　　　　B. 41　　　　　　　C. 58　　　　　　　D. 33

6. 镜架几何中心水平距为 70mm,瞳距为 60mm,则水平移心量为(　　)mm

    A. 5　　　　　　　　B. −5　　　　　　　C. 4　　　　　　　　D. −4

7. 水平移心量的计算为负值时,说明镜片需向(　　)移心

    A. 颞侧　　　　　　B. 鼻侧　　　　　　C. 上方　　　　　　D. 下方

8. 一镜架的几何中心水平距为 70mm 鼻梁尺寸为 20mm,则此镜圈尺寸为(　　)

    A. 90mm　　　　　B. 25mm　　　　　C. 50mm　　　　　D. 100mm

9. 眼镜镜架的外观质量检测不包括(　　)

    A. 表面粗糙度　　　　　　　　　　　B. 折射率

    C. 焊点质量　　　　　　　　　　　　D. 表面疵病

10. 镜片表面质量和内在疵病的要求是:在以基准点为中心,(　　)直径的区域内不能存有影响视力的霍光、螺旋形等内在的缺陷;镜片表面应光洁,透视清晰,表面不允许有橘皮和霉斑

    A. 10mm　　　　　B. 20mm　　　　　C. 40mm　　　　　D. 30mm

(王海营)

任务三　加 工 制 作

一、学习目标

能力目标	知识目标	素质目标
• 手工制作模板 • 对玻璃镜片划边 • 对玻璃镜片钳边 • 使用手工磨边机对玻璃镜片磨边、倒边 • 金属全框架安装 • 维护保养手工磨边机	• 确定加工移心量的方法 • 手工倒边的要求 • 手工磨边机的结构、工作原理和保养 • 定中心板的用途	• 刻苦耐劳的精神 • 安全生产的意识

二、任务描述

××眼镜公司定配工接到门店销售部门送来的一份配镜单,图 1-3-3 金属全框镜架一副(图 1-3-2)和近视玻璃镜片一副(图 1-3-1),已经完成核对单据,对镜片、镜架质量完成检测,确认无误。要求按指定处方对镜片进行手工加工后装配到镜架。

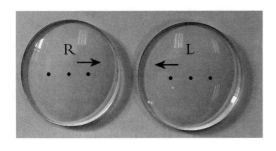

图 1-3-1 玻璃负球镜片

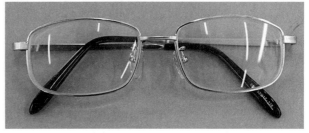

图 1-3-2 金属全框镜架

广州商贸眼镜公司配镜单								
客户	张先生		电话	135××××××××			年龄	40 岁
住址	广州市越秀区				接单日期		2015 年 4 月 30 日	
配镜处方		DS	DC	AX	VA	PD	PH	备注
远用	R	−2.50			1.2	66mm		
	L	−2.50			1.2			
近用	R							
	L							
原镜度	R							
	L							
配镜商品资料								
	品牌	产地	型号或材料			单价	数量	总价
镜架	×××	×××	87118720,全框合金 54 □ 18-140,最大径 57mm			158.00	1	256.00
镜片	×××	×××	1.523 翡翠绿膜减反射康护玻璃眼镜片,直径 65mm			98.00	1	
加工要求	加工镜片边缘要圆滑		加工项目	美薄□		开槽□	钻孔□	抛光□
				刀锋边□		染色□	改形□	胶架□
			客户签名: "×××"(草签)			取镜时间: 即取		

图 1-3-3 配镜订单

三、知识准备

(一) 手工加工安全要求

由于玻璃属于易碎材料,且加工过程手工操作为主,在划边、钳边和磨边过程中都容易造成损伤,故有以下几点要求:

1. 每个学生自备防护眼镜一副,使用玻璃材料的实训全过程都要配戴(图1-3-4)。

2. 严格按照老师要求进行实训练习,不能在实训室内打闹或用工具和材料进行玩耍。

3. 绝对不能穿拖鞋或凉鞋进入实训室,也不建议穿短裤短裙,以免玻璃飞溅损伤。

4. 女生过肩长头发进入实训室必须扎起,以免卷入磨边机造成损伤。

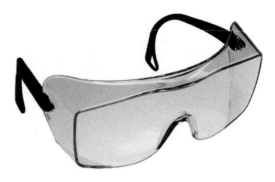

图1-3-4 手工加工防护眼镜

5. 有任何身体损伤和仪器工具损坏必须立即向任课老师报告,不得拖延。

(二) 手工制作模板的要求(图1-3-5)

1. 模板形状与镜圈完全一致。

2. 不能偏大、偏小或有漏光。

3. 模板边缘平整、光滑。

(三) 划片、钳片的质量要求

划线细、划痕深、声音脆、无碎屑、形状准、左右清晰、光心准、无擦痕。钳口不过切割痕线,线内不缺口,不崩边(图1-3-6)。

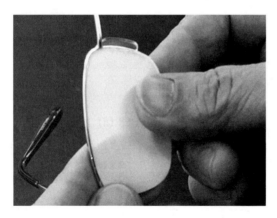

图1-3-5 手工模板制作要求

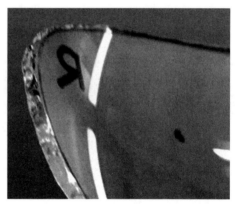

图1-3-6 钳边质量特写图

(四) 手工磨边机原理、结构和使用注意事项

1. 原理与机构 磨边机的结构由一个发动机传动的垂直砂轮,砂轮轴可自由旋转,镜片与砂轮的冷却主要靠吸满水的海绵与砂轮接触来完成(图1-3-7)。手工磨边机可对镜片磨平边、尖边、倒棱和修正等。

2. 使用注意事项

(1) 使用前检查:要对电源、冷却水、海绵和排水、开机运作情况进行检查。

(2) 日常保养:设备应置于常温环境、避免日照;放置要水平使用,不能倾斜;每天下课后要清洁仪器外壳、排水箱与海绵;磨边后应及时关闭运行开关;设备不使用时要保持通风摆放。

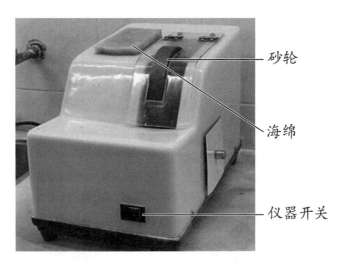

图 1-3-7 手工磨边机的结构

(五) 磨边、倒边的要求

1. 尖边两角边长分配是否一致根据镜片度数而定

(1) 中低度数镜片：尖角居中，前后表面边长相同（图 1-3-8）。

(2) 高度近视镜片：由于边缘较厚，前表面角边窄些，后表面角边宽些，一般的比例约为 1：2（图 1-3-9）。

2. 倒棱安全斜角要求与边缘成 30° 角，宽约 0.5mm（图 1-3-10）。

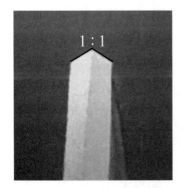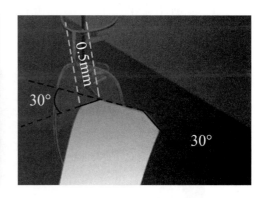

图 1-3-8 尖边的边长 相等　　图 1-3-9 尖边的边长 不等　　图 1-3-10 倒棱要求示意图

(六) 全框金属架镜片安装要求

安装镜片后，锁紧锁管螺丝，要求螺丝缝隙≤0.5mm，上紧螺丝后镜片不松动。

四、实施步骤

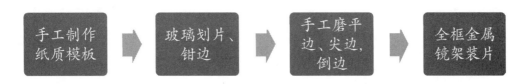

手工制作纸质模板　➡　玻璃划片、钳边　➡　手工磨平边、尖边、倒边　➡　全框金属镜架装片

（一）手工制作模板

手工制作模板，是手工加工制作的第一步。下面以塑料模板为例，解说制作的过程。

1. 制作工具包括全框眼镜架一副、塑料板一片、剪刀、锉刀、直尺和油性笔（图 1-3-11）。

2. 倒置眼镜架，左手扶镜圈与桩头，使镜圈尽量紧贴塑料板，右手用油性笔沿镜圈内缘在塑料板上描出镜圈形状（图 1-3-12）。

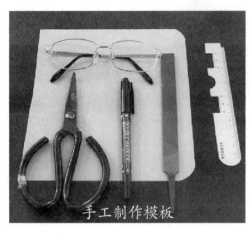
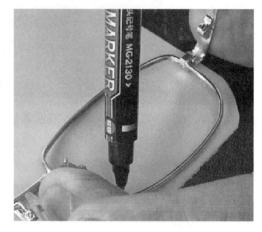

图 1-3-11　手工制作模板材料和工具　　　　图 1-3-12　描出镜圈形状

3. 用剪刀沿描画的形状剪出模板（图 1-3-13），剪的时候应剪在油性笔笔迹外缘预留一定的损耗量，约 1mm，模板宁大勿小。

4. 将剪出来的模板与镜圈进行比对，观察是否完全一致；如有偏差，用锉刀进行局部修正，直至一致为止（图 1-3-14）。

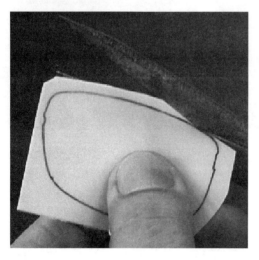
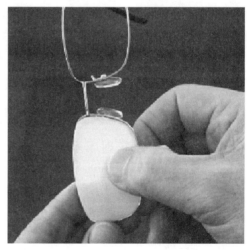

图 1-3-13　剪出塑料模板　　　　图 1-3-14　将模板与镜圈比对

5. 量出模板的垂直高度，点出垂直中点（图 1-3-15A），将模板装入镜架，再将镜架靠着桌缘，过垂直中点作一水平中心线，注意划线时要保证水平中心线与桌缘平行（图 1-3-15B）。

6. 量出水平均分线长度，点出水平中点，再过该中点作垂直中心线（图 1-3-16）。

7. 水平中心线和垂直中心线的交点为模板几何中心点（图 1-3-17）。

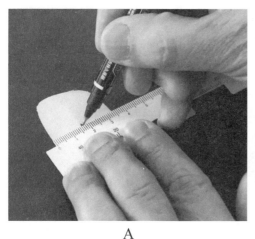 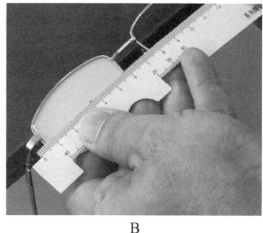

图 1-3-15　作水平中心线

A. 量镜圈垂直高度并点出中点;B. 过垂直中点作水平中心线

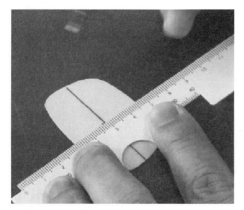 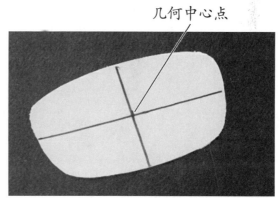

图 1-3-16　作垂直中心线　　　　图 1-3-17　模板几何中心

8. 在模板的两面分别标记"R""L"和向上、向鼻侧的箭头(图 1-3-18)。

9. 在模板上根据处方确定所加工镜片的光学中心位置。

(1) 计算水平移心量:根据配镜订单的远用瞳距(PD)为 66mm,镜架几何中心距(FPD)=56+16=72mm,所以水平移心量 $X=(FPD-PD)/2=$ 3mm,结果大于 0,则向鼻侧移心。从模板几何中心点向鼻侧水平测量 3mm,作标记点,并过该点作一垂直短线(图 1-3-19A)。

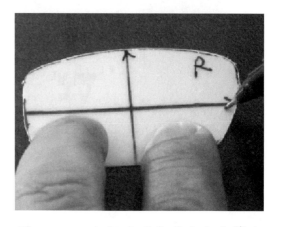

图 1-3-18　标记右眼"R"和方向箭头

(2) 垂直移心量的确定:根据配镜订单是远用处方并没有提供具体光学中心高度参数,则按照一般做法向上移心 2mm。从模板几何中心点向上方垂直测量 2mm,作标记点,过该点作一水平短线。两短线交点即为模板上的镜片光心位置(图 1-3-19B)。

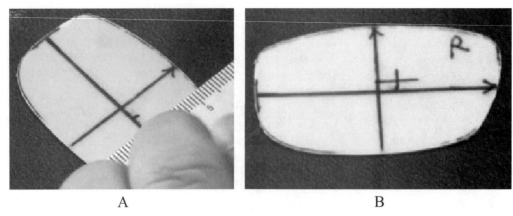

图 1-3-19 确定模板光心位置

A.量出水平移心量并作标记点;B.两短线交点为镜片光学中心位置

10. 将模板光学中心与镜片光学中心重合,用油性笔沿模板边缘在玻璃镜片的凹面描画出模板轮廓(图 1-3-20)。

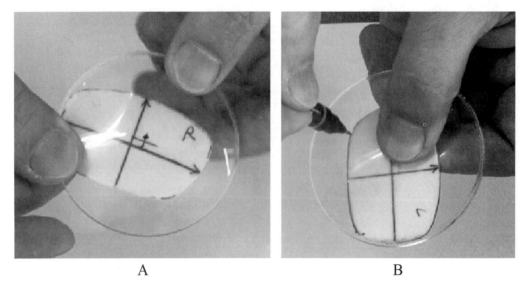

图 1-3-20 在镜片上描画模板轮廓

A.将模板镜片光心位置与镜片光心重合;B.沿模板边缘在镜片上描画轮廓

(二) 玻璃划片、钳边

1. 划片的工具是玻璃刀,由手柄、铜梗、刀板、刀头、金刚石颗粒几部分组成(图 1-3-21)。

2. 右手大拇指与示指相对稳握住刀柄,中指按在刀板右侧稍前方,其余手指助托中指(图 1-3-22)。

3. 划片时,以臂动为主,腕部不动,保持刀锋角度不变,左手配合右手,以大拇指为旋转中心,镜片向逆时针方向旋转,从左到右,连续划完全程为止(图 1-3-23)。

4. 钳边 用玻璃刀手柄末端轻击划片切割痕的对应面(凸表面),扩展裂纹深度(图

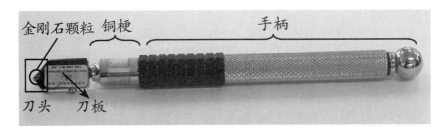

图 1-3-21　玻璃刀结构

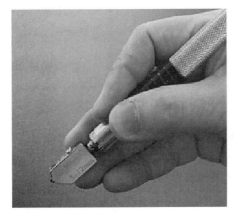

图 1-3-22　手握玻璃刀姿势

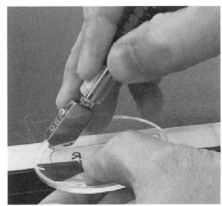

图 1-3-23　划片

1-3-24A),注意敲击点不能过切割痕内侧,以免在成型镜片上留下敲击痕点。钳边时,左手持片,大拇指与其余四指相对分布在镜片两表面,中指抵住修边钳口控制进钳量,示指和无名指推动镜片循序旋转,右手握修边钳,钳口夹住镜片,向下向外用力将镜片周边去除(图 1-3-24B);转动镜片连续剪钳,直至将划片切割痕外多余部分全部去除,形成与模板相同的粗形坯(图 1-3-24C)。

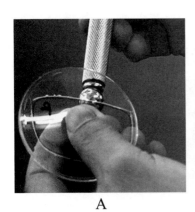
A

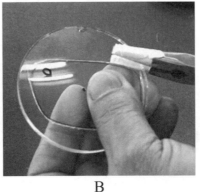
B

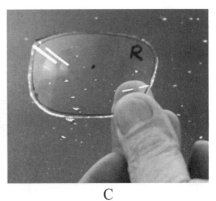
C

图 1-3-24

A.敲击划痕扩深裂纹;B.钳边;C.钳边后的粗形坯

(三) 手工磨边,倒边

下面我们以垂直磨边操作示范磨平边的方法。

1. 磨平边

(1) 持镜片手法:右手拇指和示指位于镜片两面在上方对夹,左手拇指和示指同时在镜片两面在下方对夹,其余四指弯曲,左手手腕在磨边机外壳上支撑稳定(图1-3-25A)。

(2) 磨边时的动作:左右手都靠腕部的转动,将镜片的周边在旋转的砂轮上由上向下逆时针转动磨削,以右力用力为主,左手为助力,连续地分段修磨(图1-3-25B),完成整个周边的磨削(图1-3-25C)。

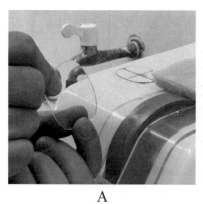 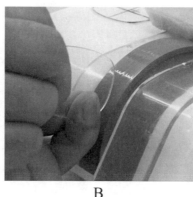 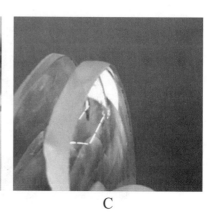

A B C

图1-3-25 手工磨边机磨平边

A. 磨边持镜片手法;B. 磨平边动作示范;C. 完成磨平边的镜片

2. 磨尖边 按照镜架类型的要求,磨出嵌装的110°尖边(图1-3-26A)。

磨尖边时要使镜片转动与水平成45°斜向与磨边砂轮接触,镜片与砂轮倾斜接触,倾斜角度为35°左右(图1-3-26B)。

一般先磨凸面,再磨凹面,斜边磨至1/2边厚时(尖边边长相等),将镜片翻身磨另一条斜边,两斜边夹角为110°±10°。

磨边过程中,为了对镜片的大小、形状控制好,可打开眼镜架锁接管螺丝,将镜片进行试装,作出调整(图1-3-26C)。

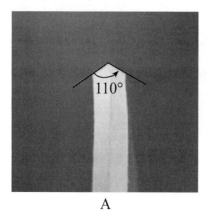 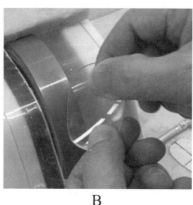 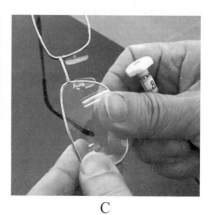

A B C

图1-3-26 手动磨边机磨尖边

A. 镜片尖边角度示意图;B. 磨尖边动作示范;C. 试装镜片调整

3. 倒边 镜片磨好尖边成形后,边缘会出现尖锐的棱角(图 1-3-27A),装配眼镜时易因为应力集中而导致崩边,且配戴者皮肤易被刮伤,所以必须将镜片边缘进行倒边去除棱角,故亦称倒棱。操作时,一般用垂直磨边姿势,把成型镜片的凸凹表面边缘各连续旋转轻磨两周即可(图 1-3-27B)。

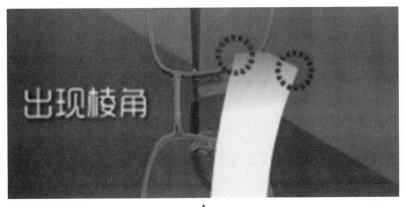
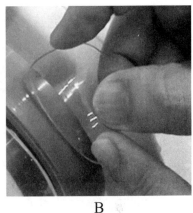

A   B

图 1-3-27 倒边去棱

A.镜片棱角示意图;B.倒棱姿势

(四) 全框金属镜架装配

磨边倒边好后,镜片要安装到镜圈中;先将锁接管螺丝松开,将镜片尖边嵌入镜圈凹槽内,再拧紧锁接管螺丝。至此,手工加工制作完成(图 1-3-28)。

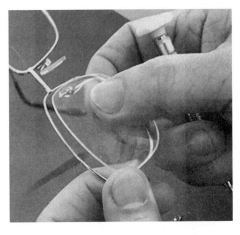

五、实训及评价

实训一 认识模板。

按照待加工眼镜架的形状(图 1-3-29A),区分下面两个模板(图 1-3-29B),并标出该模板的左、右标识R或L,上方↑和鼻侧→或←(标识完成学生互评,有疑问的老师巡查并指导)。

图 1-3-28 全框金属架安装镜片

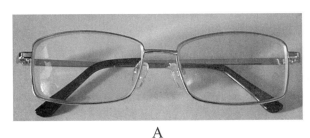
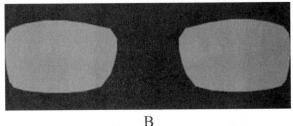

A   B

图 1-3-29 金属镜架和模板样板

A.待加工眼镜架正面图;B.模板形状示意图

实训二 制作模板。

1. **小组讨论** 按照下面手工制作的模板的例子(图 1-3-30),完成一副眼镜的模板制作任务,每组完成制作后,要展示说明制作的方法和步骤(老师评价并播放视频小结模板制作的操作要领)。

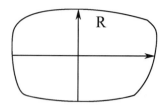

图 1-3-30 制作完成的模板示意图

2. **独立完成** 完成下面流程的填空,并按要求在指定时间内完成派发镜架的一对手工模板制作,上交老师评分。

手工制作模板的步骤:

描画( )→( )→量出中点→( )→标出(、 、)

老师评分记录:(优 / 良 / 中 / 差)问题所在:

_____

_____

实训三 确定模板的镜片光学中心点。

1. **计算移心量** 根据下列配镜订单参数(图 1-3-31),进行水平移心量和垂直移心量的计算,并交流互相批改计算的方法和结果。

配镜处方		DS	DC	AX	VA	PD	PH	备注
远用	R	−2.50			1.0	64mm		
	L	−3.00			1.0			
配镜商品资料								
	品牌	产地	型号或材料		单价	数量		总价
镜架			87118720,全框合金 54 □ 14-145,最大径 56					

图 1-3-31 配镜订单参数图

2. 每组合作完成在模板上确定镜片的光学中心点 O,边展示操作边解说(小组向老师汇报,老师评分再进行小结示范)。

实训四 完成模板的镜片光学中心 O 点标记后,把待加工镜片光心对准模板的 O 点,在镜片凹面描出模板形状,完成后上交镜片和模板(老师评分)。

老师评价记录:(优 / 良 / 中 / 差)问题所在:

_____

实训五 学会使用玻璃刀(平板玻璃划片,反复练习直至划片质量过关、手法熟练,再进行实训六)

使用玻璃刀尝试划片,组内讨论操作要领,请教同学和老师,反复练习,交老师评分。

老师评价记录:(优　　/良　　/中　　/差　　)问题所在:

实训六 观看老师(或视频)示范多刀切正确姿势和操作要领,先描画手工模板轮廓到平光镜片上,按轮廓线条使用玻璃刀练习多刀划片或一刀连贯划片,再用尖嘴钳钳掉多余部分。

老师评价多刀划片记录:(优　　/良　　/中　　/差　　)问题所在:

老师评价一刀连贯划片记录:(优　　/良　　/中　　/差　　)问题所在:

实训七 学会使用玻璃剪(玻璃剪属特殊工具,没有该工具可不做实训七)。

钳边后,观看老师(或视频)示范使用玻璃剪的姿势和要领(图1-3-32),学生尝试剪边,组内讨论各自剪边质量的好坏,请教同学和老师总结经验,反复练习,交老师评分。

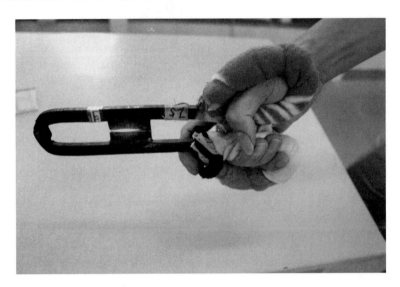

图 1-3-32　手持玻璃剪姿势

老师评价记录:(优　　/良　　/中　　/差　　)问题所在:

将平板镜片剪边质量好的同学分派到各组内,师生一起示范平光镜片剪边的操作要领。

实训八 使用手工磨边机练习平光镜片的磨平边、尖边、倒边,练习熟练交老师评分,过关才能做实训九。

观看老师(或视频)示范磨边的姿势、手法和力度与磨边的效果,发回剪边后的平光镜片,学生尝试磨边,组内讨论各自磨边质量的好坏,请教同学和老师总结经验,反复练习,完成下题步骤填空,磨边镜片交老师评分。

磨边的步骤和要求:

按模板剪边后的镜片,先磨平边(边质要求:　　　　　　　　)→再磨尖边(要求:

夹角_____°)→到安全边(要求：　　　　　　　　　)。

将平光镜片磨边质量好的同学分派到各组内,师生一起示范指导镜片磨边的操作步骤和要领。

老师评价记录:(优　　 / 良　　 / 中　　 / 差　　)问题所在:

_____

_____

实训九 在下列图片旁边填写加工操作名称,并进行操作流程的排序(表 1-3-1)。

表 1-3-1　手工加工制作的步骤填表

操作图片	操作名称	操作图片	操作名称
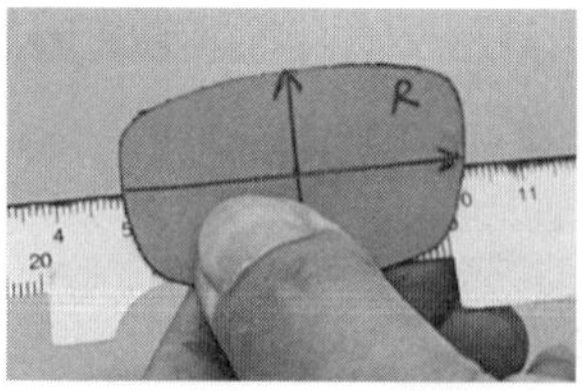 1		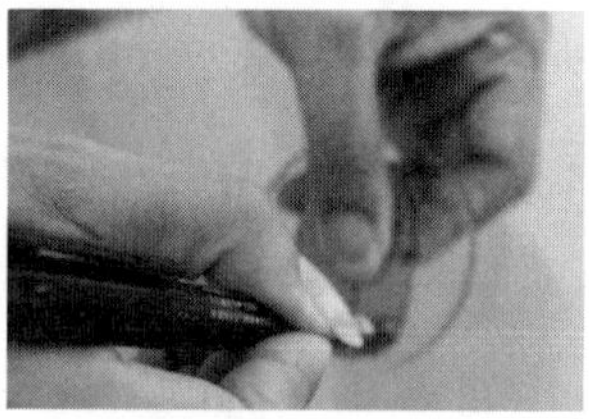 6	
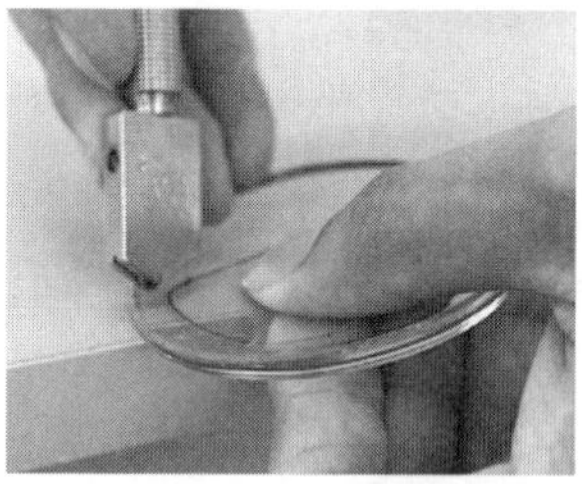 2		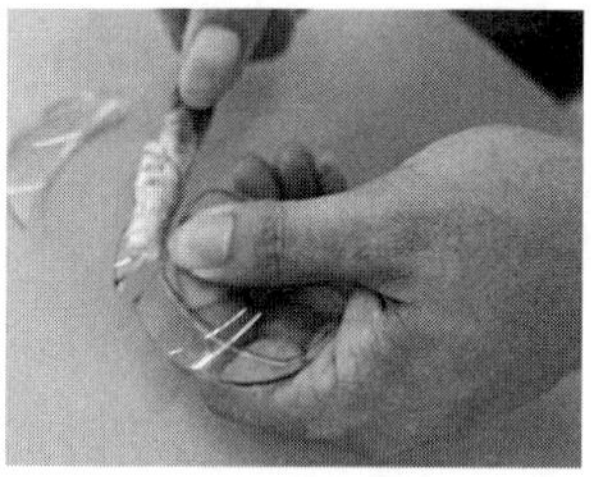 7	
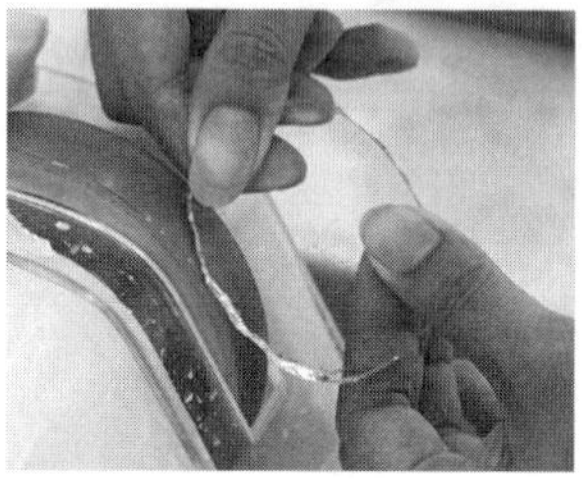 3		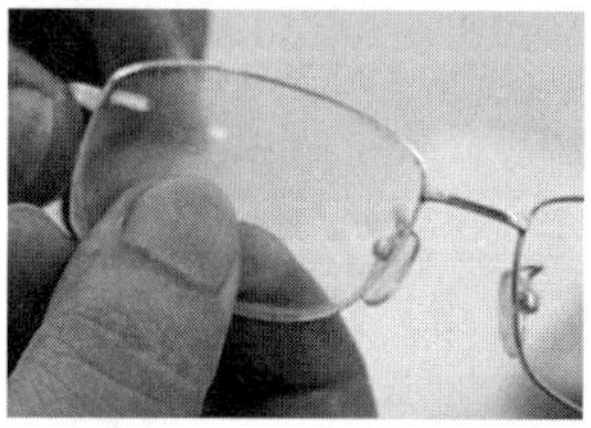 8	
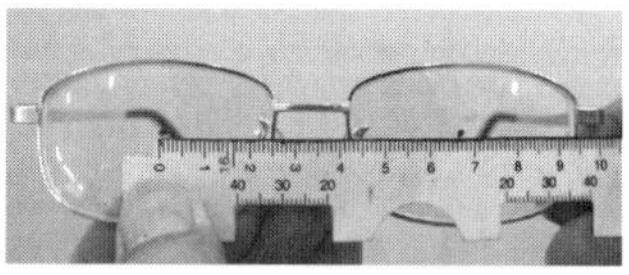 4		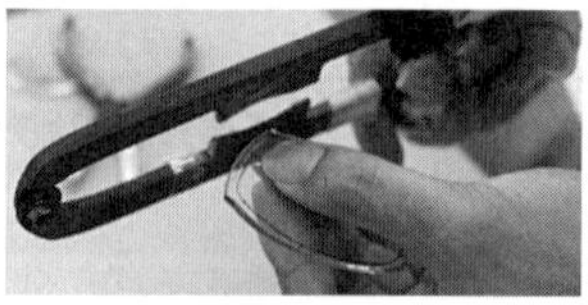 9	
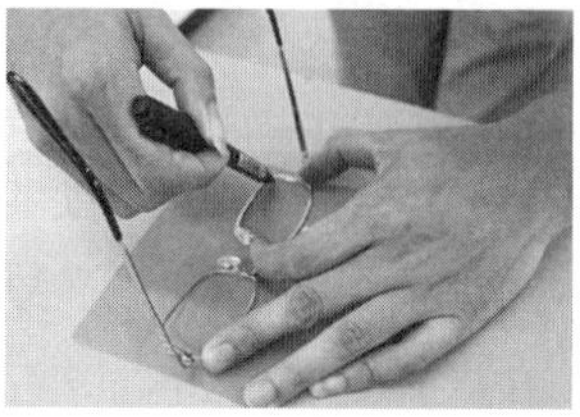 5			

排序:(　　　　)→(　　　　)→(　　　　)→(　　　　)→(　　　　)→
(　　　　)→(　　　　)→(　　　　)→(　　　　)完成。

实训十 完成近视镜的手工磨边和安装。

具体要求:发放之前画好模板轮廓的近视镜片,完成眼镜的加工安装,上交老师评分。(注意:不能独立完成的学生建议先重做上面较差的步骤直至过关才能进行这项练习。)

老师评价记录:(优　　/良　　/中　　/差　　　)问题所在:

_____

_____

_____

六、常见问题

(一) 划边时需要注意以下几点

1. 划割只能划一次,不能在原痕处重复再划,否则会使第一次划割造成的应力紊乱,容易损坏金刚石刃口。

2. 走刀压力控制要根据镜片厚薄、质地、脆性而改变,根据切割效果反复试验。

3. 每把玻璃刀经过加工人员使用找准了刃口,形成习惯角度,使用顺手,所以每个定配工应保管自己用惯的玻璃刀。

(二) 钳边过程中要注意以下几点

1. 钳片时钳口不要夹得太紧,钳片量不要过大,防止镜片向内裂开破损。

2. 钳片要按划片切割裂痕钳,钳口不越线。

3. 钳片后粗形坯尺寸,宁大勿小,充分保证合适的磨边加工余量。

(三) 手工磨边时要注意以下几点

1. 磨平边时,镜片周边与砂轮的接触要平稳,左右不要晃动。

2. 要将镜片经常与模板比较,镜片尺寸宁大勿小。

3. 每个斜边的磨削都必须连续旋转几周完成,这样才能磨出平直的斜边。

七、知识拓展

定中心板确定加工基准线和加工中心的方法:

定中心板,能找出镜片水平和垂直移心量以及确定镜片加工中心。

图板是一个360°的圆形,以圆心为基准点分别划有水平和垂直中心线,中心线上分别标有每小格为1mm的刻度,中间共划有196个边长为1mm的正方形小格,是镜片光学中心点移心量的刻度;图板上下半圆边缘标有逆时针从0°~180°的角度刻度,每大格为10°角,每小格为5°角(图1-3-33)。

1. 首先要标记球面镜片的光心和R、L眼辨别记号(图1-3-34)。

2. 将镜片凸面朝上放置在定中心板上,光心与定中心板圆心重合(图1-3-35)。

3. 根据水平移心量,将镜片的光心沿图板水平中心线向内或向外作水平移心(图1-3-36)。

4. 根据垂直移心量,将镜片的光心沿图板垂直中心线向上或向下作垂直移心(图1-3-37)。

5. 沿此时定中心板的水平中心线和垂直中心线,用瞳距尺和油性笔在镜片凸面画出水平基准线和垂直基准线(图1-3-38)。

6. 水平与垂直基准线的交点,即为加工中心点;加工时,将模板加工中心点与镜片加工中心点重合即可。

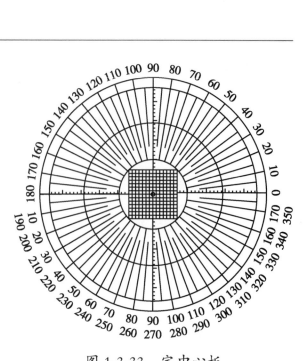

图 1-3-33 定中心板

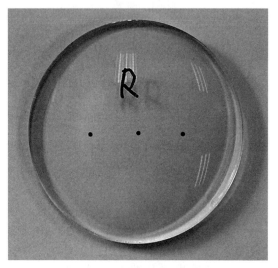

图 1-3-34 已标记光心的镜片

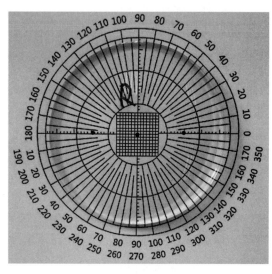

图 1-3-35 镜片光心与定中心板圆心重合

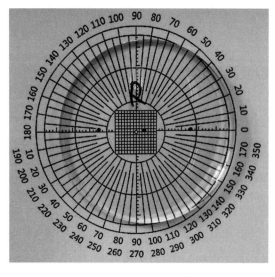

图 1-3-36 水平移心

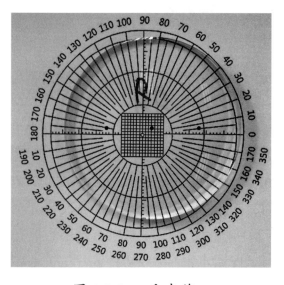

图 1-3-37 垂直移心

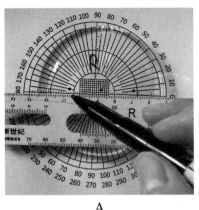 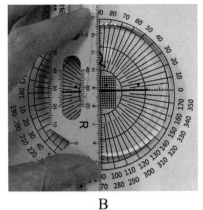 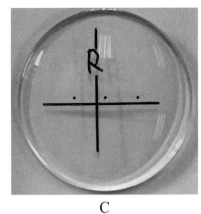

A   B   C

图 1-3-38　画出水平、垂直基准线

A.画水平基准线;B.画垂直基准线;C.完成

八、习题

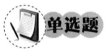

1. 手工割边时,轻击已割镜片的(　　)扩展裂纹深度

　　A. 边缘部位　　　　B. 最凸部位　　　　C. 任意部位　　　　D. 切割部位

2. 割边质量要求是:划线细、线明亮、割痕深、声音脆、无碎屑、(　　)、形状准、无擦痕

　　A. 镜圈几何中心准　　　　　　　　B. 镜片几何中心准

　　C. 光心准　　　　　　　　　　　　D. 中心准

3. (　　)的质量要求是:钳口不过切割痕线、线内不缺口、不崩边

　　A. 划片　　　　　　B. 修边　　　　　　C. 磨边　　　　　　D. 钳边

4. 钳边时,一手握修边钳,钳口夹住镜片,(　　)。另一手持片,配合修边钳转动镜片

　　A. 向下向外用力,达到扩展切割裂纹效果

　　B. 向下向外用力,达到剪除效果

　　C. 向下向内用力,达到扩展切割裂纹效果

　　D. 向下向内用力,达到剪除效果

5. 钳片时用力的大小的控制要根据(　　)灵活掌握

　　A. 镜片材料的物理性能,镜片的大小　　　B. 镜片的大小,镜片的厚薄

　　C. 镜片的形状、镜片的厚薄　　　　　　　D. 镜片的厚薄,镜片材料的物理性能

6. 磨尖边的目的是使镜片镶嵌在镜圈沟尖边槽内,(　　)

　　A. 防止镜架焦损　　　　　　　　B. 防止镜架翻动

　　C. 防止镜片崩边　　　　　　　　D. 防止镜片脱离镜架

7. 手磨薄镜片尖边时,斜边磨至约1/2边厚时,将镜片翻身磨另一个斜边,两边的夹角为

　　A. 110°±20°　　　B. 110°±15°　　　C. 110°±10°　　　D. 110°±5°

8. 镜片应磨（　　　），其棱宽约 30°
    A. 尖边角　　　　　　B. 安全角　　　　　　C. 尖边　　　　　　D. 斜边

9. 手工磨边分两步：第一步磨出与模板（　　　）的平边，第二步磨尖边
    A. 形状基本相同　　　　　　　　　　B. 形状完全相同
    C. 大小相同　　　　　　　　　　　　D. 大小基本相同

10. （　　　）的目的是防止镜片棱镜部产生应力集中而崩边
    A. 磨平边　　　　　B. 磨尖边　　　　　C. 倒棱去锋　　　　　D. 磨尖边角

11. 手工加工半框镜架、无框镜架镜片时，镜片（　　　）时，砂轮动作要轻，应做到前道分段接痕被后道连续磨削而消除
    A. 粗磨　　　　　　B. 细磨　　　　　　C. 切入或退出　　　　D. 切入和退出

12. 一般情况下，全框镜架的（　　　）在 0.5~1mm 之间
    A. 尖边角度　　　　　　　　　　　　B. 尖边宽度
    C. 尖边槽深度　　　　　　　　　　　D. 尖边槽角度

13. 手工磨边过程分三道工序：（　　　）、磨边
    A. 划片钳边、打印光心　　　　　　　B. 制作模板、划片钳片
    C. 制作模板、打印光心　　　　　　　D. 标出瞳孔中心位置、划片钳边

14. 眼镜架撑片起保护镜架（　　　）作用
    A. 整体不变形　　　　　　　　　　　B. 镜圈不变形
    C. 镜面角变形　　　　　　　　　　　D. 镜腿不变形

15. 手工制作模板的操作步骤为：（　　　）；制作模板，剪除不用部分
    A. 画模板方向；根据玻璃刀的刀锋位置，镜架尖边槽的深度，确定模板外形尺寸
    B. 画模板外形；根据玻璃刀的刀锋位置，镜架尖边槽的深度，确定模板外形尺寸
    C. 画模板方向；根据玻璃刀的刀锋位置，镜架尖边槽的深度，确定模板水平线
    D. 画模板外形；根据玻璃刀的刀锋位置，镜架尖边槽的深度，确定模板水平线

16. 加工后的镜片装入金属镜架内时，镜片（　　　）尺寸大小应当一致
    A. 外形尺寸与镜圈外缘　　　　　　　B. 直径尺寸与镜圈内缘
    C. 直径尺寸与镜圈外缘　　　　　　　D. 外形尺寸与镜圈内缘

17. 镜片表面弯曲度是以镜片的（　　　）来表示的
    A. 曲率半径大小　　　　　　　　　　B. 直径大小
    C. 镜度　　　　　　　　　　　　　　D. 弧度

18. 金属镜架装片时，应先将螺丝松开，待装入镜片后，再拧紧螺丝使镜片固定于（　　　）
    A. 镜圈槽内　　　B. 镜架内　　　　C. 镜身内　　　　D. 镜弯内

19. 镜片出现崩边破损情况，可能是由于（　　　）的螺丝松紧度不适当
    A. 铰链　　　　　　B. 鼻支架　　　　　C. 鼻梁　　　　　D. 锁紧管

（黎莞萍）

任务四 整 形

一、学习目标

能力目标	知识目标	素质目标
• 认识圆嘴钳和弯嘴钳的作用 • 认识托叶钳的作用 • 认识平圆钳的作用 • 认识镜腿钳的作用 • 会根据整形项目选择正确的工具	• 金属镜架材料的机械性能 • 整形工具的种类和用途 • 配装眼镜的整形项目	• 培养学生独立思考,分析问题、解决问题的能力 • 培养认真细致的工作习惯 • 培养严谨科学的工作态度

二、任务描述

某眼镜公司定配工接到金属全框镜架玻璃镜片的定配眼镜一副,需要进行整形,要认识整形使用的各种工具和整形的几个项目和具体要求,判断定配眼镜是否符合整形要求再交付质检。

三、知识准备

(一)配装眼镜的整形项目

1. 整形的概念

(1)整形和校配:调整镜架某些结构部位形成的角度或者某些部件的相对位置,以满足国家配装眼镜标准的要求称为整形,以满足配戴者配戴舒适的效果要求称为校配。

(2)整形的目的:眼镜架在出厂前,需要按照国家标准的要求进行调整;配装眼镜在加工完成后也需要进行调整,以恢复由于配装过程产生的变形,使其符合标准要求的尺寸和角度。

2. 整形的项目

(1)调整镜面,左、右两镜面应保持相对平整。镜面角,是指从眼镜内侧测量左右镜片平面所夹的角(图1-4-1)。

(2)调整鼻托,左、右两托叶应对称(图1-4-2)。

(3)调整身腿倾斜角和镜腿弯曲部,身腿倾斜角,每侧镜腿与镜圈平面的法线的夹角,也称接头角(图1-4-3)。

(4)调整镜腿外张角(图1-4-4),镜腿完全外展时,两铰链轴线的连线与镜腿之间的夹角。

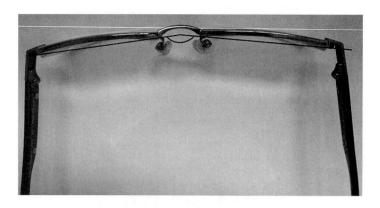

图 1-4-1　两镜面保持相对平整

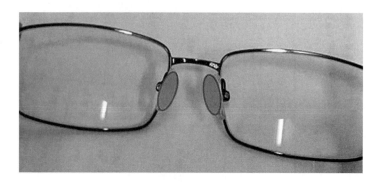

图 1-4-2　两托叶对称

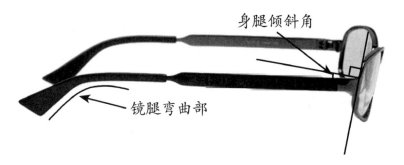

图 1-4-3　身腿倾斜角与镜腿弯曲部

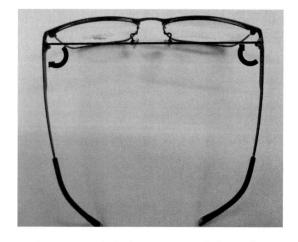

图 1-4-4　外张角 80°~95° 并左右对称

（二）各种金属镜架的整形特点

用于生产眼镜架的金属材料有：铜合金、镍合金、铝合金、钛和钛合金、贵金属等。每种材料都具有不同的强度、柔软性、弹性、重量，其加工性能（切削、焊接性能、表面电镀处理性能）也有所不同，因其表面耐磨性、耐酸碱腐蚀性、抗氧化性不一，因此金属材料尤其是中低档镜架采用的合金材料的表面通常都经过了电镀和喷漆等加工处理，这些不同的材料特性会导致镜架在整形时表现出不同的特点。

1. 铜合金　常见于低档眼镜整架和鼻托支架生产使用，由于其具有良好的柔软性、弹性和加工性能，因此其受外力容易变形但也容易整形；表面因耐腐蚀性差，易氧化生锈，通常都经电镀喷漆做表面处理，整形时要注意保护表面漆层不致其留下钳痕甚至裂纹。鼻托支架整形时要避免焊接点受力，否则容易造成脱焊。

2. 镍合金　常见于中档眼镜架整架生产使用，由于其机械性能优于铜合金，且具有更好的强度、弹性，表面耐腐蚀性好，不易生锈，焊接牢固等。其受外力不易变形，整形也较铜合金难。

（三）整形工具类型和用途

1. 尖嘴钳和弯嘴钳　用于调整鼻托支架（图1-4-5A、B）。

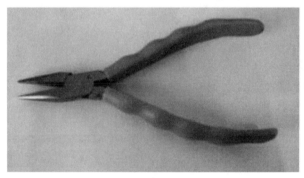
A

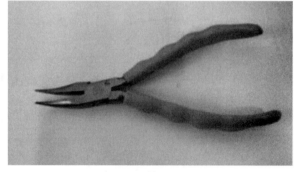
B

图 1-4-5　尖嘴钳和弯嘴钳
A. 尖嘴钳；B. 弯嘴钳

2. 托叶钳　用于调整托叶的位置角度（图1-4-6）。
3. 镜腿钳　用于调整镜腿的角度（图1-4-7）。

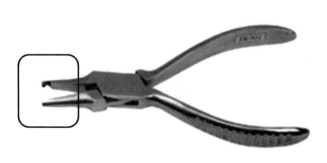

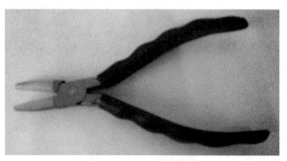

图 1-4-6　托叶钳　　　　　图 1-4-7　镜腿钳

4. 鼻梁钳　用于调整鼻梁位置(图1-4-8)。

5. 平圆钳　用于调整镜腿张角(图1-4-9)。

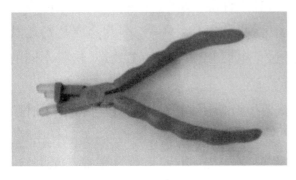
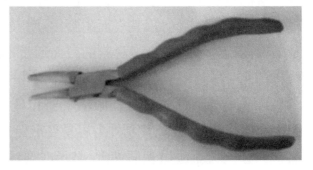

图 1-4-8　鼻梁钳　　　　　　　　　　图 1-4-9　平圆钳

四、实施步骤

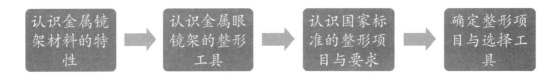

五、实训与评价

实训一　发放镜架实物让学生辨认,并填写表1-4-1中眼镜材料的名称。

表 1-4-1　辨认眼镜架材料表格

编号	眼镜架图片	眼镜材料名称
1		
2		
3		

续表

编号	眼镜架图片	眼镜材料名称
4	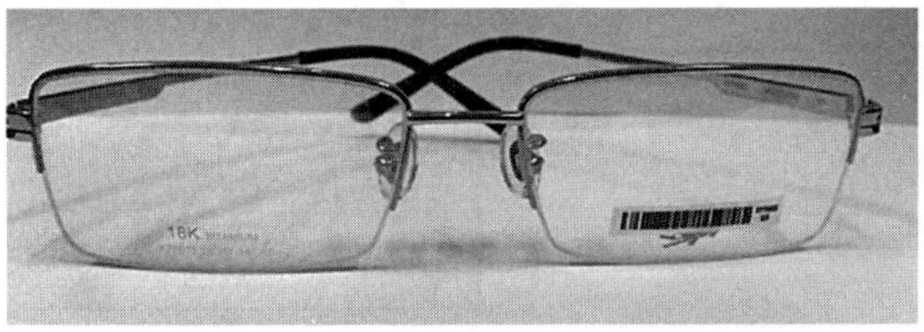	
5	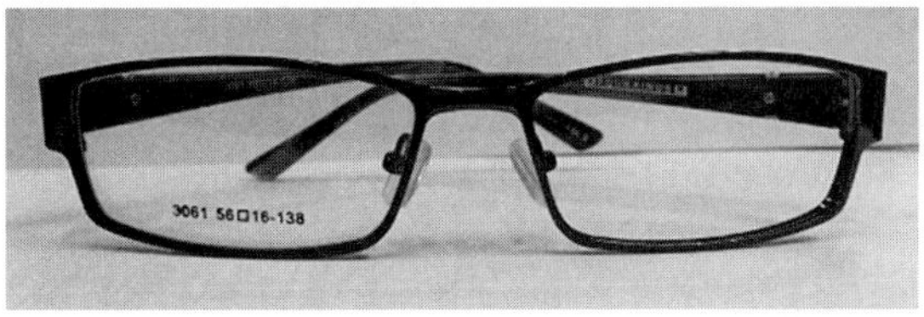	
6	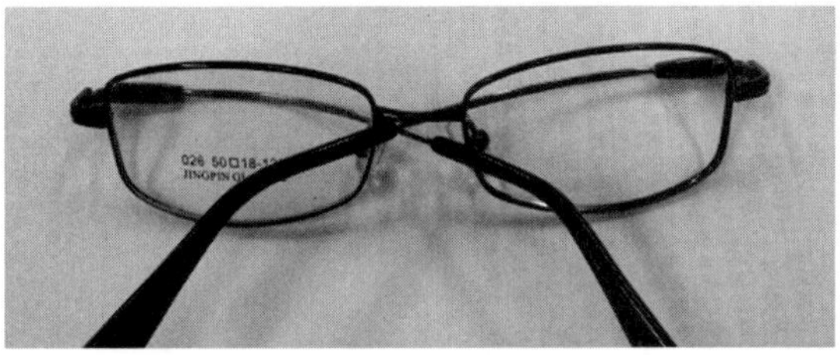	

实训二 归纳各种金属镜架的机械特性及整形特点,填写表 1-4-2。

表 1-4-2 金属镜架机械性能归纳表

镜架材料名称	特 性
铜合金镜架	
镍合金镜架	
钛和钛合金镜架	
包金镜架	
记忆金属镜架	
铝合金镜架	

实训三 (每 2 人一套整形工具盒)对照工具实物,填写表 1-4-3 中整形工具的名称、用途,并要求每组学生填写完后相互批改,小组抽查展示说明。

表1-4-3 认识金属眼镜整形工具表

编号	工具图片	工具名称/用途	批改
1	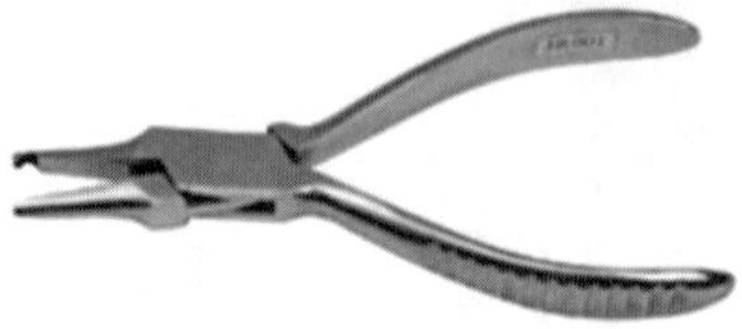		
2	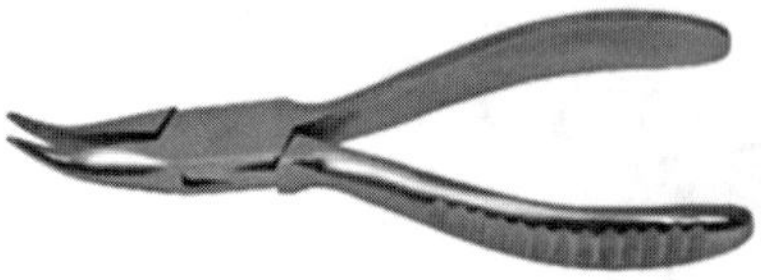		
3	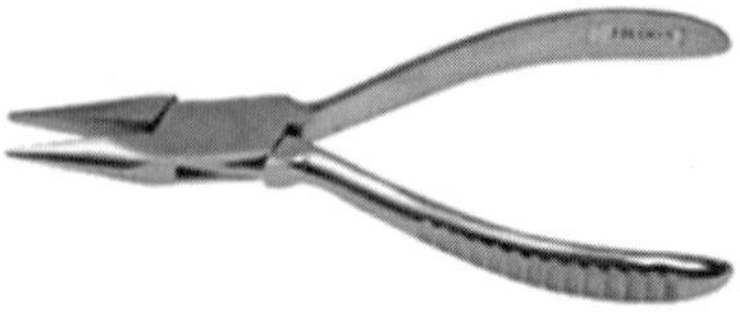		
4	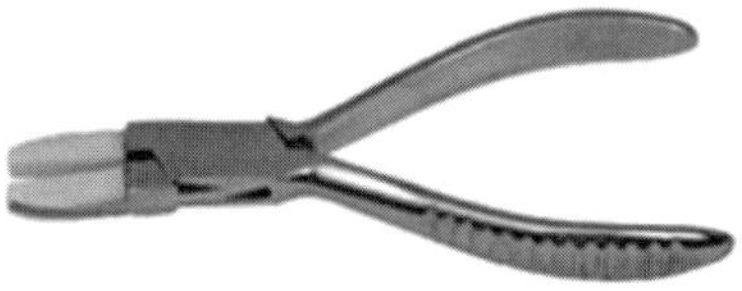		
5	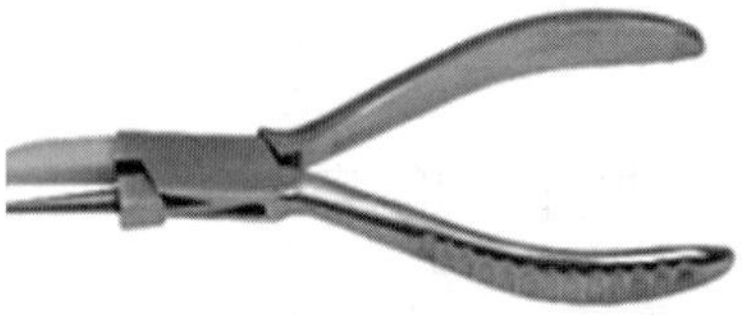		
6	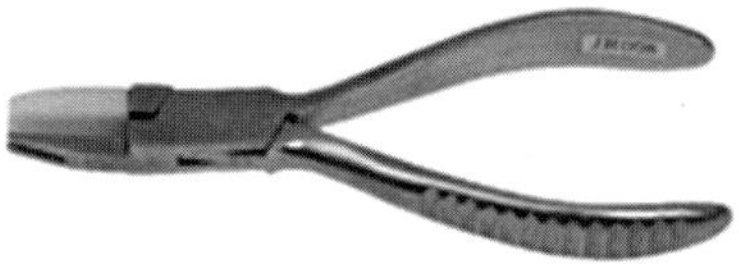		
7	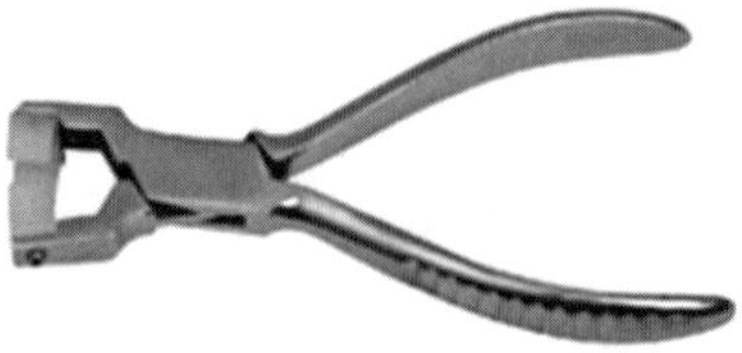		
8	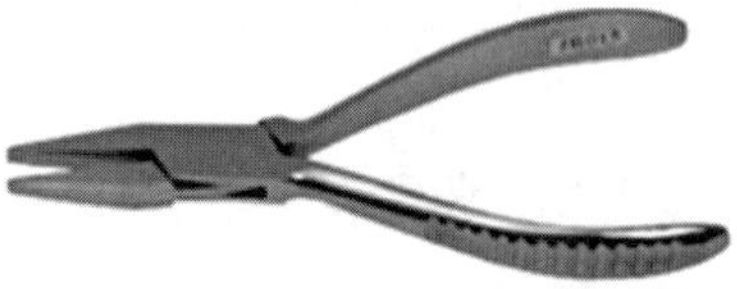		

实训四 看表1-4-4图片中整形调整的位置与动作,填写整形项目的名称。

表1-4-4 整形工具的使用与整形项目

编号	整形动作示范	整形的项目	批改
1	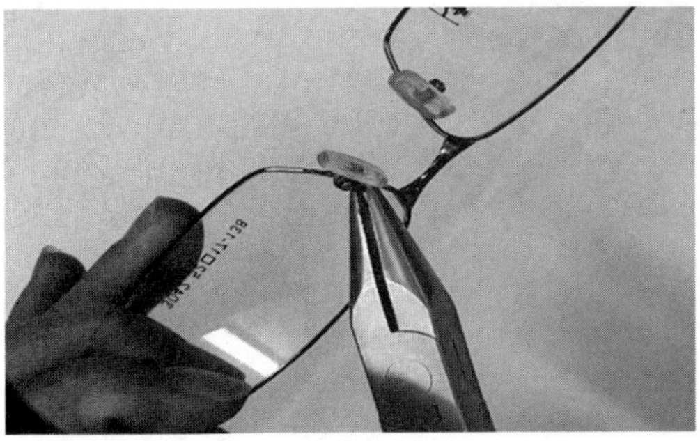		
2	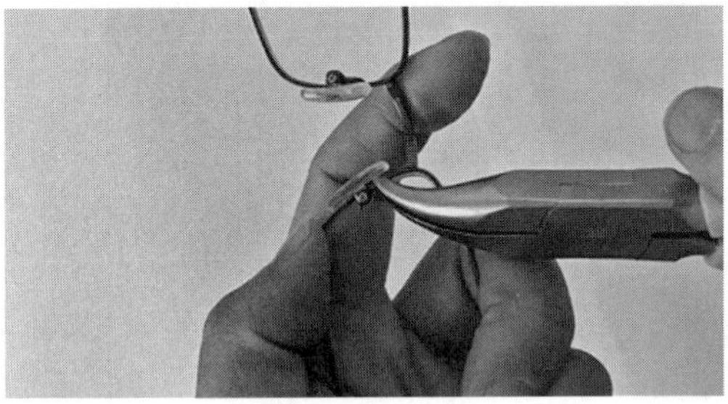		
3	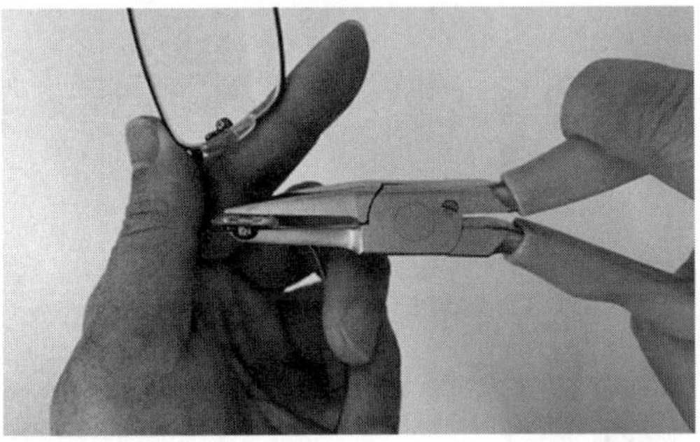		
4	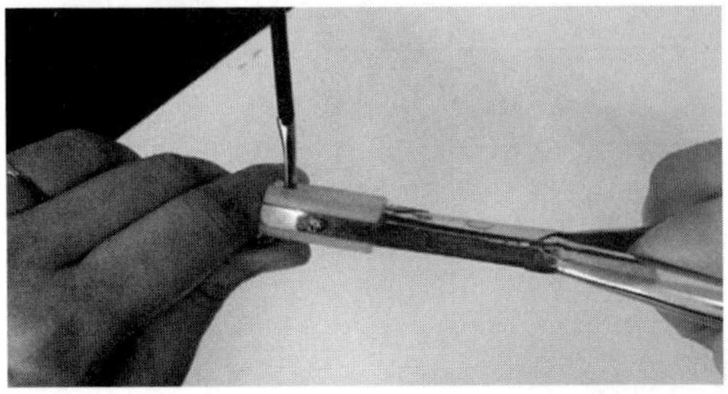		
5	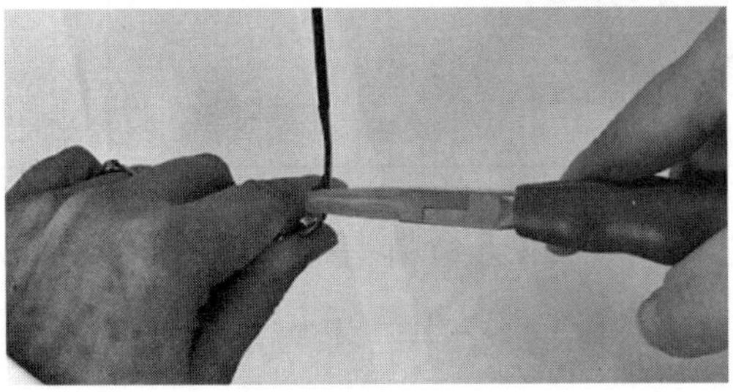		

编号	整形动作示范	整形的项目	批改
6	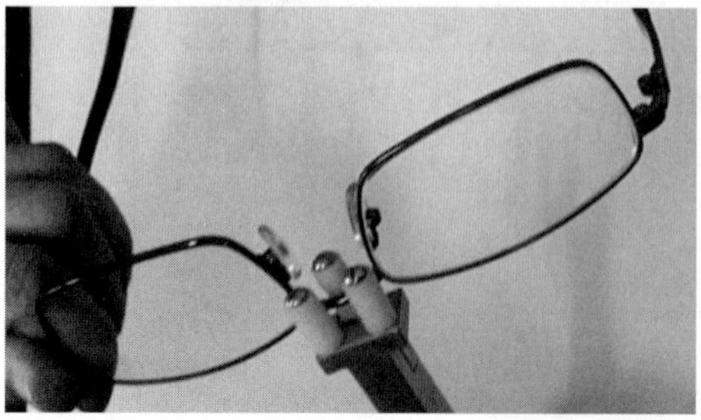		
7	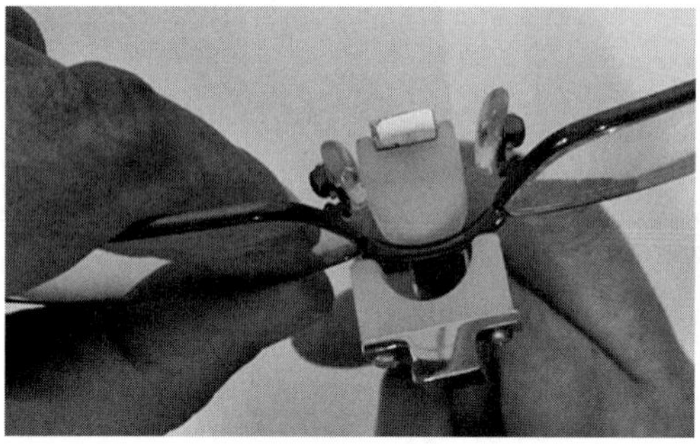		
8	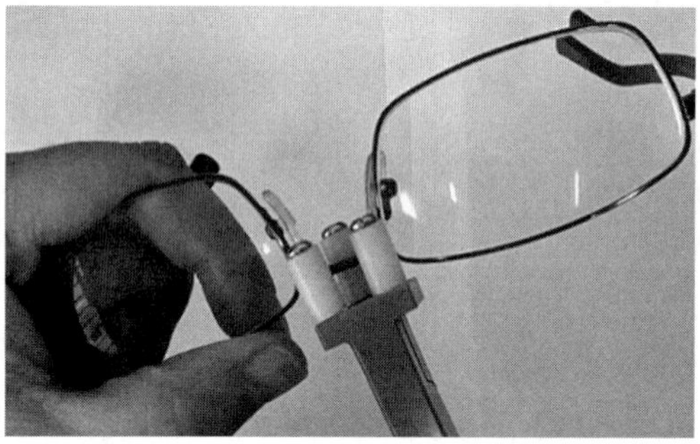		
9	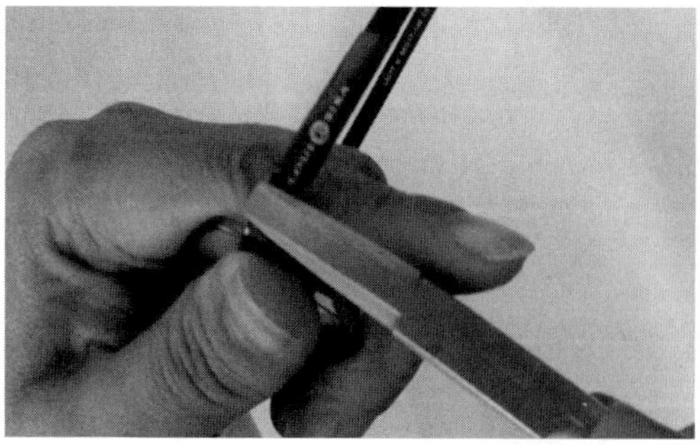		

实训五 根据下面的图片观察角度,写出可以进行哪些整形项目的观察判断,应该使用什么整形工具进行调整,完成表1-4-5的填写(或以组为单位发放不同形态的眼镜架若干个,进行视物判断)。

表1-4-5 判断整形项目和使用工具表

序号	镜架形态观察角度	可判断项目	使用调整工具	批改
1	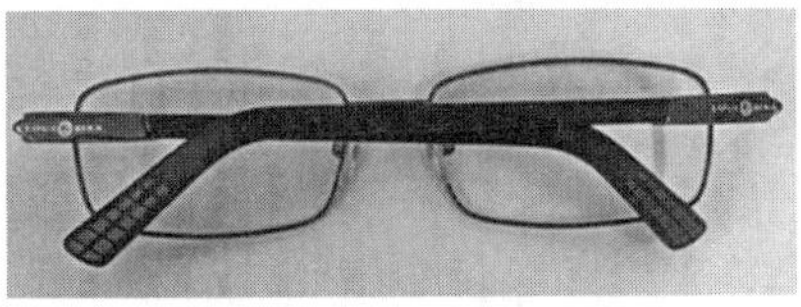			
2	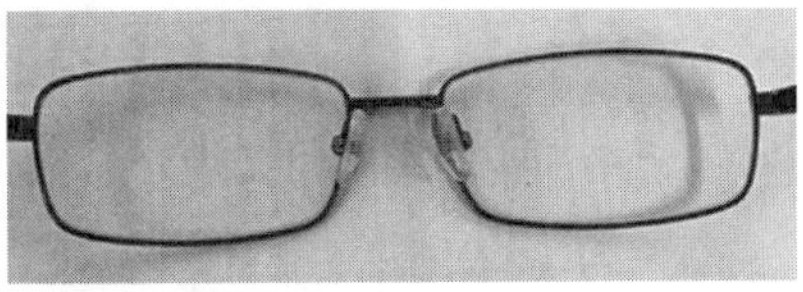			
3	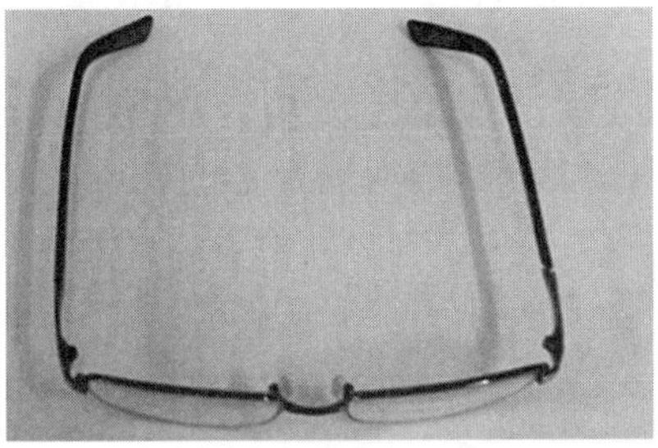			
4	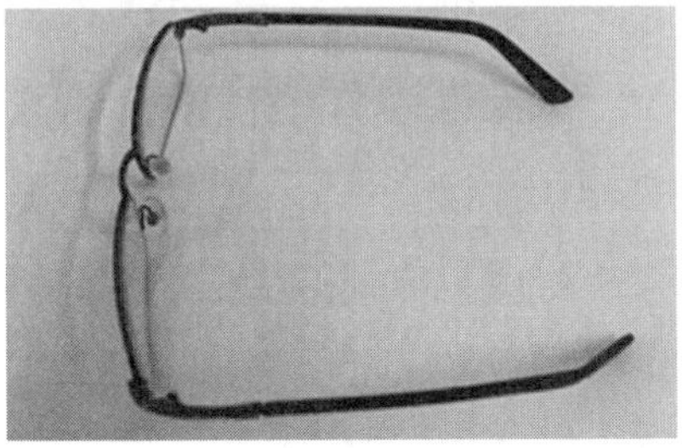			

六、常见问题

整形工具使用时要注意：

1. 整形工具是专用工具，各有各的用途，不可滥用。

2. 整形工具使用时不得夹入金属屑、沙粒等，以免整形时在镜架上留下疵病。

3. 用整形钳时，用力过大会损坏眼镜，用力过小不起作用，同时也需了解镜架材料的特性，反复练习，才能掌握要领。

七、习题

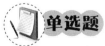单选题

1. 铜合金镜架的最大缺点是(   )

　A. 良好的弹性 　　　　　　　　B. 良好的加工性能

　C. 耐腐蚀性差、易生锈 　　　　D. 易表面电镀

2. 镍合金镜架好于铜合金镜架的特点是( )

    A. 良好的弹性   B. 良好的加工性能

    C. 耐腐蚀性好,不易生锈   D. 易表面电镀

3. 弯嘴钳的功能是( )

    A. 用于调整镜圈的面弧弯度   B. 进行鼻梁或桩头的调整

    C. 调整镜腿外张角   D. 用于调整鼻托支架

4. ( )用于调整镜腿外张角

    A. 圆嘴钳   B. 螺丝紧固钳   C. 平圆钳   D. 托叶钳

5. 用( )调整托叶使左右托叶对称

    A. 紧固钳   B. 托叶钳   C. 圆嘴钳   D. 鼻梁钳

6. 用( )弯曲桩头部分,使镜腿外张角为 80°~95°,并且左右对称

    A. 镜腿钳   B. 托叶钳   C. 圆嘴钳   D. 鼻梁钳

7. 眼镜整形不包括( )

    A. 镜身镜腿的调整   B. 镜腿的调整   C. 镜眼距的调整   D. 镜面的调整

8. 用( )调整鼻支架,使左右鼻支架对称

    A. 紧固钳   B. 托叶钳   C. 圆嘴钳   D. 鼻梁钳

9. 用平口钳和( )使镜身与镜腿位置左右一致,并且左右身腿倾斜角偏差小于 2.5°

    A. 平圆钳   B. 托叶钳   C. 圆嘴钳   D. 镜腿钳

(付子芳)

任务五　配装眼镜质检配送

一、学习目标

能力目标	知识目标	素质目标
• 能对镜片镜架的外观进行检测并记录 • 能用自动焦度计测量定配眼镜顶焦度并记录 • 能用自动焦度计标记镜片光学中心和水平基准线 • 能测量定配眼镜光学中心水平距离及双侧镜片的光学中心高度并记录 • 认识定配眼镜的标志项目和包装运输要求	• 配装眼镜的术语和定义 • 镜片镜架外观质量要求 • 定配眼镜光学中心水平偏差和垂直互差的规定 • 定配眼镜配装质量的规定 • 定配眼镜的标志 • 定配眼镜的包装,运输和贮存	• 树立质量意识 • 遵纪守法的行为习惯 • 认真负责的工作态度 • 按规范做事的良好习惯

二、任务描述

××公司定配工接到装配整形完成的定配眼镜一副,要求利用自动焦度计、瞳距尺等仪器,对装配玻璃镜片的金属全框眼镜外观质量、镜片顶焦度、光学中心水平距离、光学中心高度进行检测(图1-5-1),填写记录单,并对检测合格的眼镜进行包装。

单光球镜检测记录单						
顾客姓名	张先生	验配日期	2015.4.25	联系方式	135××××××××	
镜框品牌及型号	ICE.FISH、87118720,全框合金 56 □ 16-140					
镜片品牌及规格	超视美、1.523 翡翠绿膜减反射康护玻璃眼镜片					
右眼度数	−2.50		左眼度数	−2.50	瞳距(PD)	66mm
配装日期	2015.4.25		处方开单人	×××	单号	×××
检验项目	检测结果		检验项目		检测结果	
右镜片顶焦度			左镜片顶焦度			
光学中心水平距离			光学中心高度		右:	左:
镜片外观质量	光学中心 30mm 范围内无影响视力之疵病				是□	否□
镜架外观质量	镜架表面无镀层脱落、明显擦痕、零件缺失等疵病				是□	否□
			质检人员签名:×××		日期:2015.4.25	

图 1-5-1　单光球镜检测记录单

三、知识准备

眼镜质量直接影响配戴者的视觉健康与发育,不合格眼镜不仅影响矫正效果,还可能导致视物变形、头晕等,因此,每副眼镜配发给顾客之前,都要依据国家标准(GB 13511.1—2011)要求进行质检(图1-5-2),并填写相应的检测记录单,只有每一点都符合国标要求的眼

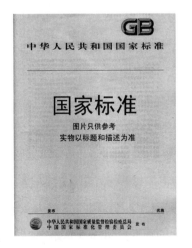
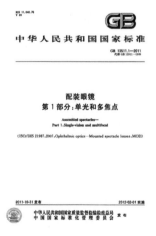
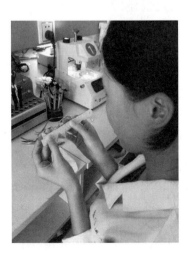

图 1-5-2　根据国标进行定配眼镜检测

镜才是合格眼镜。若质检不合格,则应采取相应的处理措施,不能将不合格眼镜配发给顾客。

（一）配装眼镜国标的术语和定义

1. 瞳距（PD） 双眼两瞳孔中心间的距离。配镜处方中有配戴者瞳距值。

2. 光学中心水平距离（OCD） 两镜片光学中心在两镜圈几何中心连线平行方向上的距离。用自动焦度计对镜片光心进行打点后使用瞳距尺测量。图 1-5-3 中的 O_1O_2 即为光学中心水平距离。

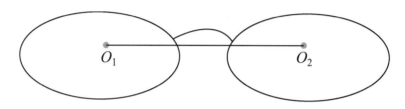

图 1-5-3 光学中心水平距离示意图

3. 光学中心水平偏差 光学中心水平距离的实测值与配镜处方中瞳距的差值。即（OCD−PD）的值。

4. 光学中心垂直互差 两镜片光学中心高度的差值,即图 1-5-4 的 O_1A 和 O_2B 的差值。

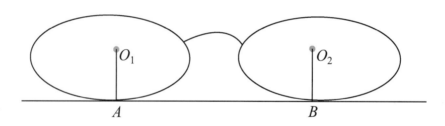

图 1-5-4 光学中心高度示意图

5. 定配眼镜 根据验光处方或特定要求定制的框架眼镜。同学们根据配镜订单加工完成的眼镜即为定配眼镜。

（二）定配眼镜检测所需仪器设备及用途

1. 自动焦度计（图 1-5-5A） 检测左右镜片顶焦度,标记左右镜片光心和水平基准线。

2. 整形工具（图 1-5-5B） 先对有变形的定配眼镜进行标准整形。

3. 瞳距尺 测量定配眼镜镜片光学中心水平距离和光学中心高度。

（三）定配眼镜国标要求

1. 镜片外观质量要求 左右镜片色泽一致,图 1-5-6A 左右片所镀减反射膜,膜层颜色不同,右片为绿膜,左片为蓝膜,图 1-5-6B 右片有镀膜,左片未镀膜,为白片。要求以光心为中心,在直径 30mm 范围内没有出现可能有害视觉的各种疵病（如划痕、脱膜等）（图 1-5-7）。没有装配不当导致的崩边（图 1-5-7）。

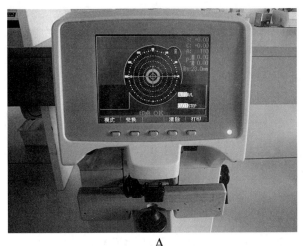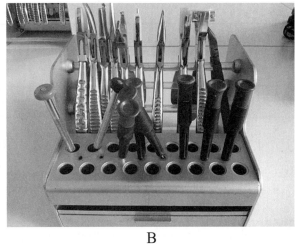

图 1-5-5 检测仪器

A. 自动焦度计；B. 整形工具

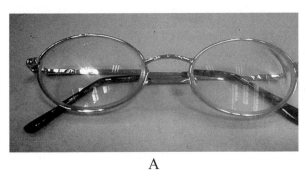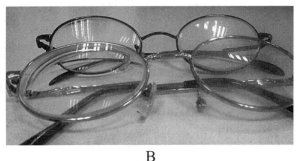

图 1-5-6 左右镜片膜层色泽不一

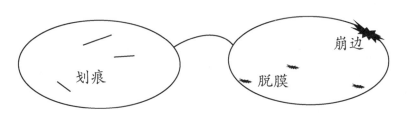

图 1-5-7 镜片表面划痕、脱膜、边缘崩边示意图

2. 镜架外观质量要求 镜架表面光滑，没有明显擦伤、划痕及零部件缺失。图 1-5-6 中镜架鼻托均有缺失。

3. 镜片顶焦度 使用自动焦度计测量定配眼镜左右镜片顶焦度，即镜片后顶焦度。

顶焦度允差是指顶焦度允许的偏差，"±"表示实测值既可比标称值大，也可比标称值小，将自动焦度计测量精度定为 0.01，就是为了能准确测出顶焦度误差值，顶焦度值越大，允差越大（表 1-5-1）。例：配镜处方为 OD：-2.00，对照表格，允差为 ±0.12，即检测值在"-1.88~-2.12"之间，均为合格；若在此范围之外，则为不合格。

表1-5-1 球镜片顶焦度允差

顶焦度值 /D	顶焦度允差 /D	顶焦度值 /D	顶焦度允差 /D
≥0.00 和 ≤9.00	±0.12	>12.00 和 ≤20.00	±0.25
>9.00 和 ≤12.00	±0.18	>20.00	±0.37

4. 光学中心水平偏差 定配眼镜左右镜片光学中心水平距离偏差应符合表1-5-2的规定。

表1-5-2 定配眼镜两镜片光学中心水平距离偏差

顶焦度值 /D	0.00~0.50	0.75~1.00	1.25~2.00	2.25~4.00	≥4.25
光学中心水平距离允差	0.67△	±6.0mm	±4.0mm	±3.0mm	±2.0mm

顶焦度值即指配镜处方中的镜片度数,光学中心水平距离允差即指允许的光学中心水平距离和瞳距间的差值,度数越小,允差越大,如,配镜处方为OU:−2.50D,PD:66mm,对照表格,允差为 ±3.0mm,即光学中心水平距离在63~69mm均可。

5. 光学中心垂直互差 定配眼镜左右镜片光心高度的差值应符合表1-5-3的规定。

表1-5-3 定配眼镜的光学中心垂直互差

顶焦度值 /D	0.00~0.50	0.75~1.00	1.25~2.50	>2.50
光学中心垂直互差允差	≤0.50△	≤3.0mm	≤2.0mm	≤1.0mm

两眼光学中心高度的差值,就是光学中心垂直互差,度数越高允许的互差越小。

6. 定配眼镜的配装质量要求(表1-5-4)

表1-5-4 定配眼镜装配质量要求

项目	要求
两镜片材料的色泽	应基本一致
金属框架眼镜锁接管的间隙	≤0.5mm
镜片与镜圈的几何形状	应基本相似且左右对齐,装配后无明显缝隙
整形要求	左、右两镜面应保持相对平整,托叶应对称
外观	应无崩边、错痕、镀(涂)层剥落及明显擦痕、零件缺损等疵病

(四)定配眼镜的标志、包装、运输和贮存

1. 定配眼镜的标志 应标明产品名称、生产厂厂名、厂址;产品所执行的标准及产品质量检验合格证明、出厂日期或生产批号;应标明顶焦度值、瞳距等处方参数。

2. 定配眼镜的包装、运输和贮存 每副定配眼镜均应有独立包装;运输和贮存时应防止受压、变形。

四、实施步骤

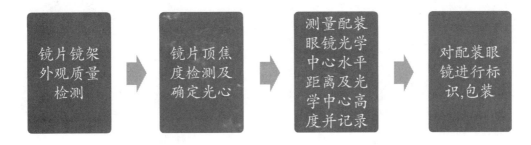

(一) 镜片镜架外观质量检测

目测镜片镜架外观是否符合国标要求(图 1-5-8)。

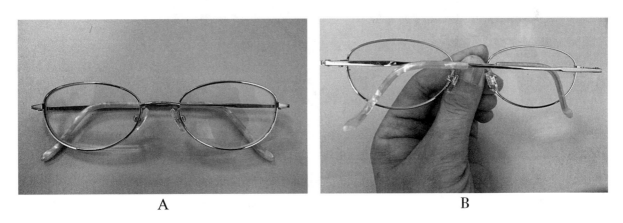

图 1-5-8 目测镜片镜架外观

A. 目测镜片前表面与镜圈外观;B. 目测镜片后表面及镜腿外观

(二) 镜片顶焦度检测及确定光心

1. 测定顶焦度 用自动焦度计检测定配眼镜与镜片检测一样,开机后先进行参数设置,选择单光镜片(图 1-5-9),测量精度设置为 0.01D(图 1-5-10)。

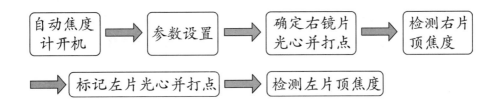

检测时确保两镜圈下缘同时与挡板相贴,按"先右后左"的顺序,先检测右眼镜片,下压镜片夹固定镜片(图 1-5-11),移动镜架至屏幕中央出现长十字时,打点标记镜片光学中心(图 1-5-12)并记录顶焦度检测结果(图 1-5-13),同法进行左片检测。

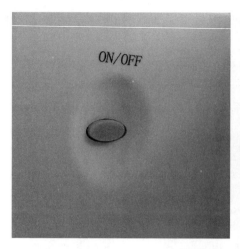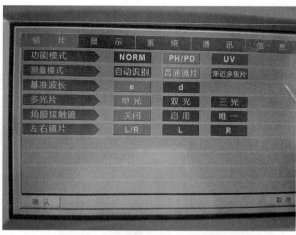

图 1-5-9 自动焦度计开关及镜片种类设置

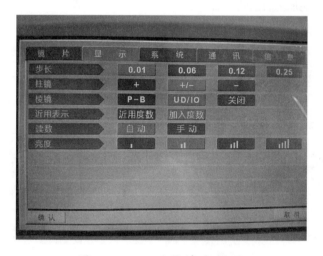

图 1-5-10 测量精度设置

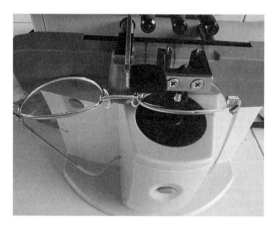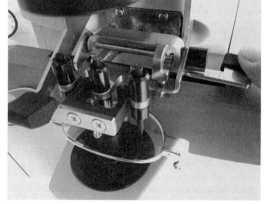

图 1-5-11 镜架放置　　　　图 1-5-12 打点标记光心

2. 测量光学中心水平距及光学中心高度并记录　保持瞳距尺与镜架中梁平行,若左右光心均在瞳距尺边缘,直接测量左右镜片光学中心距离即为光学中心水平距(图1-5-14)。

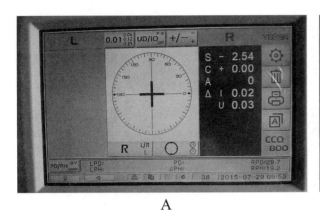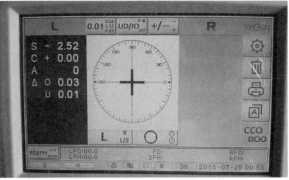

A   B

图 1-5-13　顶焦度检测

A. 右眼顶焦度结果显示；B. 左眼顶焦度结果显示

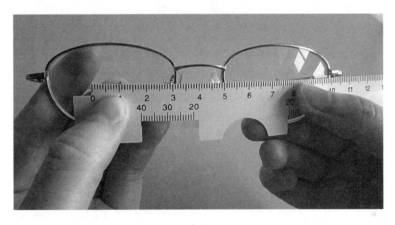

图 1-5-14　光学中心水平距测量

　　根据定义，光学中心水平距离指在两镜片光学中心在镜圈几何中心连线平行方向上的距离。因此，用自动焦度计测量左镜片时，可根据十字视标位置判断左右光心是否在同一水平线上。

　　若左右光心不等高（图 1-5-15），需先移动镜架，找到与右片光心在同一水平线且与左片光心在同一垂直线上的点（图 1-5-16），打点标识，然后移动镜架至光心处，再次打点标识（图 1-5-17）。测量光心中心水平距时测在镜架几何中心连线平行方向上两点（O_1O_2'）的距离（图 1-5-18）。

　　过光心及基准点画水平基准线，以此为起点至镜圈内缘最低点的距离为光学中心高度。如图 1-5-19 所示，先测右眼，再测左眼，将所测结果填入检测记录单中。

（三）对配装眼镜进行标识、包装

　　经检测合格的眼镜，应将镜架品牌、型号、镜片品牌、顶焦度值、瞳距等配镜参数填入相应的产品合格证或质量保证书上，合格证或保证书上需标明产品名称、生产厂名称、地址等信息，还应体现定配眼镜的"执行标准"为"GB 13511.1—2011 配装眼镜国家标准"（图 1-5-20）。

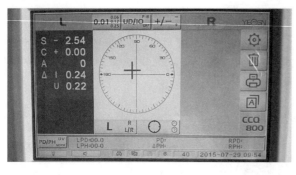 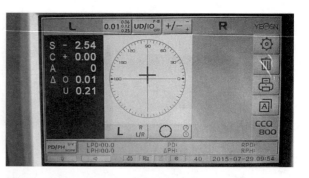

图 1-5-15　左右光心不等高时左片视标　　　图 1-5-16　O_2' 点的视标显示

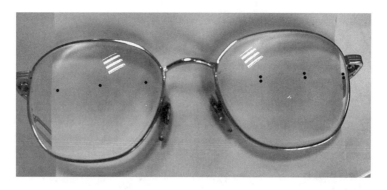

图 1-5-17　左右光心不等高时左片两次打点

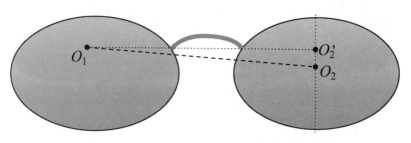

图 1-5-18　左右光心不等高时水平光心距的测量示意图

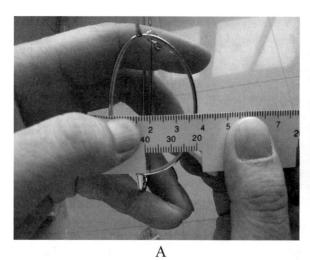 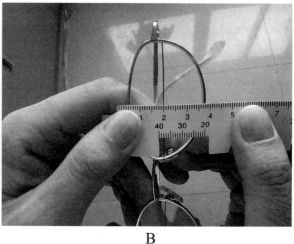

A　　　　　　　　　　　　　　　B

图 1-5-19　光学中心高度测量

A.右眼光心高度测量;B.左眼光心高度测量

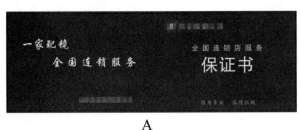
A

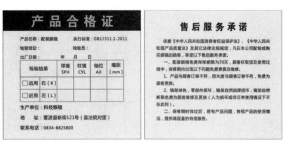
B

图 1-5-20 定配眼镜产品合格证
A.眼镜产品合格证封皮;B.产品合格证内面

填好产品合格证后,将合格证连同眼镜放入眼镜盒或眼镜袋中,每副眼镜均需独立包装。为尽可能避免在运输过程中损伤,多选用硬质的镜盒(图 1-5-21)并用镜布包裹眼镜(图 1-5-22)。

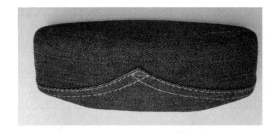

图 1-5-21 硬质镜盒

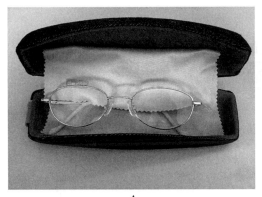
A

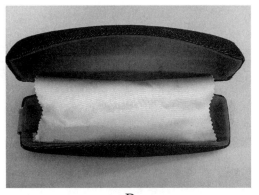
B

图 1-5-22 镜布包裹眼镜
A.镜布铺垫保护镜腿;B.镜布覆盖保护镜面

五、实训与评价

实训一 将图 1-5-23 和图 1-5-24 中所示的数值填入表 1-5-5 中。

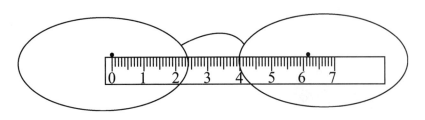

图 1-5-23 光学中心水平距测量

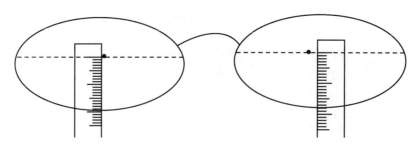

图 1-5-24 光学中心高度测量

表 1-5-5 单光球镜检测结果

光学中心水平距离		
光学中心高度	右眼	
	左眼	

老师评价:结果全对( ) 错一个( ) 错两个( ) 全错( )

实训二 在下列图片右侧填写相应操作步骤名称,并进行操作流程的排序(表 1-5-6)。

表 1-5-6 单光球镜检测结果

操作图示	步骤序号	步骤名称
	1.	
	2.	

续表

操作图示	步骤序号	步骤名称
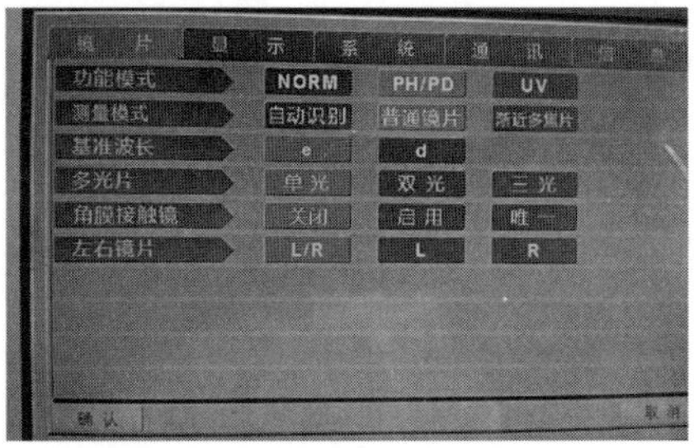	3.	
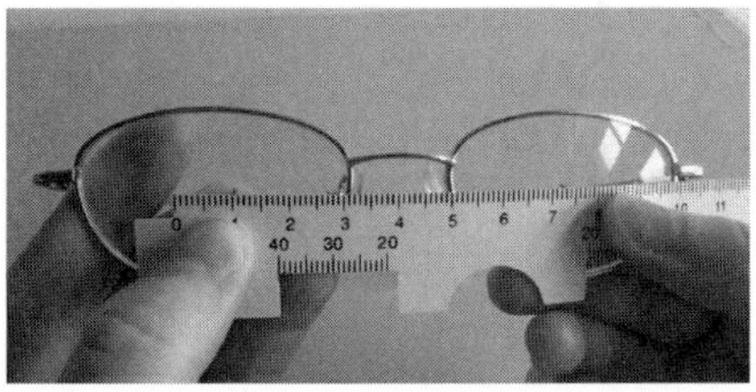	4.	
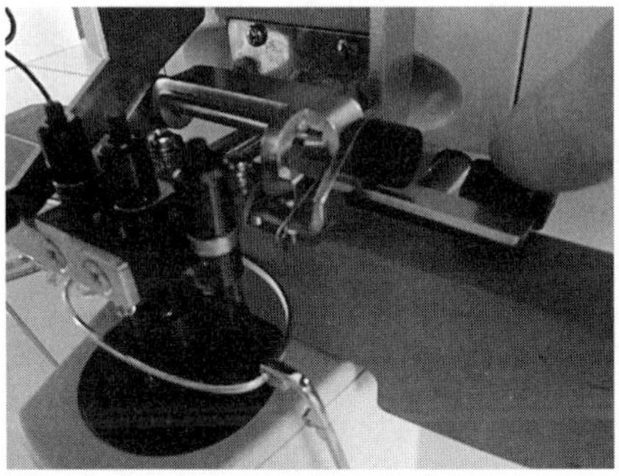	5.	
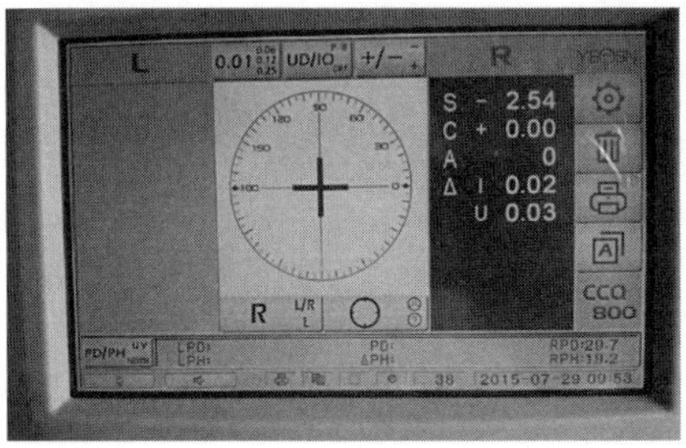	6.	
流程排序:( )→( )→( )→( )→( )→( )		

老师评价:操作步骤名称全对( )名称有误( );流程排序全对( )排序有误( )

实训三 将实施步骤中图 1-5-14、图 1-5-15 及图 1-5-20 中所表现的测量结果填入表 1-5-7 相应位置。

表1-5-7 单光球镜检测记录单

单光球镜检测记录单						
顾客姓名	张先生	配验日期	2015.4.25	联系方式	135××××××××	
镜框品牌及型号		ICE FISH 87118720, 全框合金 56□ 16-140				
镜片品牌及规格		超视美 1.523 翡翠绿膜减反射康护玻璃眼镜片				
右眼度数	−2.50	左眼度数	−2.50	瞳距(PD)	66mm	
配装日期	2015.4.25	开单人	×××	单号	×××	
检验项目	检测结果		检验项目	检测结果		
右镜片顶焦度			左镜片顶焦度			
光学中心水平距离			光学中心高度	右:	左:	
镜片外观质量	光学中心 30mm 范围内无影响视力之疵病			是□	否□	
镜架外观质量	镜架表面无镀层脱落、明显擦痕、零件缺失等疵病			是□	否□	
质检人员签名:×××					日期:2015.4.25	

老师评价:完整准确填写( )填写有误( )错误原因_____

实训四 检测加工装配好的眼镜并将相应数据填入表 1-5-8。

表1-5-8 单光球镜光学参数

镜片顶焦度	右眼:	左眼:
光学中心水平距离		
光学中心高度	右眼:	左眼:
检测者:		日期:

老师评价:检测结果准确( )检测结果有误( )问题所在:

_____

实训五 以实训室为生产单位设计产品合格证,要求包含产品名称、生产厂名、厂址、产品所执行的标准、出厂日期或生产批号;并能填写镜片顶焦度值、瞳距等国标要求的各种标识。

老师评价合格证设计:(优 / 良 / 中 / 差)问题所在:

_____

实训六 将所测眼镜参数填入自行设计的产品合格证中。

老师评价:完整准确填写( )填写有误( )错误原因_____

六、常见问题

1. 光学中心水平距指的是两镜片光学中心在两镜圈几何中心连线平行方向上的距离。因此测量时要注意两镜片光心是否等高,瞳距尺要注意与两侧桩头及中梁保持水平(图 1-5-25)。

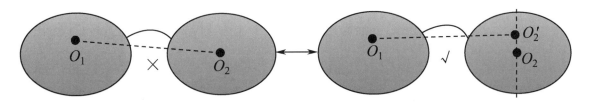

图 1-5-25 左右光心不等高时的光学中心水平距测量

2. 光学中心高度指的是从光学中心到镜圈内缘最低点的垂直距离(图 1-5-26),不是到镜圈水平中心线的距离,也不是从光心到镜片下缘的垂直距离。

3. 偏差和互差的不同 配镜处方中有配戴者瞳距,因此光心水平距和瞳距的差值叫偏差。因为眼镜在脸上配戴的高度位置可以调整,故在垂直方向,左右镜片光心高度是否一致是关键,若高度不一,不论怎么调整,都无法满足左右两眼镜片光心均对准瞳孔。左右光心高度间的差值,称为互差,因此国标叫水平距离偏差,垂直互差,偏差和互差定义不同,不能互换概念。

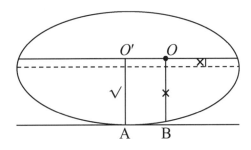

图 1-5-26 光学中心高度的正确测量起止

七、知识拓展

两个互不平行的折射面倾斜成一定角度,切面为三角形的光学仪器称为三棱镜(图 1-5-27)。厚的地方为底,与之相对的为顶,其光学特性是将入射光往底的方向偏移,则像往顶偏移(图 1-5-28),称为棱镜的像移现象。底越厚偏移越明显。通常用棱镜度(P)作为三棱镜偏折能力大小的单位,符号为$^{\triangle}$,$1^{\triangle}$表示在距光线 1m 处能使光线偏移 1cm。

描述棱镜时,不仅要描述其棱镜度大小,还需描述棱镜底的方向,才能反映光线的偏折方向。棱镜底的表示方法目前通用 360°标记法(图 1-5-29),不论左右眼,均从观察者

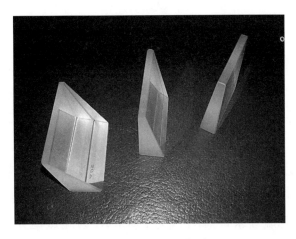

图 1-5-27 三棱镜

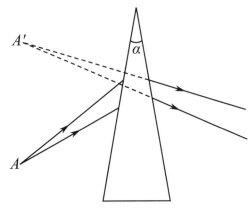

图 1-5-28 三棱镜成像

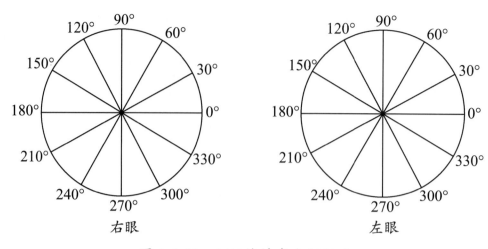

图 1-5-29　360°棱镜底向标记法

右手边开始为"零",逆时针旋转一圈为360°,记录为 B(base 底向的首字母)度数,如 P 3$^\triangle$ B30°。

四个基本方向"上、下、内、外"可用 360° 标记法"90°、270°、0°/180°、180°/0°"表示,也可记为底朝上(BASE UP,BU)(图 1-5-30A),两眼均为 90°,底朝下(BASE DOWN,BD)(图 1-5-30B),两眼均为 270°,底朝内(BASE IN,BI)(图 1-5-30C),右眼为 0°,左眼为 180°,底朝外(BASE OUT,BO)(图 1-5-30D),右眼为 180°,左眼为 0°。

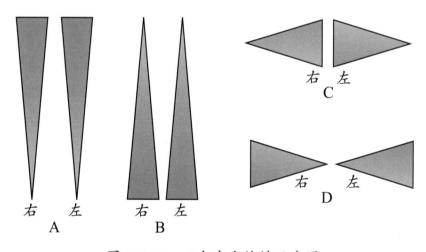

图 1-5-30　四个底向棱镜示意图

球面透镜由于中间和边缘厚度不一,可看成是由许多小棱镜组成,即棱镜为组成球面透镜的基本单元。凹透镜中间薄边缘厚,可看成许多底在边缘的棱镜组成。反之,凸透镜中间厚边缘薄,可看成由许多底在中间的棱镜组成。透镜光心处不偏折光线,离光心越远,厚薄差异越大,棱镜效应越明显(图 1-5-31),透镜度数越高,边缘和中心的厚度相差越大,棱镜效应也越明显。球面透镜上任一点的棱镜效果计算公式为 $P=CF$,C 为此点距光心的距离,单位为厘米(cm),F 为镜片的顶焦度值。

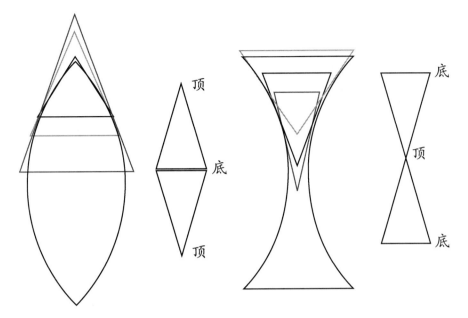

图 1-5-31 透镜棱镜效应示意图

加工时要求眼镜光学中心水平距离和瞳距一致,就是为了保证视物时光线通过光心进入瞳孔,不发生偏折,以免因为像移导致的视疲劳。由于度数越高偏移光心产生的棱镜效应越明显,因此国标中镜片顶焦度绝对值越大,允差越小。

八、习题

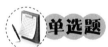 单选题

1. 下列哪项不是配装眼镜质检的项目(   )

   A. 光心中心水平距

   B. 光学中心高度

   C. 光学中心水平偏差

   D. 镜架机械性能

2. 实际测量的光学中心水平距离与瞳距的差值是(   )

   A. 光学中心水平互差

   B. 光学中心偏差

   C. 光学中心垂直互差

   D. 光学中心水平偏差

3. (   )就是两镜片光学中心高度的差值

   A. 光学中心水平偏差

   B. 光学中心水平互差

   C. 光学中心垂直偏差

D. 光学中心垂直互差

4. 测量光学中心水平距离所用的工具是（　　　）

    A. 瞳距仪　　　　　　　　B. 定中心仪　　　　　C. 焦度计　　　　　　D. 瞳距尺

5. 用（　　　）减去瞳距就是光学中心水平偏差

    A. 光学中心高度　　　　　　　　　　　　B. 光学中心水平距离

    C. 镜架几何中心距　　　　　　　　　　　D. 镜架几何中心高度

6. 光学中心高度是光学中心到（　　　）的距离

    A. 镜架几何中心点　　　　　　　　　　　B. 镜圈上缘

    C. 镜圈内缘最低点　　　　　　　　　　　D. 光心正下方镜圈内缘

7. 光学中心水平偏差是指光学中心水平距与（　　　）的差值

    A. 镜架几何中心距　　B. 镜圈尺寸　　　　C. 鼻梁尺寸　　　　　D. 瞳距

8. 计算光学中心水平偏差时不需知道（　　　）

    A. 光学中心水平距　　　　　　　　　　　B. 瞳距

    C. 光学中心高度　　　　　　　　　　　　D. 以上都是

9. 眼镜产品合格证上除了（　　　）均需标明

    A. 镜架型号　　　　　　　　　　　　　　B. 镜片顶焦度

    C. 瞳距　　　　　　　　　　　　　　　　D. 眼镜价格

10. 检验合格的配装眼镜包装时要求（　　　）

    A. 每副独立包装　　　　　　　　　　　　B. 防止受压变形

    C. 不需镜盒镜袋　　　　　　　　　　　　D. A、B 都对

（唐　洁）

●∷ 情 境 小 结 ●∷

    学习情境一是对眼镜定配中关于全框金属架玻璃球镜手工定配这一代表性工作任务的教学实施。

    学生进行了核对订单、商品检测、手工加工制作、整形、配装镜质检等五个学习任务的初步认识与实训，要求能通过以下考核要求。

    考核内容：全框金属近视眼镜装配（手工磨边）。

    以教学班内已配戴眼镜的同学的处方单（开具配镜处方），指定金属全框眼镜架，玻璃近视玻璃镜片为工作对象，独立完成手工磨边装配流程，包括核对配镜单、镜片检测、镜架检测、手工加工装配、配装镜整形清洁、质检交镜。

具体要求

    1. 能读懂近视配镜处方，并根据处方要求选择镜架、镜片，确定加工流程，认识镜架、镜片定配前的检测项目。

2. 能按加工要求规范使用手工磨边机(及配套工具)、自动焦度计等仪器设备进行加工镜片、正确装配,符合国家质量标准要求。

3. 能使用整形工具进行金属镜架整形,符合国家标准要求。

4. 能对装配近视眼镜进行光学参数和装配质量的检测和包装配送。

5. 安全生产遵守纪律,爱护和正确使用工具、仪器,进行实训室场地和设备的日常维护与保养。

情境二
全框金属架树脂球镜定配

情 境 描 述

××眼镜公司定配工接到门店送来的一份配镜订单及金属全框眼镜架一副,树脂球镜片一副,要求定配加工。定配加工好的眼镜必须完全符合配镜订单的处方要求和加工要求,并符合单光定配眼镜的国家标准的各项规定。

定配的工作流程如下:

1. 核对配镜订单信息,镜架、镜片商品参数,分析远视眼矫正处方,明确金属全框架的加工要求。

2. 检测镜片顶焦度和外观质量、镜架外观质量。

3. 使用手动焦度计标记镜片光心和加工基准线印点。

4. 方框法测量镜架尺寸,检测规格质量,按照配镜单瞳距要求计算移心量及最小镜片直径要求,分析是否合适定配。

5. 制模机制作模板,定中心仪确定加工中心和定位,上吸盘。

6. 设置自由尖边,树脂镜片等参数,进行半自动磨边加工。

7. 利用整形工具,完成配装眼镜的标准整形。

8. 进行配装镜的质检并判断是否合格,作出检验结果。

9. 完好包装并填写相关标志进行配送。

10. 遵守半自动加工场地安全生产要求,对使用的仪器和工具进行维护保养和故障排除。

任务一 核对加工单据

一、学习目标

能力目标	知识目标	素质目标
• 能识别不规范处方书写,并正确修改(远视处方) • 核对订单与金属镜架的产品参数和吊牌标识(钛合金材料商品) • 核对处方与球镜片的包装标志	• 远视眼的屈光特点和矫正原理 • 树脂镜片的分类和材料特点(重点介绍 CR39 和中折镜片) • 金属材料眼镜架的机械加工性能特点(贵金属) • 近视/远视处方中各项的含义和单眼瞳距	• 认真仔细的工作习惯 • 安全生产的意识

二、任务描述

××公司加工中心接到门店销售部门送来的一份配镜订单(图 2-1-1)及远视树脂镜片一副(图 2-1-2),金属全框眼镜架一副(图 2-1-3),要求定配加工,首先要对单据进行核对。

×××眼镜公司配镜订单								
客户	赵×	电话		138×××××××			年龄	40岁
住址	天津市和平区				接单日期			
配镜处方		DS	DC	AX	VA	PD	备注/PH	
远用	R	+2.00			1.2	33mm		
	L	+3.00			1.2	32mm		
原镜度	R							
	L							
配镜商品资料								
	品牌产地		型号或材料		单价		数量	总价(订金)
镜架	丹阳		金属					
镜片	上海		1.56树脂易洁膜					
加工要求		特殊加工	全框√		开槽□	钻孔□		抛光□
			染单色□		染双色□	改形□		胶架□
		客户签名:			取镜时间:			

图 2-1-1 配镜订单

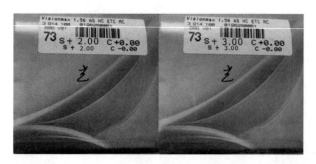

图 2-1-2　树脂球面镜片一副

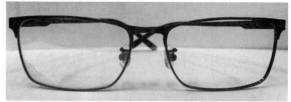

图 2-1-3　纯钛眼镜架一副

三、知识准备

（一）远视眼的静态屈光

当眼调节静止时,平行光线经眼屈折后聚焦于视网膜后,视网膜上形成一弥散圈,故远处物体在视网膜上不能成一清晰物像。如会聚光线经过远视眼屈折后恰好聚焦于视网膜上,则该会聚光线延长线相交于光轴的眼后一点,该点即为远视眼的远点,为一虚点(图2-1-4)。

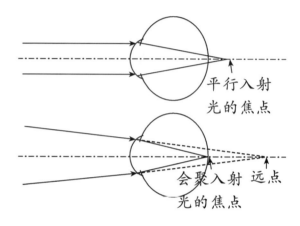

图 2-1-4　远视眼的静态屈光

（二）正球镜矫正远视眼的原理

虽然静态屈光时,远视眼焦点落在视网膜后方,不能成清晰物像在视网膜上(图2-1-5A)。但人眼具有一定的调节能力,部分远视患者可通过晶状体的调节将平行光线会聚到视网膜上(图2-1-5B)。

当远视程度超过人的调节能力或因长期动用调节导致视疲劳时,则需通过配戴一副合适的正球面透镜,让光线经正球面透镜适当会聚,再经眼的折射后恰好会聚在视网膜上,使远视眼在无需调节的情况下也能在视网膜形成清晰物像(图2-1-5C)。

（三）配镜订单中的各项含义(图2-1-6)

（四）CR-39 和中等折射率树脂镜片的特点用途

有机材料可以分为两大类:热固性材料,具有加热后硬化的性质,受热不会变形,眼镜

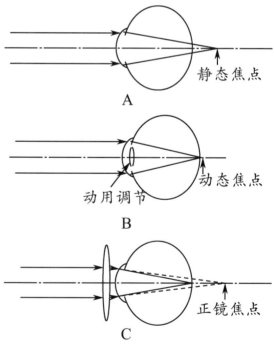

图 2-1-5　远视眼矫正原理示意图

A.远视眼看远时屈光;B.动用调节时远视眼看远时屈光;C.配戴正球镜矫正后远视眼看远时的屈光

×××眼镜公司						远视处方为正球镜,数字前面为正号,且正号不能省略		
配镜订单								
客户	赵×	电话	138××××××××			年龄	40岁	
住址	天津市和平区			接单日期				
配镜处方	DS	DC	AX	VA	PD	单眼瞳距,为右眼或左眼瞳孔中心至鼻梁中线的距离		
远用 R	+2.00			1.2	33mm			
远用 L	+3.00			1.2	32mm			
配镜商品资料								
	品牌产地		型号或材料		单价	数量	总价(订金)	
镜架	丹阳		纯钛			所选镜片的材料是树脂,与玻璃材料各种性能都有差异		
镜片	中国上海		树脂					
加工要求	特殊加工	全框√	开槽□	钻孔□	抛光□			
		染单色□	染双色□	改形□	胶架□			
	客户签名:	取镜时间:						

图 2-1-6 配镜单据

片大部分以这种材料为主,如 CR-39。热塑性材料,具有加热后软化的性质,尤其是适合热塑和注塑,聚碳酸酯 PC 就是这种材料。

普通树脂材料又称丙烯基二甘醇碳酸酯,是目前最常见的光学树脂镜片的材料。这种材料由美国哥伦比亚公司发现,是美国空军研制的一系列聚合物中的第 39 号材料,故又被称为 CR-39。CR-39 被用于光学镜片的生产,也是第一代重量轻、抗冲击性强的树脂镜片。

CR-39 为热固性材料,未成形前呈液态,加入催化剂并加热后聚合固化。CR-39 这种材料非常适合作为光学镜片,折射率为 1.50,密度为 1.32,阿贝数为 58~60。与玻璃镜片相比,CR-39 材料的折射率和玻璃镜片相似,重量却是玻璃镜片的一半,由于阿贝数较高产生的色散现象较低。因此,CR-39 为材料制作成的镜片特点为:重量轻、抗冲击性强、高透光率。另外 CR-39 镜片可进行染色和镀膜处理。

CR-39 镜片的缺点是:与玻璃镜片相比,耐磨性差,需要镀膜来弥补这一缺陷。

(五)认识眼镜片包装标志(图2-1-7)

(六)金属材料眼镜架的机械加工性能特点(贵金属)

1. 钛及钛合金的性能特点

(1)纯钛:银白色金属,密度 4.5,重量轻(最大特点),高强度,耐腐蚀性好,良好的可塑性。镜架上标识"Ti-P/TITAN/PURE TITANIUM"表示镜架除鼻支架、铰链和螺丝外,均由

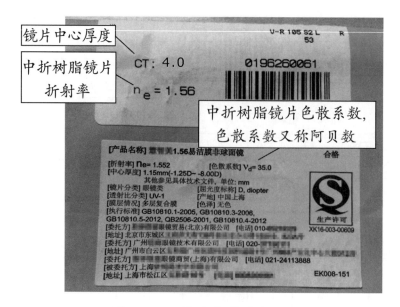

图 2-1-7　镜片包装袋标识

纯钛材料制成。

（2）钛合金：用制造镜架的钛合金主要有钛铝、钛钒、钛锆等，其弹性、抗腐蚀性更好，在金属镜架中属于中、高档产品。用"Ti-C/Titan-C"表示。

如何鉴别普通合金和钛材镜架：

1）看镜架标志鉴别：凡是标有 TITAN-P 或 TITAN，就是纯钛镜架的意思。

2）根据比重鉴别：就是轻重的比较，钛及钛合金镜架比一般合金镜架都要轻，在两者较相似的款式相比较的情况下会比较明显。

3）看镜架焊接工艺鉴别：包括镜圈与锁块间、锁块与桩头间、铰链与镜腿间都是焊接部位，钛材料镜架会比较精细，焊接点像一条细线，不会有多余的焊接料堆积，在鼻支架上的"酒杯"边缘会有清晰的一圈焊接痕迹。

4）看镜架的款式设计鉴别：一般纯钛或钛合金款式镜圈比较细而精美，而普通合金镜圈则比较厚重，现在有仿钛架的记忆金属，但重量不如钛轻。不过也有个别仿钛材的镜架加工工艺做得很好，也有可能不能分辨。

2. 金及其合金　纯金呈黄色密度为 19.3，是最重的金属之一，大气中不会腐蚀氧化，比银柔软，有很好的延展性，由于密度大，且柔软，纯金一般不做镜架的材料，而是与银、铜组成合金用做镜架材料。

（1）24K：是 100% 纯金，若合金中金含量为 75%，24×0.75 为 18，即 18K，以此类推，镜架多采用 K18，K14，K12 金的合金。

（2）白金：金合金的一种，镜架多采用 K14 的白金，其组成为含纯金 58.3%，镍 17%，锌 5% 和铜 16% 等。

（3）包金（也称辗金）：在金属成分外包一层 K 金。常用的包金架主要有 K18、K14、K12、K10。金含量重量比在 1/20 以上时，用 GF 表示；金含量重量比在 1/20 以下时，用 RGP 表示。

四、实施步骤

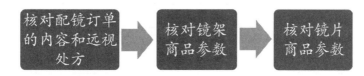

五、实训与评价

实训一 查找订单中的错误。(通过讨论填写后,相互批改,每空 5 分)

××公司加工中心接到门店销售部门送来的一份配镜订单及金属全框眼镜架一副,远视树脂镜片一副,要求定配加工,查找订单的内容是否有错误(图 2-1-8)。

×××眼镜公司						
配镜订单						
客户	赵×	电话	138××××××××		年龄	40 岁
住址	天津市和平区			接单日期		
配镜处方	DS	DC	AX	VA	PD	备注/PH
远用 R	2.00			1.2	66	
远用 L	3.00			1.2	66	
配镜商品资料						
	品牌产地		型号或材料	单价	数量	总价(订金)
镜架	丹阳		合金			
镜片	中国上海		树脂			
加工要求	特殊加工	全框√	开槽□	钻孔□		抛光□
		染单色□	染双色□	改形□		胶架□
	客户签名:			取镜时间:		

图 2-1-8 配镜订单

实训二 概括图 2-1-8 单据上有哪些信息并进行学生互评(表 2-1-1)。

表 2-1-1 学生互评参考表

口述人:_____　　　　　　　　评分人:_____

项目	要求	配分	得分和备注
内容	核对订单的内容正确	5	
表达	表达清晰有条理	5	
熟练	流利熟练回答	5	

实训三 根据订单要求选出合适的镜片,学生需要从准备的玻璃镜片(正、负)和树脂(正、负)镜片中找出所需镜片,并学生互评(表2-1-2)。

表2-1-2 学生互评参考表

口述人:_____ 评分人:_____

项目	要求	配分	得分和备注
内容	正确表达订单要求的镜片商品参数	5	
操作	正确选出订单上要求的镜片材料、性质	5	
熟练	熟练快速地完成分类	5	

实训四 总结归纳普通树脂镜片特性,在A4纸上归纳普通树脂镜片优点及缺点,并进行学生互评(表2-1-3)。

表2-1-3 小组互评参考表

项目	要求	配分	得分和备注
正确性	镜片材料特性分析正确、解释正确	10	
美观清晰	解释语言得体,表达熟练	10	
合作性	每个组员都有参加,积极性高	5	

展示组:_____ 评分组:_____

六、常见问题

正、负镜片参数中直径和中心厚度存在差异。上一学习情境是矫正近视眼的负球镜,镜片形态中间薄、周边厚,镜片直径一般为70~75mm,中心厚度为1.2mm(图2-1-9)。

但是,矫正远视眼的正球镜,由于镜片形态中间厚、周边薄,生产镜片时为了减少镜片中心厚度,镜片直径一般较小,通常为65mm(图2-1-10),同时中心厚度也会比负球镜要大(图2-1-11),因镜片折射率、顶焦度和直径大小而不同,核对参数时要记住这个差异性的规律。

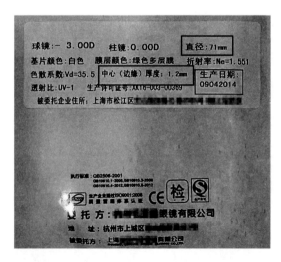

图2-1-9 负球镜镜片直径和中心厚度参数

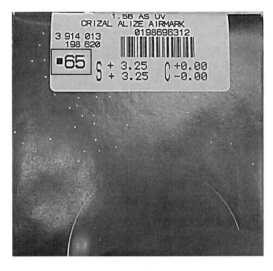

图 2-1-10　正球镜镜片直径参数

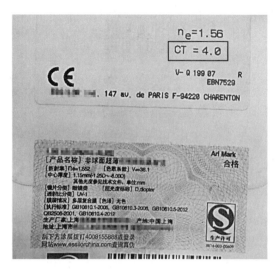

图 2-1-11　正球镜镜片中心厚度参数

七、习题

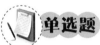 **单选题**

1. 眼在调节松弛的状态下,平行光线经过眼的屈光系统折射后,在(　　)之后形成焦点的状态,称为远视眼

   A. 晶状体　　　　　　B. 玻璃体　　　　　　C. 视网膜　　　　　　D. 角膜

2. 关于远视眼的调节状态说法正确的是(　　)

   A. 看远用调节　　　　　　　　　　　　B. 看近用调节

   C. 看远看近全用调节　　　　　　　　　D. 看远看近全不用调节

3. 金含量在 1/20 以上时的包金镜架用(　　)符号表示

   A. KF　　　　　　B. OK　　　　　　C. RGP　　　　　　D. GF

4. CR-39 是一种(　　)的材料

   A. 热塑性　　　　　　B. 热固性　　　　　　C. 注塑性　　　　　　D. 冷却性

5. 主要化学成分为丙烯基二甘醇碳酸酯的树脂镜片是(　　)

   A. PC 镜片　　　　　　　　　　　　　B. PS 镜片

   C. CR-39 镜片　　　　　　　　　　　D. NAS 镜片

6. 眼镜架的材料分类不包括(　　)

   A. 液晶材料　　　　　　　　　　　　B. 金属材料

   C. 塑料材料　　　　　　　　　　　　D. 天然材料

7. 用于眼镜架的金属材料不包括(　　)

   A. 铜合金　　　　　　B. 镍合金　　　　　　C. 贵金属　　　　　　D. 铁金属

8. 下列说法不正确的是（　　　）

　　A. 远视是指平行光束经过调节放松的眼球折射后成像于视网膜之后的一种屈光状态

　　B. 远视患者处于过度调节状态，容易产生视疲劳

　　C. 远视眼使用凸透镜进行矫正，其可以使焦点前移

　　D. 远视眼看远一定清楚，看近不清楚

9. 玻璃镜片与 CR-39 光学树脂镜片相比的缺点是（　　　）

　　A. 重量轻，抗冲击性差，有极佳的着色性，成型加工性差

　　B. 重量重，抗冲击性强，有极佳的着色性，成型加工性好

　　C. 重量重，抗冲击性差，着色性差，成型加工性难

　　D. 重量轻，抗冲击性强，着色性差，成型加工性差

10.（　　　）最大的缺点是硬度低、易划花，耐热性能差，易变性，镜片厚

　　A. CR-39 　　　　　　　　　　　B. 光白片

　　C. 水晶 　　　　　　　　　　　　D. UV 光学白片

（武麟添）

任务二　商品质检核对

一、学习目标

能力目标	知识目标	素质目标
• 手动焦度计测定球镜顶焦度、标记光学中心和基准点，并记录 • 检测镜片外观和顶焦度 • 检测镜架外观质量和尺寸 • 根据双眼瞳距、镜圈最大径、加工耗损量等数据计算定配的最小镜片直径 • 手动焦度计和镜度表的维护与保养	• 手动焦度计的结构和维护保养 • 最小镜片直径计算公式 • 利用镜度表测量、计算镜片折射率的方法	• 科学严谨 • 责任感强 • 勤于思考 • 钻研精神

二、任务描述

　　××眼镜公司加工中心接到门店销售部门送来的一份配镜单及金属全框镜架一副和远视树脂镜片一副（图 2-2-1）。定配工核对单据，要求利用自动焦度计对镜片顶焦度检测，目测镜片外观质量及内在疵病、镜架外观质量，进行镜片尺寸及镜架规格尺寸测量，填好定配前质检单（图 2-2-2）。根据定配单处方计算眼镜定配所需移心量以及满足定配需要的最小镜片直径。

×× 眼镜公司配镜单							
客户	王先生	电话	135××××××××			年龄	40 岁
住址		广州市越秀区			接单日期	2014 年 8 月 30 日	
配镜处方		DS	DC	AX	VA	PD	PH	备注
远用	R	+2.00				60mm		
	L	+3.00						
配镜商品资料							

	品牌	产地	型号或材料	单价	数量	总价
镜架	×××	×××	金属全框 52 □ 18-135	158.00	1	256.00
镜片	×××	×××	1.56 绿膜防辐射 球面树脂片	98.00	1	

加工要求	加工镜片边缘要圆滑	加工项目	美薄□	开槽□	钻孔□	抛光□
			刀锋边□	染色□	改形□	胶架□
		客户签名 ×××（草签）	取镜时间 即取			

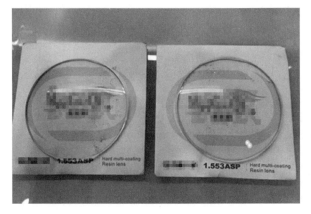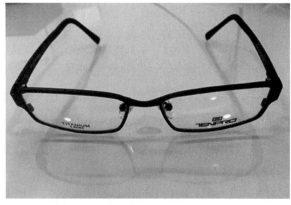

图 2-2-1 待测树脂球镜片及镜架

顾客姓名	王先生	年龄	40 岁	验配时间	2015.07	联系方式	135××××××××
镜片品牌及规格			镜片顶焦度标称值	OD		PD	
				OS			
镜架品牌及规格							
定配前质量检测项目							
右片顶焦度			国标允差		是否合格		是□ 否□
左片顶焦度			国标允差		是否合格		是□ 否□
镜片外观质量	在以基准点为中心,直径为 30mm 的区域内,镜片的表面或内部都不应出现可能有害视觉的各类疵病				是否合格		是□ 否□
镜片尺寸					是否合格		是□ 否□
镜架外观质量	镜架表面无镀层脱落、明显擦痕、零件缺失等疵病,镜圈、鼻托对称				是否合格		是□ 否□
镜架规格尺寸	镜圈		国标允差		是否合格		是□ 否□
	鼻梁		国标允差				
	镜腿		国标允差				
移心量	水平				能否装配		能□ 否□
	垂直						
质检人员签名					日期		

图 2-2-2　定配前质检单

三、知识准备

(一) 手动焦度计结构及工作原理

手动焦度计是可以用来测量镜片顶焦度、确定镜片光学中心、散光镜片轴向以及棱镜度的视光设备(图 2-2-3)。

手动焦度计由聚光系统和观察系统组成,聚光系统又称准直系统,观察系统又称望远系统。光源通过滤色镜照明准直分划板,由于准直分划板可以前后移动,故又称为移动分划板,望远系统分划板是固定分划板。

在未放置待测镜片的情况下,望远式焦度计的读数在零位时,被照明的移动分划板位于准直系统物镜的焦平面上,此时通过望远系统目镜可以观察到移动分划板清晰成像于固定分划板上。当在准直系统物镜前放置待测镜片后,通过望远系统目镜观察移动分划板像变得模糊,此时转动顶焦度计测量手轮,使移动分划板前后移动直至移动分划板清晰

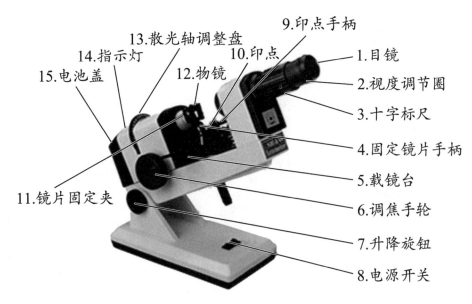

图 2-2-3　手动焦度计结构

成像于固定分划板上,移动分划板的移动量即为待测镜片顶焦度。

（二）手动焦度计测定球镜顶焦度并印点

1. 调整目镜视度　接通电源前,通过手动焦度计目镜观察内部分划板上黑色线条清晰程度,可旋转视度调节圈直至固定分划板黑色线条最清晰,补偿测量者屈光异常程度,使被测量镜片顶焦度误差减小到最小。

2. 接通电源,开启开关,灯泡亮。

3. 校准　载镜台未放置待测镜片时,通过目镜观察绿色十字线,转动手动焦度计测量手轮直至指标最清晰,观察其刻度是否置于零位(图 2-2-4)。如果是,说明仪器正常,如果不是,说明仪器需要校准零位,可拧松固定调焦手轮的螺丝,将读数对准零位,再拧紧螺丝。

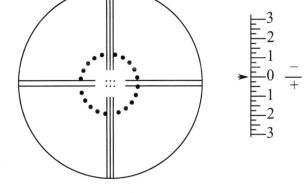

图 2-2-4　手动焦度计零位核对

4. 将待测球镜片凸面面对测量者置于载镜台上,打开固定镜片手柄夹紧镜片(图 2-2-5)。

5. 右手调整载镜台高低并左右移动待测镜片,使待测球镜片光学中心位于目标分划板中心(图 2-2-6)。

6. 右手旋转手动焦度计测量手轮(图 2-2-7),通过目镜观察直至目标分划板出现最清晰绿色十字线为止,此时测量手轮上箭头所指读数即为待测球镜片球镜度(图 2-2-8)。

7. 旋转印点手柄,在镜片上标记出三点,中间印点即为待测球镜片光学中心。抬起镜片固定夹,取下镜片,注意不要碰触标记,否则标记会被擦掉,导致标记不清楚(图 2-2-9)。

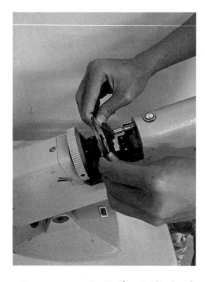

图 2-2-5　放置待测镜片并夹紧固定

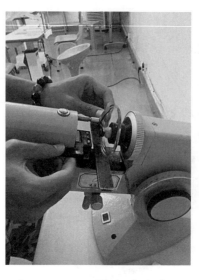

图 2-2-6　调整载镜台高低

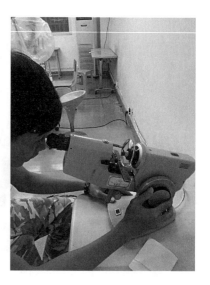

图 2-2-7　旋转手动焦度计测量手轮

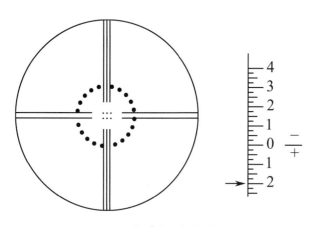

图 2-2-8　调焦手轮读数为 +2.00D

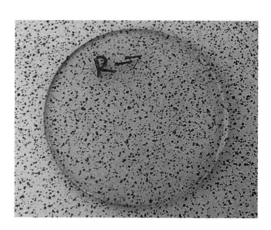

图 2-2-9　镜片印点标记

（三）手动焦度计的维护与保养

1. 必须熟悉仪器原理、结构、检测方法等方可使用。

2. 使用时不得碰撞,转动部位不能用力过大过猛。

3. 使用完毕,必须做好清洁工作,并套上防护罩。

4. 仪器的玻璃表面如有灰尘等可用软毛刷轻轻拂去,再用镜头纸轻轻擦净,严禁用手触摸玻璃表面。如有手印污迹,须用脱脂棉蘸以无水酒精或乙醚擦拭干净。

5. 应在干燥、空气流通的环境内工作,防止受潮后光学零件发霉发"雾"。

6. 搬动中应避免强烈振动或撞击,以防光学零件损伤或松动,影响测量精度。

7. 如有损坏或精度降低一般交专业人员修理,不可随意拆卸零件。

（四）眼镜移心加工毛边眼镜片最小有效直径

在眼镜定配过程中,要考虑眼镜片移心后毛边眼镜片的尺寸需要,一般根据戴镜者瞳距、镜圈最大径、加工耗损量等数据计算定配的最小镜片直径,公式为:

镜片最小直径 =（*FPD*– 双眼瞳距）+ 镜圈最大径 + 加工耗损量

通常情况下,在眼镜定配过程中,眼镜片会因磨边而产生一定损耗量,该损耗量一般为 2~3mm,故在确定毛边眼镜片最小有效直径时要加上镜片损耗量。

例题:某近视患者瞳距（PD）为 63mm,测量镜架几何中心距离（FPD）为 72mm,测量镜框最大径尺寸为 54mm,求镜片所需最小直径?

解:所需镜片最小直径 =（*FPD*– 双眼瞳距）+ 镜圈最大径 + 加工耗损量

$$=（72–63）+54+2=65（mm）$$

因此例题中镜片所需最小有效直径为 65mm。

（五）利用镜度表测量球镜顶焦度计算镜片折射率

折射率是衡量镜片材料特性的一个重要参数,在相同屈光力情况下,使用高折射率材料能够减小镜片的厚度。镜度表是 20 世纪 90 年代以前验光配镜中测量镜片屈光度的主要工具,以前镜片材料比较单一,折射率多为 1.523 或 1.53,以此为基础设计镜度表,分别测量镜片前后表面屈光度,通过计算得出镜片屈光度。随着科技的发展,制作眼镜片的材料越来越丰富,目前市场上常见镜片折射率有 1.49、1.56、1.61、1.67、1.74 等多种,利用镜度表测量球镜顶焦度,通过计算可得出镜片折射率,计算公式:

$$待测镜片折射率 \, n=1+\frac{0.523 \times 待测镜片屈光度}{镜度表读数} \qquad (公式 2\text{-}2\text{-}1)$$

具体测量步骤为:

（1）利用顶焦度计测出待测镜片的屈光度。

（2）利用镜度表测量待测镜片凸面屈光力及凹面屈光力,将凸面屈光力和凹面屈光力做代数和作为镜度表读数。

（3）将待测镜片屈光度及镜度表读数代入公式(2-2-1)中,可计算出待测镜片折射率。

例:一镜片顶焦度为 +4.00DS,用镜度表测得该镜片凸面屈光力为 +7.00D,凹面屈光力为 –4.00D,则该镜片折射率为多少?

解: $n=1+\dfrac{0.523 \times（+4.00）}{+7.00+（-4.00）}=1.70$

结果:该镜片折射率为 1.70。

四、实施步骤

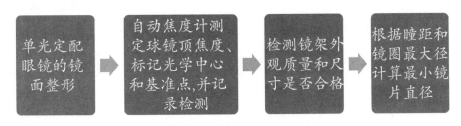

（一）检测镜片外观质量和内在疵病以及镜片尺寸

1. 不借助放大装置，在光照度约为200lx的明视场照明条件下，将眼镜片置于暗背景，目测检查眼镜片有无崩边、划痕、条纹、气泡、霍光。如图2-2-10所示镜片中心30mm区域发现一明显划痕，不能用作定配，需返还镜片公司重新定片，再次质检。

2. 将瞳距尺通过镜片光学中心测量镜片直径，核对镜片尺寸，测得65mm（图2-2-11）。

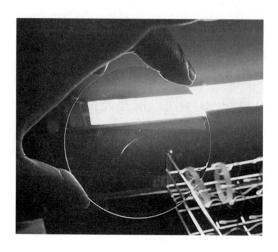

图2-2-10 镜片外观质量和内在疵病检测

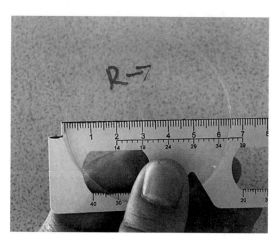

图2-2-11 镜片尺寸测量

3. 填写定配前质检单，对照国家标准GB 10810.1—2005规定判断待测镜片是否合格（图2-2-12）。

顾客姓名	王先生	年龄	28岁	验配时间	2015.07	联系方式	152×××××××
镜片品牌及规格	1.56树脂镜片直径65mm		镜片顶焦度标称值	OD：+2.00DS		PD	60mm
				OS：+3.00DS			
镜架品牌及规格							
定配前质量检测项目							
镜片外观质量	在以基准点为中心，直径为30mm的区域内，镜片的表面或内部都不应出现可能有害视觉的各类疵病				是否合格		是☑ 否☐
镜片尺寸	65mm				是否合格		是☑ 否☐
质检人员签名：				日期：			

图2-2-12 填写定配前质检单并判断镜片是否合格

（二）自动焦度计测定球镜顶焦度、标记光学中心和基准点（表2-2-1）

表2-2-1　用自动焦度计检测待加工镜片顶焦度和标记

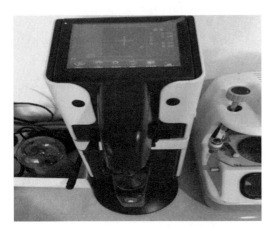

1. 打开电源开关,仪器自检

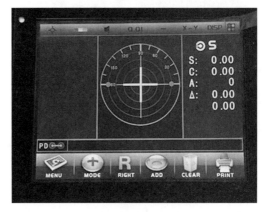

2. 进入初始测量界面

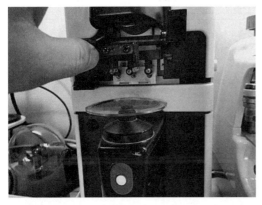

3. 镜片放置在测量支座上并移动镜片

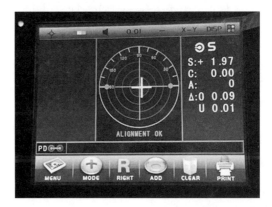

4. 镜光接近光心,继续移动镜片

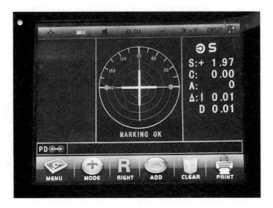

5. 镜片对准光心,记录镜片光学参数

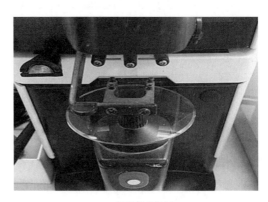

6. 固定镜片

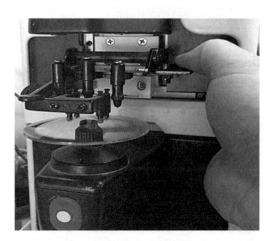

7. 旋转印点旋钮

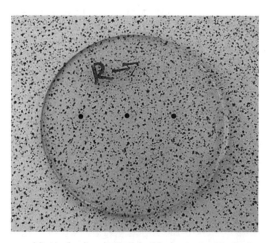

8. 镜片印点,标记光学中心和基准点

顾客姓名	王先生	年龄	28岁	验配时间	2015.07	联系方式	152××××××××
镜片品牌及规格	1.56树脂镜片 直径65mm	镜片顶焦度标称值	OD:+2.00DS		PD		60
			OS:+3.00DS				
镜架品牌及规格							
定配前质量检测项目							
右片顶焦度	+1.97DS		国标允差	±0.12	是否合格		是☑否□
左片顶焦度			国标允差		是否合格		是□否□
质检人员签名:				日期:			

9. 填写定配前质检单,对照国家标准 GB 10810.1—2005 规定顶焦度允差,判断待测镜片顶焦度是否合格。

(三) 检测镜架外观质量和尺寸

1. 在不借助于放大镜或其他类似装置的条件下,将镜架置于两只 30W 日光灯照射下,面对黑色消光背景,用目视方法检测镜架表面是否光滑,色泽是否均匀,是否有直径≥0.5mm 的麻点、颗粒和明显擦伤,镜圈及鼻托是否对称(图 2-2-13)。

2. 用瞳距尺测量镜圈、鼻梁宽度、镜腿长度并核对眼镜架标准规格(图 2-2-14)。

3. 填写定配前质检单,对照国家标准 GB 10810.1—2005 规定判断待测镜架是否合格(图 2-2-15)。

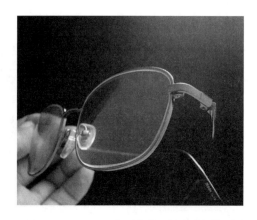

图 2-2-13 目视镜架外观质量图

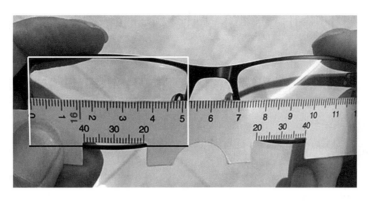

图 2-2-14 镜架规格尺寸测量

顾客姓名	王先生	年龄	28岁	验配时间	2015.07	联系方式	152××××××××
镜片品牌及规格	1.56树脂镜片 直径65mm	镜片顶焦度标称值		OD:+2.00DS OS:+3.00DS		PD	60mm
镜架品牌及规格	××品牌 金属全框 52□18-135						
定配前质量检测项目							
镜架外观质量	镜架表面无镀层脱落、明显擦痕、零件缺失等疵病,镜圈、鼻托对称				是否合格		是☑ 否□
镜架规格尺寸	镜圈:52mm	国标允差	±0.5mm	是否合格		是☑ 否□	
	鼻梁:18mm	国标允差	±0.5mm				
	镜腿:135mm	国标允差	±2.0mm				
质检人员签名:				日期:			

图 2-2-15 填写定配前质检单并判断镜架外观质量及镜架尺寸是否合格

五、实训及评价

实训一 准备五个不同球镜片,利用自动焦度计测定球镜顶焦度、标记光学中心及基准点(表 2-2-2),并对照国家标准对单光镜片顶焦度进行检测。

表 2-2-2 单光镜片顶焦度测量内容表

项目	后顶焦度		标记光心	配分	得分和备注
	实测	国标			
球镜1				10	
球镜2				10	
球镜3				10	
球镜4				10	
球镜5				10	
操作者:			评分人:		

实训二 准备五个不同球镜,利用手动顶焦度计和镜度表测量球镜折射率并记录(表2-2-3)。

表2-2-3 单光镜片顶焦度测量及折射率计算内容表

项目	镜度表读数		后顶焦度	折射率	配分	得分和备注
	凸面屈光力	凹面屈光力				
球镜1					20	
球镜2					20	
球镜3					20	
球镜4					20	
球镜5					20	
操作者:				评分人:		

实训三 要求学生口述手动焦度计的维护与保养(表2-2-4)。

表2-2-4 口述仪器维护与保养评价表

项目	要求	配分	得分和备注
内容	维护与保养的内容正确	5	
表达	表达清晰有条理	5	
熟练	流利熟练回答	5	
口述人:		评分人:	

实训四 ××公司加工中心接到门店销售部门送来的一份配镜订单及钛合金全框眼镜架一副,远视树脂镜片一副,要求定配加工,定配单如图2-2-16所示,定配前请按照相应要求进行配前检测并填好质检单(图2-2-17)。

1. 镜片外观质量和内在疵病检测以及镜片尺寸测量(表2-2-5)。

表2-2-5 镜片外观质量和内在疵病检测以及镜片尺寸测量评价标准

项目	要求	配分	得分和备注
内容	检测方法规范、准确	10	
表达	表达清晰有条理	5	
熟练	流利熟练完成操作	5	
操作者:		评分人:	

×××眼镜公司						
配镜订单						
客户	张先生	电话	135××××××××		年龄	28岁
住址	广州市越秀区			接单日期	2015.04.25	
配镜处方		DS	DC	AX	VA	PD	备注/PH

		DS	DC	AX	VA	PD	备注/PH
远用	R	+1.50			1.0	62mm	
	L	+2.00			1.0		
近用	R						
	L						
原镜度	R						
	L						

配镜商品资料

	品牌产地	型号或材料	单价	数量	总价(订金)
镜架	××	钛合金全框 56□16-130 镜圈最大径57	158.00	1	256.00
镜片	××	1.523加硬树脂镜片 直径70mm	98.00	1	

加工要求	特殊加工	全框□	开槽□	钻孔□	抛光□
		染单色□	染双色□	改形□	胶架□
	客户签名：×××(草签)		取镜时间：		

图 2-2-16 配镜订单

顾客姓名		年龄		验配时间		联系方式	
镜片品牌及规格			镜片顶焦度标称值	OD:		PD	
				OS:			
镜架品牌及规格							
定配前质量检测项目							
右片顶焦度			国标允差		是否合格	是□ 否□	
左片顶焦度			国标允差		是否合格	是□ 否□	

图 2-2-17 定配前质检单

镜片外观质量	在以基准点为中心,直径为30mm的区域内,镜片的表面或内部都不应出现可能有害视觉的各类疵病	是否合格	是□	否□
镜片尺寸		是否合格	是□	否□
镜架外观质量	镜架表面无镀层脱落、明显擦痕、零件缺失等疵病,镜圈、鼻托对称	是否合格	是□	否□
镜架规格尺寸	镜圈: 国标允差	是否合格	是□	否□
	鼻梁: 国标允差			
	镜腿: 国标允差			
移心量	水平:	能否装配	能□	否□
	垂直:			

质检人员签名: 日期:

图 2-2-17(续)

2. 检测钛合金全框镜架外观质量并进行规格尺寸测量(表 2-2-6)。

表 2-2-6 钛合金全框镜架外观质量检测及规格尺寸测量评价标准

项目	要求	配分	得分和备注
内容	检测方法规范、测量准确	10	
表达	表达清晰有条理	5	
熟练	流利熟练完成操作	5	
操作者:		评分人:	

3. 自动焦度计测定球镜顶焦度、标记光心并按处方要求确定加工基准线(表 2-2-7)。

表 2-2-7 球镜顶焦度测定、标记光心、确定加工基准线评价标准

项目	顶点焦度	标记光心	确定加工基准线	配分	得分和备注
R				10	
L				10	
操作者:			评分人:		

4. 根据水平移心量、镜圈最大径等数据计算定配的最小镜片直径,要求列出公式详细计算(表 2-2-8)。

表 2-2-8 相关公式运用并计算评价标准

项目	要求	配分	得分和备注
内容	水平移心量计算准确,会计算最小镜片直径	15	

续表

项目	要求	配分	得分和备注
表达	表达清晰有条理	10	
熟练	熟练运用公式	15	
	操作者：　　　　　　　　评分人：		

六、常见问题

(一) 镜度表的维护与保养

1. 测量完毕,应将镜度表置于表盒中,以免测针碰撞磨损。

2. 表面不应朝下放置,以免使表面摩擦后不透明。

(二) 手动焦度计故障排除

1. 接通电源后,打开开关,灯泡不亮

(1) 检查电源供电是否正常,接触是否良好;

(2) 检查保险管是否完好;

(3) 检查灯泡是否损坏,更换灯泡只需打开保护盖。

2. 测量数值偏差大　望远式顶焦度计频繁使用超过两年后,镜片支座可能会磨损,支座凸轮不平整或倾斜,导致顶焦度数值发生偏差,使原本合格的镜片变成不合格。维修方法:联系厂家,更换新的镜片支座。

3. 测量数值不稳,测量球镜时出现柱镜度数　因长期使用或使用环境差,灰尘进入顶焦度计光学系统干扰测定。维修方法:取下镜片支座,用气囊吹去光学零件表面灰尘,也可用脱脂棉蘸乙醇轻轻擦拭。如仍不能解决,应请专业人员维修。

4. 测量零位偏移　拧松固定指标的螺丝,将指标对正零位,再拧紧螺丝。

5. 目标分划中心和目镜分划中心偏移　拧松目镜套筒处三个目标分划中心调节螺丝(定位螺丝)进行反复调整。

6. 手轮部分空转　拧紧手轮内外螺丝。

7. 打印镜片后无墨迹或标记不清　因长期使用,印台内储存的印油逐渐减少或干涸,可取下印盒加印油。

七、习题

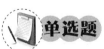

单选题

1. 镜片测度表测得某镜片凸面为 +7.00D,凹面为 –6.00D,则该镜片的度数为 (　　　)

　　A. +13.00D　　　　　　B. –13.00D　　　　　　C. +1.00D　　　　　　D. –1.00D

2. 负透镜沿竖直方向平移,像 (　　　)

　　A. 沿水平方向逆动　　　　　　　　　　B. 沿水平方向顺动

C. 沿竖直方向顺动　　　　　　　　　D. 沿竖直方向逆动

3. 测量镜架几何中心水平距的方法是：一手拿镜圈，另一手拿瞳距尺；将瞳距尺水平放置在镜圈水平中心线上；瞳距尺的"0"刻度对准右眼镜圈鼻侧的内缘，左眼镜圈（　　）所对的刻度值即为镜架几何中心水平距

A. 鼻侧的内缘　　　B. 鼻侧的外缘　　　C. 颞侧的内缘　　　D. 颞侧的外缘

4. 手动焦度计可检测镜片的球镜度、柱镜度、散光轴位、棱镜度、（　　）等

A. 镜片中心厚度　　B. 镜片边缘厚度　　C. 基底取向　　D. 几何中心位置

5. 移动手动焦度测量手轮，使顶焦度计光系统中的（　　）前后移动

A. 滤色片　　　　　B. 光源　　　　　C. 物镜　　　　　D. 移动分划板

6. 为了适应测量人员眼镜的屈光状态，使用焦度计测量前必须调整（　　）

A. 目镜视度　　　　B. 目镜角度　　　　C. 物镜视度　　　D. 镜片托高度

7. 一镜片顶焦度为 +4.00DS，用镜度表测得该镜片外面镜面度为 +7.00D，内面镜面度为 –4.00D，测得该镜片折射率为（　　）

A. 1.523　　　　　B. 1.49　　　　　　C. 1.60　　　　　D. 1.70

8. 手动焦度计测量前的准备是（　　）

A. 将被测镜片放置在片座上　　　　　　B. 打开固定镜片接触圈的导杆按钮

C. 调整屈光度旋钮　　　　　　　　　　D. 核对零位

9. 镜架外表面允许有（　　）的坑（　　）个

A. 直径 0.6mm、1~3　B. 直径 0.8mm、3~5　C. 直径 1.0mm、5~7　D. 直径 0.5mm、3~5

10. 顶焦度计顶焦度零位调好的两条标准是目镜中移动分板图像清晰，测量手轮（　　）

A. +1 刻线与指标线对正　　　　　　　B. 0 刻线与指标线对正

C. –1 刻线与指标线对正　　　　　　　D. +2 刻线与指标线对正

（王海营）

任务三　加 工 制 作

一、学习目标

能力目标	知识目标	素质目标
• 会使用制模机制作模板 • 会使用手动焦度计测定镜片顶焦度及打印光学中心 • 会使用半自动磨边机 • 能通过手动磨边机对镜片进行磨边、倒边操作 • 能对半自动磨边机进行例行检查和维护	• 制模机的结构及工作原理 • 手动焦度计的结构及使用方法 • 定中心仪的结构和用途 • 半自动磨边机的结构及工作原理	• 培养安全生产的意识 • 培养严谨细心的工作态度

二、任务描述

××眼镜公司加工中心接到门店销售部门送来的一份配镜单(图2-3-1)及远视镜片一副(图2-3-2)和金属全框镜架一副(图2-3-3),定配加工员核对单据对镜片、镜架质量完成检测,确认无误。要求按指定处方对镜片进行加工安装。

×××眼镜公司配镜订单							
客户	赵×	电话	138××××××××			年龄	40
住址		天津市和平区			接单日期		
配镜处方		DS	DC	AX	VA	PD	备注/PH
远用	R	+2.00			1.2	33	
	L	+3.00			1.2	32	
原镜度	R						
	L						
配镜商品资料							
	品牌产地		型号或材料		单价	数量	总价(订金)
镜架	丹阳		金属				
镜片	上海		1.56树脂易洁膜				
加工要求	特殊加工	全框☑		开槽□	钻孔□	抛光□	
		染单色□		染双色□	改形□	胶架□	
	客户签名:		取镜时间:				

图 2-3-1 配镜订单

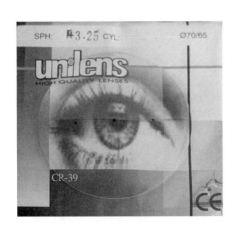

图 2-3-2 树脂远视镜片

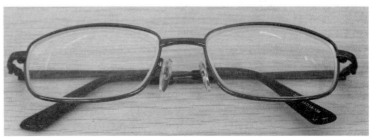

图 2-3-3 金属全框镜架

三、知识准备

随着科技技术的发展,加工设备不断更新换代,镜片手工磨边已慢慢地被机械化、自动化的自动磨边设备所代替,从而使磨边的质量和效率都得到大幅度的提高,自动磨边机有着操作简便,磨边质量好,尺寸精度高,光学中心位置、柱镜轴位、棱镜基底的设定精确等优势,所以自动磨边机在国内市场上使用较多。

自动磨边机按模板的存在形式分为半自动磨边机和全自动磨边机两种。半自动磨边机需要根据镜圈形状,仿制出一个大小、形状与之相一致的模板,而全自动磨边机是利用电脑扫描镜圈或撑片形状、尺寸转化为三维数据(无形模板)进行自动磨削。

由于全自动磨边机价格昂贵,设备投资大,加工的成本较高,一般见于较大规模眼镜加工厂,而个体店则以半自动磨边机较为常用。以下详细介绍半自动磨边过程涉及的相关设备和知识。

(一)制模机

1. 制模机工作原理 制模机内设置有两台电机:一台电机通过带传动带动曲柄滑块机构连接的切割头进行高速上、下往复运动,另一台电机通过齿轮传动机构同时带动镜架工作座和模板工作座同向旋转,由于两个工作座的齿轮传动比一致,可以保证两者旋转时角速度一致,保证模板形状与镜圈一致。

2. 制模机的结构(图 2-3-4)

(1)镜架工作座(制模机上部):模板工作座在制模机上部,主要由前后定位板、夹紧螺钉、连体夹子、坐标面板等组成。

(2)制模机中间部分:由模板工作座、切割装置、操纵机构三大部分组成(图 2-3-5)。①模板工作座:主要由模板定位销、模板顶出杆组成;②切割装置:由曲柄滑块机构和刀具

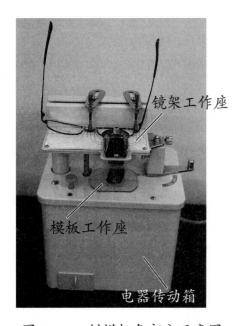

图 2-3-4 制模机各部分示意图

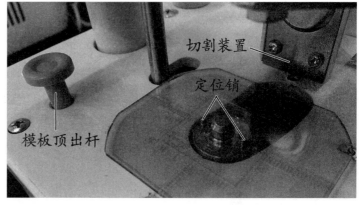

图 2-3-5 制模中间部分结构示意图

组成;③操纵机构:由压力调整装置、模板大小调整装置、基准线轴位调整装置(图2-3-6)及操纵手柄等部件组成。

(3) 制模机的底部为电器传动部分在模板机下部封闭的箱体内,由电机、带传动机构、齿轮传动机构等组成。

(4) 制模机的调节装置

1) 扫描针压力调节旋钮(图2-3-7):用以调节扫描针对镜圈沟槽的压力,压力过小扫描针工作过程中容易掉落,而压力过大则会导致镜圈形状发生改变从而使做出来的模板形状与镜圈不匹配。

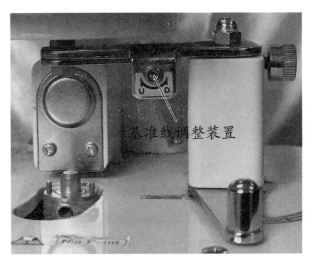

图 2-3-6 基准线调整装置

2) 模板尺寸调节旋钮(图2-3-8):用以调节模板尺寸,使做出来的模板与镜圈形状、大小相一致。

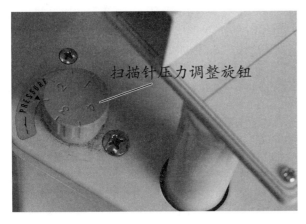

图 2-3-7 扫描针压力调节旋钮

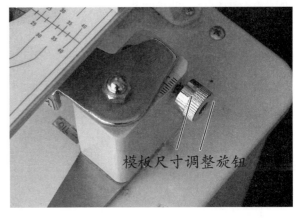

图 2-3-8 模板尺寸调整旋钮

(5) 模板坯料:模板坯是用注塑成型的塑胶板经冲压制成,长为70mm宽60mm,厚度1~1.5mm,形状为四个角带半径为38mm圆角的矩形,圆角的设计是为了使制模机在工作时,模板旋转时不与制模机立柱发生接触。模板坯横向中央有一个直径为8mm的顶出孔,在孔的两侧同一水平线上对称有两个直径为2mm的定位孔,两小孔距离为16mm(图2-3-9、图2-3-10)。

模板除了有70mm×60mm外,还有小号模板60mm×50mm,而市场上70mm×60mm使用较多,在模板的正面标有刻度,正面看模板上方有标有右眼字样的"R"字体,反面光滑无刻度,"R"字呈镜面反向。

(二) 定中心仪的使用

1. 定中心仪的作用 用以确定镜片加工中心,通过移动镜片光心,使镜片光心水平距离、光心的高度、轴位符合处方要求。

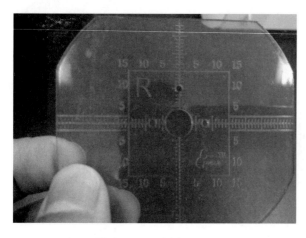

图 2-3-9　模板正面

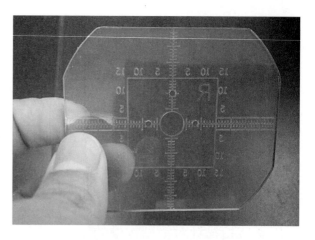

图 2-3-10　模板反面

2. 工作原理　将模板置入定中心仪刻度面板上方的定位销上,此时模板的几何中心与加工中心位置重合,若瞳距与眼镜几何中心距不相等时,将已确定光学中心、加工水平线的待加工镜片放置在定中心仪刻度面板上方,以几何中心为参考点,将镜片光心水平、垂直移心至处方要求的相应位置,确定加工中心。

3. 定中心仪结构(图 2-3-11~ 图 2-3-13)

(三)半自动磨边机结构与设置

半自动磨边机的砂轮能完成粗磨平边、精磨尖边等,磨边效率高,所磨尖边角度与镜框槽沟形状相匹配,倒角匀称、磨边质量好。

1. 半自动磨边机结构(图 2-3-14)

2. 参数设置　对于磨边机来说,机型较多,外表差别很大,但其原理均大同小异。通过控制面板选择镜片材质即磨边类型,设置镜片尺寸,通过组合砂轮磨出和模板大小、形状相一致的镜片(图 2-3-15)。

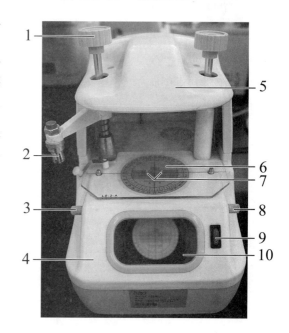

图 2-3-11　定中心仪结构示意图

1. 压杆;2. 吸盘座;3. 包角线调节螺丝;4. 机座;5. 机盖;6. 刻度面板;7. 定位销;8. 中线调节旋钮;9. 电源开关;10. 视窗

(1)控制面板设定:半自动磨边机参数设置除了尖边弯度外一般在控制面板上完成,控制面板的设置中一般包括有镜片材料、边形、镜架材质、镜片尺寸等的设置(图 2-3-16)。

1)镜片材质:一般分为树脂、玻璃,而具有 PC 镜片磨边功能的半自动磨边机,还会从树脂镜片中区分出 PC 模式,眼镜片加工中需要根据镜片材质进行选择。

不同材质的镜片其基体硬度相差很大,所以在磨削时,需要根据不同的镜片材料调整其磨削压力。

为了提高磨削的效率,不同材质使用不同的专用砂轮进行针对性地磨削,也能提高镜

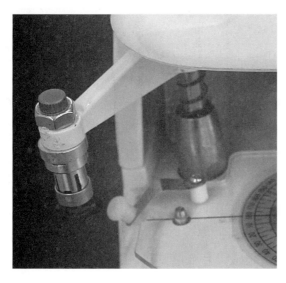

图 2-3-12　吸盘座

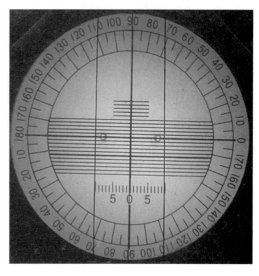

图 2-3-13　定中心仪视窗示意图

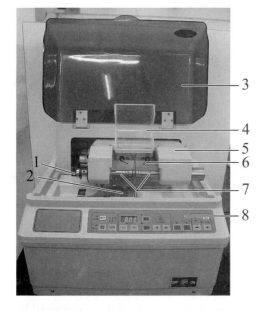

图 2-3-14　半自动磨边机结构示意图

1. 模板固定夹头；2. 组合砂轮；3. 磨边机顶盖；4. 防水盖；5. 磨边机导臂盖；6. 冷却装置；7. 镜片夹持轴；8. 控制面板

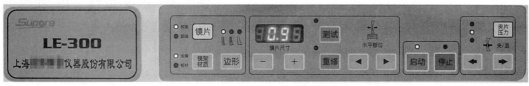

图 2-3-15　参数设定

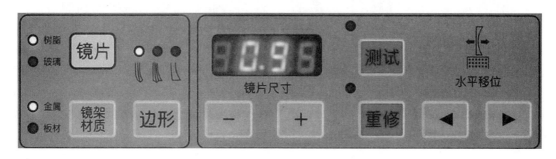

图 2-3-16　控制面板

片磨削质量。

由于 PC 片较为特殊,在 PC 加工模式中,除了会使用专用砂轮外,加工程序也有所不同,镜片在磨削时断水,直到镜片抛光时才会冲水。

2)磨边尺寸的调节图:由于眼镜架的材质(金属、板材)不同,模板大小的不同,镜片加工时可以通过尺寸调整装置来改变镜片磨边后的尺寸,使之与镜圈大小相当。

3)重修设定:当镜片完成磨边后,不必急于取下吸盘,应该先比对磨削后的镜片形状大小是否与镜圈相一致,如果偏大还可以选择重修键进行重修,若镜片磨边完成后即取下吸盘,则不能通过半自动磨边机进行二次修整,必须手工进行磨边、倒边。

4)边形种类:根据眼镜的类型可半框、无框、全框等,再根据不同的框形选择不同的边形,边形种类分为平边和尖边。平边适用于无框、半框眼镜镜片的磨削,尖边适用于全框眼镜加工。

尖边可根据镜圈弧度和被加工的镜片屈光度不同而采取强制尖边或自由边。一般中低度近视、远视可选择自由尖边,高度近视和高度近视散光镜可选择靠近前表面的强制尖边,高度远视、双光镜可选择靠近后表面的强制尖边。

5)镜片夹片压力调节:半自动磨边机可根据不同镜片针对性地设定夹片压力。如玻璃镜片,在设置夹片压力时不宜过大,否则容易导致镜片破裂(图 2-3-17)。而表面镀有防污膜层的树脂镜片,由于表面较滑容易导致加工过程中跑轴,故可以适当增加夹片压力或使用防滑贴或双面贴以防止加工数据出现偏差。

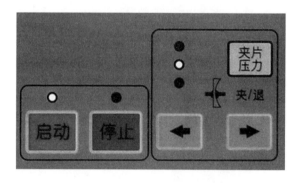

图 2-3-17 夹片压力设置

(2)尖边曲率选择:部分半自动磨边机机型尖边曲率可自由设定(图 2-3-18)。

(3)磨削压力设置:市面上的半自动磨边机眼镜加工时一般可人为设置镜片磨削压力,以更好、更快地完成镜片的磨边,压力的调整一般分为大、中、小三挡,但不同牌子不同机型略有不同,磨削压力越大磨削速度越快,反之越慢(图 2-3-19)。

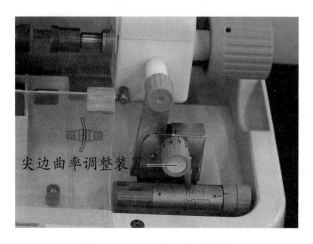

图 2-3-18 尖边曲率设定

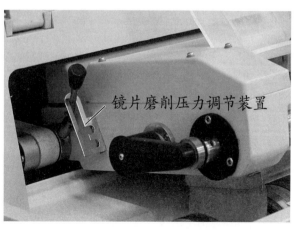

图 2-3-19 磨削压力调节装置

四、实施步骤

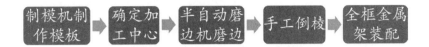

（制模机制作模板 → 确定加工中心 → 半自动磨边机磨边 → 手工倒棱 → 全框金属架装配）

（一）制模机制作模板

1. 操作前准备

（1）接通模板机电源，检查仪器运行情况。

（2）观察镜架工作座上的坐标线是否呈水平放置。

如镜架工作座不是水平放置，则双手握住镜架工作座使其旋转，使其呈水平放置（图 2-3-20、图 2-3-21）。

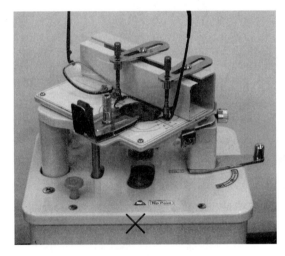
图 2-3-20　制模机机座方向不水平

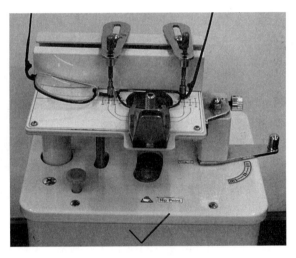
图 2-3-21　制模机机座方向水平

2. 选择模板坯料

（1）可以根据镜框的大小，选择合适模板坯料的规格，一般 70mm×60mm 规格模板坯料较为常用。

（2）检查模板坯料是否完整，有无裂痕。

3. 放置模板坯料

模板坯料上标记有"R"且有刻度一面朝下，光面朝上放置。模板上方指示孔应朝制模机模板工作座内侧。

安放模板时要将模板定位孔与模板定位销对应，使定位销能完整地镶嵌在定位孔中，以固定模板（图 2-3-22）。

4. 固定镜架　制模机制作出的模板的准确度，主要取决于镜架的固定是否正确，固定镜架的操作步骤如下：

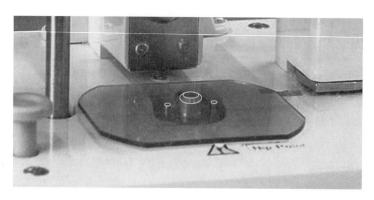

图 2-3-22 制模机模板的放置

（1）镜架工作座放在坐标座上，调节镜架工作座上定位板调节旋钮，保证镜架工作座的定位板与镜架两镜圈上缘相接触，保证镜架水平放置（图 2-3-23）。

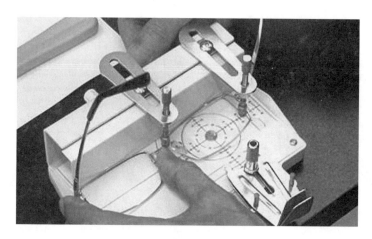

图 2-3-23 调整定位板

（2）借助坐标座的刻度，移动镜架，使镜圈上、下方向刻度基本对称并且保持水平。保持定位板不动，一手扶镜架，另一手用工作座的连体夹子，移到镜圈下缘夹住，先不拧紧锁紧螺钉（图 2-3-24）。

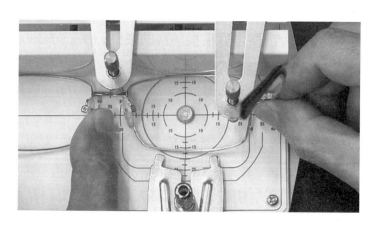

图 2-3-24 保持水平，上下方刻度对称

（3）左右移动镜架，使镜圈左右方向刻度对称，如镜架以方框法标注，镜圈的水平最宽

点切线对应的刻度要左右相等,垂直最高和最低点切线对应的刻度要上下相等(图 2-3-25)。

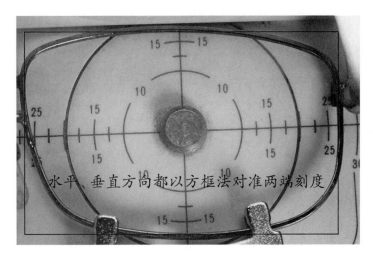

图 2-3-25　坐标板刻度对称

(4) 此时镜圈水平、垂直方向刻度均对称,镜圈几何中心与模板几何中心重合,旋紧鼻侧夹紧螺钉固定鼻梁,再旋紧桩头位置夹紧螺钉以固定桩头。

(5) 最后拧紧连体夹子的锁紧螺钉固定镜圈下缘,五点固定(图 2-3-26)。

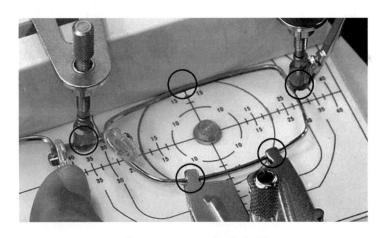

图 2-3-26　五点固定法

(6) 注意:镜架在固定前锁接管螺丝务必要上紧,防止掉针。在固定的过程中,保持镜架工作座上的定位板始终与镜圈上缘接触,以保证镜架水平方向不变。

5. 切割制模

(1) 镜架工作座从坐标座上取下,放置在制模机上部。

(2) 右手操纵开关手柄,使开关到预备位置 ON 处(图 2-3-27)。

(3) 左手将制模机扫描针放入镜圈沟槽内并保持不放手(图 2-3-28)。

(4) 右手扳动操纵开关到工作位置 CUT 处:此时镜架工作座与模板坯料同步转动,启动切割后,松开左手(图 2-3-29)。

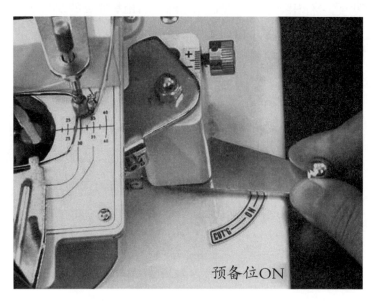

图 2-3-27　电源开关开至预备位置

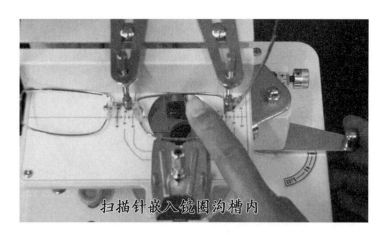

图 2-3-28　扫描针的放置

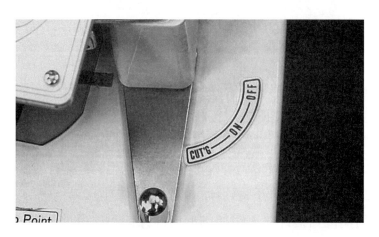

图 2-3-29　开启电源开关

（5）制模机对模板料进行切割：全程需观察扫描针旋转的运行情况及模板切割的情况，对于在切割中出现的问题及时处理，如在模板制作的过程中镜架位置发生移动，则应马上停止，重新固定镜架。

（6）完成模板坯料切割：模板成型后，将制模机操纵开关缓慢扳到 OFF 位置，停止切割（图 2-3-30）。

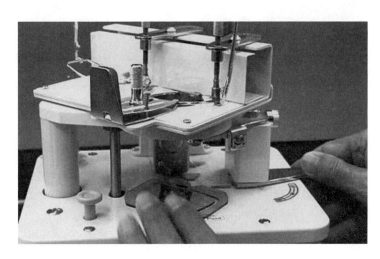

图 2-3-30 关闭电源开关

（7）取出模板，检查模板质量：左手按下模板顶出杆，右手取出模板及其切割后废料（图 2-3-31），检查模板切割质量，观察模板上面刻度，上、下，左、右刻度值是否一致（图 2-3-32）。

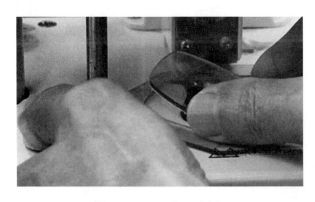

图 2-3-31 取下模板

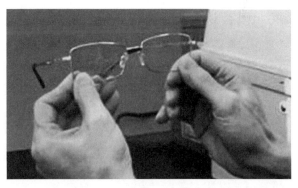

图 2-3-32 检查模板质量

（8）修整模板、模板上标出鼻侧、上方标记：模板切割完成后，边缘比较粗糙，需要使用锉刀对其进行倒棱（图 2-3-33），倒棱后将模板放入镜圈，比对模板与镜圈形状的吻合程度，对于模板尺寸偏大或者形状需要改变而模板大小还足够的，可以通过整体或局部进行修整。模板修整完成后，在其鼻侧、上方作记，模板制作完成（图 2-3-34）。

注意，在比对模板与镜圈是否吻合时，必须先倒棱后再进行比对，防止模板粗糙的边缘划花镜圈镀层。在修整模板时，不可太心急，修整过程中要不断比对模板与镜圈形状，反复修整。

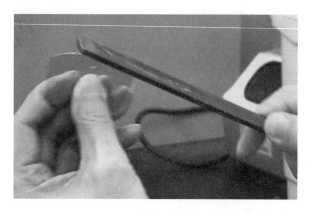

图 2-3-33 修整模板

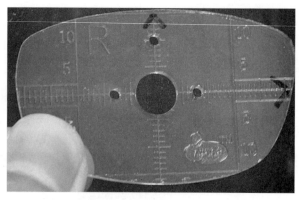

图 2-3-34 标记鼻侧、上方

（二）定中心仪进行镜片移心并确定加工中心（图 2-3-35）

1. 打开电源开关，转动压杆，使其转向左方，并把吸盘安装至吸盘座上。

吸盘的金属部有一金属圆柱（图 2-3-36），而吸盘座处也有一方形凹槽与之相对应（图 2-3-37），安装吸盘时，应将吸盘金属部金属圆柱放置到吸盘座方形凹槽中，以保证镜片水平方向不发生改变（图 2-3-38）。

2. 放置模板　放置模板时要仔细确定方向，以免发生错误，确定右片加工中心时应将模板鼻侧向右（加工右片时）放置，固定在定位销孔上（图 2-3-39）。

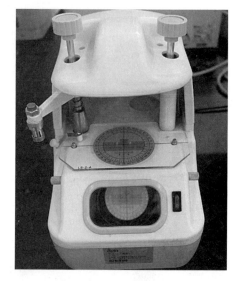

图 2-3-35 定中心仪

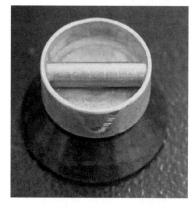

图 2-3-36 吸盘

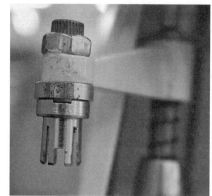

图 2-3-37 吸盘座

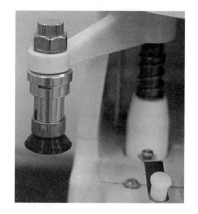

图 2-3-38 上吸盘示意图

3. 计算移心量　计算水平、垂直移心量，把光学中心移到相应位置（详见任务二）。

（1）水平移心量 ＝（几何中心距 － 瞳距）/2，结果为正数则向鼻侧移动，负数则向颞侧移动。

（2）垂直移心量＝瞳高－镜圈高度/2，数值为正值则光心上移，数值为负值则光心向下移。若无瞳高及镜圈高度数据，根据戴镜时眼镜前倾角与眼睛视轴的关系及镜圈的大小，一般使镜片光学中心高度位于镜架几何中心水平线上0~2mm处。

例题： 处方瞳距66mm，瞳高19mm，测得镜架几何光心距为70mm，镜圈高度34mm。

解： 水平移心量＝（几何中心距－瞳距）＝（70－66）/2=2mm，移心量为正值，光心向鼻侧移2mm。

垂直移心量＝瞳高－镜圈高度/2=19－34/2=2mm，移心量为正值，光心向上方移2mm。

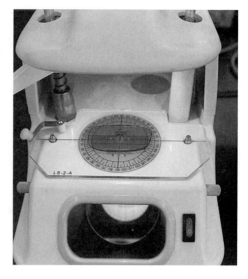

图 2-3-39 模板的放置

4. 标记出镜片鼻侧、上方，将光心根据水平、垂直移心量进行移心操作，旋转中线调节旋钮，把红线移动到水平移心量对应刻度上，把光心移至红线上再进行垂直移心，移心完成后用镜片固定夹子固定镜片（图2-3-40、图2-3-41）。

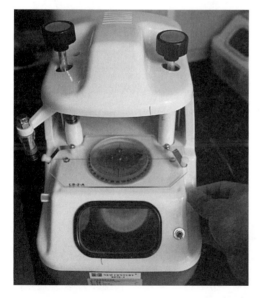

图 2-3-40 旋转中线调节旋钮

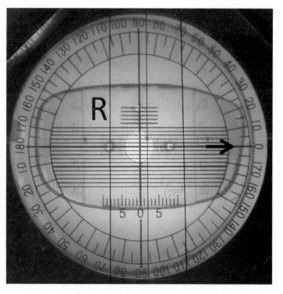

图 2-3-41 镜片移心视窗显示图

5. 上吸盘固定加工中心（图2-3-42、图2-3-43）。

（三）半自动磨边机磨边

1. 开启电源。

2. 夹持镜片和安装模板。

（1）按照转轴上吸盘定位孔的方向，将镜片上的吸盘完全嵌入定位孔中，一手扶住镜片，另一手同时按压"夹"片按钮（图2-3-44、图2-3-45），使镜片牢固的夹在转轴上。

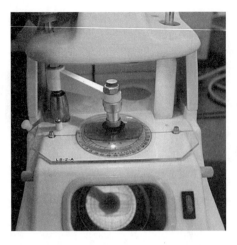 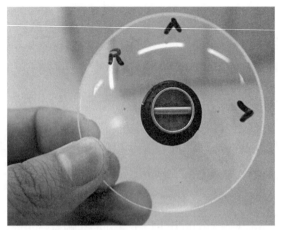

图 2-3-42　上吸盘固定加工中心　　图 2-3-43　完成吸盘固定的待加工镜片

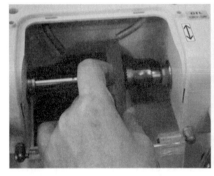 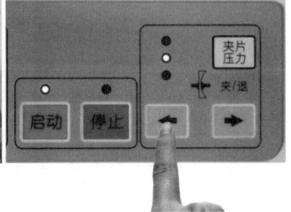

图 2-3-44　夹持镜片动作

（2）将模板安装在磨边机模板座上，使模板定位销完全插入模板的定位孔，以固定模板（图 2-3-46）。

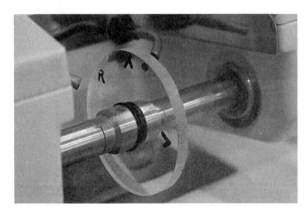 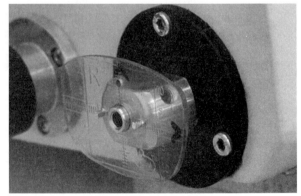

图 2-3-45　夹持镜片完成　　　　　图 2-3-46　模板的放置方法

（3）确保放置模板的方向要与待加工镜片的方向一致，也就是说模板与待加工镜片的上方、鼻侧箭头方向完全一致地放置（图 2-3-47）。

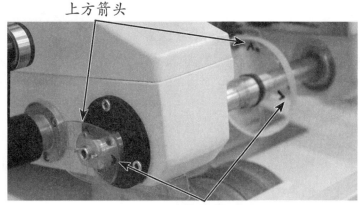

上方箭头

鼻侧箭头

图 2-3-47 镜片与模板放置的方向一致

3. 设定加工参数(图 2-3-48)。

(1) 镜片材质选择:树脂镜片。

(2) 镜架材质选择:金属镜架。

(3) 尖边类型:自由尖边。

(4) 尺寸调整:设定值由每台仪器实际工作情况确定。如设定尺寸为"1"时进行磨边,测量磨边后镜片的尺寸比镜圈尺寸偏大 0.05,则实际磨边时就要设定为"0.95"磨小一点。

4. 启动磨边(图 2-3-49)。

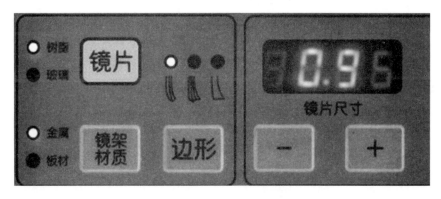

图 2-3-48 加工参数设定

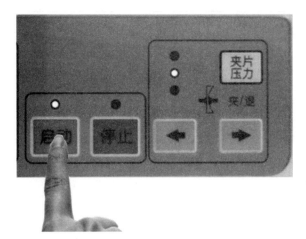

图 2-3-49 按启动按
钮开始磨边

(四) 倒边、去棱

磨边机磨边后的镜片边缘也有棱角，同样需要进行手工倒边(棱)，使镜片边缘不刮手(图2-3-50)。

(五) 安装镜片(图2-3-51)

安装时先松开锁紧管螺丝，镜片装入后再上紧锁紧管螺丝。

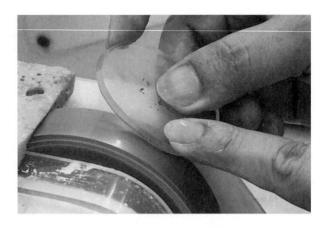

图 2-3-50 倒边(棱)

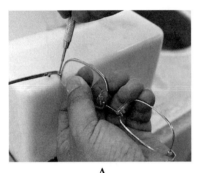 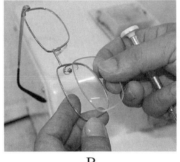 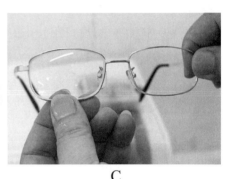

A   B   C

图 2-3-51 安装镜片

A. 松开锁紧管螺丝;B. 将镜片尖边嵌入镜圈槽位;C. 上紧锁紧管螺丝

五、实训与评价

实训一 小组讨论思考，使用制模机制作模板，固定镜架时应该以什么顺序固定镜架以更快捷、方便地完成。

_____

_____

_____

_____

_____

实训二 镜架固定与模板放置及质量检查。

同学们两人一组合完成练习，固定镜架后，另一位同学开始评价，并填写评价表(表2-3-1)。

表 2-3-1　镜架固定与模板旋转及质量检查评价表

评分项目	评分分值	记录	评分标准	得分
镜架固定是否得当	20	/	镜架固定得当、松紧合适得满分,固定过紧致镜架变形或过松容易掉落酌情扣分,固定部件位置不当容易阻挡扫描针运动酌情扣分	
镜架固定后水平、垂直方向刻度是否对称	20	/	水平、垂直方向刻度对称得满分,有偏差酌情扣分	
模板大小选择是否合适	20	选择模板尺寸:	针对不同框形及镜圈大小的镜架选择适当的模板,选择正确得满分,选择不当不得分	
模板是否存在变形、缺损	20	模板检测记录:	能发现模板存在问题得满分,没检查出问题,每个扣 10 分	
模板放置是否正确	20	/	正确得满分,不正确不得分	
总分				

实训三　5 分钟内完成镜架的模板制作,并相互评分(表 2-3-2)。

表 2-3-2　模板制作评分表

评分项目	评分分值	评分标准	得分
大小是否适中	20	大小适中得满分、偏大、偏小酌情扣分	
形状是否与镜架一致	20	形状一致得满分,由于操作、固定不当造成形状与镜架不一酌情扣分	
水平方向刻度左、右是否对称	20	左、右刻度差 0.5mm 扣 2 分 左、右刻度差 1mm 扣 5 分 左、右刻度差 1.5mm 扣 10 分 左、右刻度差 2mm 不得分	
垂直、上下方向刻度是否对称	20	左、右刻度差 0.5mm 扣 2 分 左、右刻度差 1mm 扣 5 分 左、右刻度差 1.5mm 扣 10 分 左、右刻度差 2mm 不得分	
边缘毛刺处理	20	根据模板边缘毛刺处理情况酌情扣分	
一次性完成模板制作		由于个人原因导致不能一次性完成的,每重做一次扣 10 分	
总分			

实训四 写出定中心仪各部分结构的名称(图 2-3-52)。

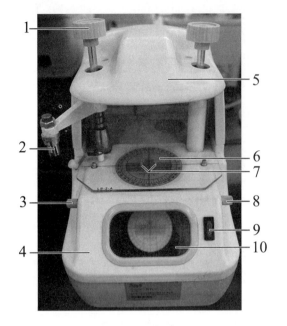

图 2-3-52 定中心仪

答:1. ＿＿＿＿＿＿＿＿＿＿;

2. ＿＿＿＿＿＿＿＿＿＿;

3. ＿＿＿＿＿＿＿＿＿＿;

4. ＿＿＿＿＿＿＿＿＿＿;

5. ＿＿＿＿＿＿＿＿＿＿;

6. ＿＿＿＿＿＿＿＿＿＿;

7. ＿＿＿＿＿＿＿＿＿＿;

8. ＿＿＿＿＿＿＿＿＿＿;

9. ＿＿＿＿＿＿＿＿＿＿;

10. ＿＿＿＿＿＿＿＿＿＿。

实训五 处方要求:远用,瞳距 66mm,瞳高 19mm,测得镜架几何中心距为 70mm,镜圈高度 34mm,计算水平、垂直方向移心量,并写出计算过程。

解:

实训六 填写半自动磨边机的结构名称(图 2-3-53)。

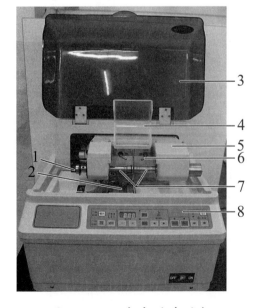

图 2-3-53 半自动磨边机

答:1. ＿＿＿＿＿＿＿＿＿＿;

2. ＿＿＿＿＿＿＿＿＿＿;

3. ＿＿＿＿＿＿＿＿＿＿;

4. ＿＿＿＿＿＿＿＿＿＿;

5. ＿＿＿＿＿＿＿＿＿＿;

6. ＿＿＿＿＿＿＿＿＿＿;

7. ＿＿＿＿＿＿＿＿＿＿;

8. ＿＿＿＿＿＿＿＿＿＿。

实训七 简述使用半自动磨边机的操作步骤。

答:＿＿＿＿＿＿＿＿＿＿＿＿＿＿＿＿＿＿＿＿＿＿＿＿＿＿＿＿＿＿

＿＿＿＿＿＿＿＿＿＿＿＿＿＿＿＿＿＿＿＿＿＿＿＿＿＿＿＿＿＿＿＿＿

＿＿＿＿＿＿＿＿＿＿＿＿＿＿＿＿＿＿＿＿＿＿＿＿＿＿＿＿＿＿＿＿＿

＿＿＿＿＿＿＿＿＿＿＿＿＿＿＿＿＿＿＿＿＿＿＿＿＿＿＿＿＿＿＿＿＿

＿＿＿＿＿＿＿＿＿＿＿＿＿＿＿＿＿＿＿＿＿＿＿＿＿＿＿＿＿＿＿＿＿

实训八 使用半自动磨边机完成一副全框金属架球镜的安装并填写处方表(表2-3-3),时间30分钟。

表2-3-3 处方表

		球镜	瞳距
远用	右眼	+3.25	64mm
	左眼	+3.25	
近用	右眼		
	左眼		

六、常见问题

(一)模板制作的注意事项

1. 五点固定时,双联夹固定镜圈下缘时,不能夹持太深,否则容易与扫描针接触,使扫描针从沟槽中掉落(图2-3-54、图2-3-55)。

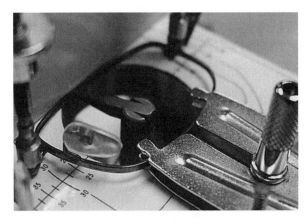

图2-3-54 镜卷夹持过深

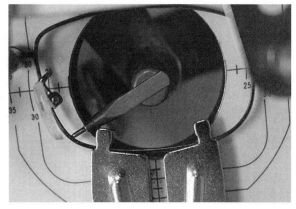

图2-3-55 双联夹夹持过深阻挡扫描针运动

2. 五点固定时需保持两镜圈上缘与上方定位板相接触(图2-3-56),以确保模板加工水平基准线始终处于水平位。如镜圈上缘不同时与定位板相接触,则会导致模板加工水平基准线偏离水平位。

3. 如果模板形状与镜圈形状不匹配,要检查指针对镜圈压力设置是否过大,导致镜

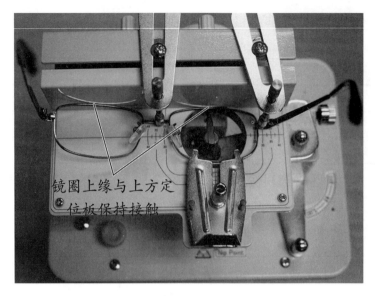

图 2-3-56　镜圈上缘与上方定位板保持接触

圈变形。此时应该适当调小扫描针压力,适当调整;相反如常出现掉针情况,一般为扫描针对镜圈压力设置过小所致。

(二) 定中心仪操作的注意事项

1. 定中心仪使用完毕后应关闭电源,以保护照明灯,如发现照明灯不亮,先检查电源插座是否正常,再检查保险丝和照明灯,检查及更换照明灯时先将护圈拧开。

2. 操作前应该将吸盘上面的粉尘清洁干净,以免导致镜片跑位。

3. 吸盘置入吸盘座时,应该保持吸盘的水平,以防下吸盘时导致镜片移位造成偏差。

(三) 半自动磨边的注意事项

1. 要经常对半自动磨边机进行保养和维护,使用完后擦去仪器上的粉尘和镜片磨削后的粉末,定期对轴承按要求加注润滑油,以减少零部件的损耗,延长仪器的使用寿命。

2. 使用半自动磨边机进行磨边,镜片磨边结束后先把镜片安装至镜架上,在镜片尺寸与镜框尺寸大小完全一致前先不要卸下真空吸盘,若镜片偏大可进行二次研磨。若吸盘已取下,重新上吸盘则很难保证光学中心与吸盘之间的位置不发生改变,则不能进行二次研磨,只能通过手动磨边对镜片大小进行修整。

3. 使用半自动磨边机进行磨边时,要注意冷却系统是否正常供水,若水流过小,但容易导致砂轮摩擦后温度升高,损坏镜片,若水流过大,容易溅出防水盖。适当调整冷却系统水流量。

4. 若冷却系统使用循环水,需要经常更换,以减少水中的磨削粉末对镜片表面质量和砂轮寿命的影响。

七、习题

1. 制模机中间部分由(　　　)、切割装置、操纵机构三大部分组成

A. 定位钉　　　　　　B. 顶出杆　　　　　　C. 模板顶出杆　　　　D. 模板工作座

2. 制作模板时,将镜架两镜腿朝上,(　　)地放在有纵横坐标刻度线的镜架工作台上,同时保证两眼圈上端水平顶在定位板上,使模板几何中心与镜圈几何中心一致

A. 水平对称　　　　　　　　　　　　B. 垂直对称

C. 水平、垂直对称　　　　　　　　　　D. 对角线对称

3. 常用的模板坯料长 70mm、宽(　　)、厚 1.5mm、中心大孔直径为 8mm、各小孔直径为 2mm

A. 30mm　　　　　B. 40mm　　　　　C. 50mm　　　　　D. 60mm

4. 用制模机制作模板的操作步骤为:放置模板坯料;镜架定位与固定;(　　)

A. 切割模板;修整模板　　　　　　　　B. 切割模板;调整模板基准线

C. 调整模板基准线;修整模板　　　　　　D. 固定模板;调整模板大小

5. (　　)不可能造成制模机通电后切割头不动

A. 供电不正常　　　B. 保险丝断了　　　C. 没装模板　　　D. 电机损坏

6. 确定加工中心时,根据水平移心量,应将镜片的光心沿定中心板的水平中心线平行(　　)移动

A. 向内　　　　　　B. 向上或向下　　　C. 向外　　　　　D. 向内或向外

7. 定中心仪工作原理是:移动(　　)至模板上设定的水平和垂直基准线上,定出镜片加工中心。

A. 镜片几何中心　　　　　　　　　　B. 镜片光学中心

C. 子镜片光学中心　　　　　　　　　D. 子镜片几何中心

8. 定中心仪的使用方法是:将吸盘红点朝里装入吸盘架上,将吸盘架转至镜片相对位置,吸盘附着在镜片(　　)上

A. 光学中心　　　　B. 几何中心　　　　C. 近用光心　　　　D. 加工中心

9. LL—5 型定中心仪主要由机座、(　　)、包角调节螺丝构成

A. 压杆、照明灯、吸盘座　　　　　　　B. 压杆、照明灯、模板工作座

C. 照明灯、吸盘座、坐标　　　　　　　D. 电路板、吸盘座、压杆

10. 定中心仪的使用方法是:确定右片加工中心时,将模板有刻度的一面(　　)放置同时标记朝里装入定中心仪刻度面板上

A. 朝下　　　　　　B. 朝上　　　　　　C. 左　　　　　　D. 右

11. 自动磨边机设置尖边种类有(　　)、强制尖边、平边三种

A. 80°角尖边　　　B. 90°角尖边　　　C. 普通尖边　　　D. 强制尖边

12. 自动磨边机 V 槽砂轮角度按镜圈沟槽(　　)制作,磨出镜片尖边角度为 110°,能牢固镶在镜框内

A. 70°角　　　　　B. 80°角　　　　　C. 100°角　　　　D. 110°角

13. 真空吸盘使用时,不要粘上磨削粉末,否则安装时会擦伤镜片,磨削完成后装在镜架

上,在镜片尺寸与镜框尺寸大小完全一致前不要卸下,若镜片尺寸稍大时,可重新上机器进行(　　),真空吸盘不移动,光学中心位置不会改变

　　A. 二次开槽　　　　　B. 二次研磨　　　　　C. 二次倒棱　　　　　D. 二次抛光

14. 半自动磨边机砂轮转动而水管不出水的成因不可能是因(　　)

　　A. 水管口没接好　　　　　　　　　B. 出水管阻塞

　　C. 水管内无水　　　　　　　　　　D. 没装待加工镜片

15. (　　)不可能造成半自动磨边机在按下平动加工键后砂轮不转

　　A. 供电不正常　　　　　　　　　　B. 电源开关没打开

　　C. 电机损坏　　　　　　　　　　　D. 模板未装紧

（叶铖沛）

任务四　整　　形

一、学习目标

能力目标	知识目标	素质目标
• 能正确使用整形工具 • 能对金属全框眼镜架镜面进行整形 • 能对金属全框眼镜架鼻托进行整形 • 能对金属全框眼镜架身腿倾斜角进行整形 • 能对金属全框眼镜架镜腿进行整形	• 认识贵金属材料整形特点 • 熟知金属全框眼镜架整形要求 • 熟知金属镜架整形时的注意事项	• 培养学生独立思考、分析问题、解决问题的能力 • 培养认真细致的工作习惯 • 培养严谨科学的工作态度

二、任务描述

　　某眼镜公司定配工接到一副金属全框架装配树脂镜片定配眼镜,发现因为装配造成了镜架变形,要用整形工具进行整形,使其符合国家标准的要求,再交付质检。

三、知识准备

（一）整形的项目和标准要求

1. 配装眼镜左、右两镜面角调整在170°~180°范围内,并保持相对平整(图2-4-1)。

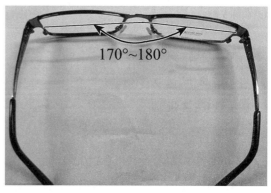

图 2-4-1　左右镜面调整标准要求

2. 配装眼镜左、右两托叶应对称(图 2-4-2)。

3. 配装眼镜左、右镜腿外张角在 80°~95° 范围内,并左右对称(图 2-4-3)。

4. 配装眼镜镜腿弯点长,弯曲部垂俯角和垂内角,均要求左右一致(图 2-4-4)。

5. 配装眼镜两镜腿张开平放或倒伏均保持平整,镜腿合拢水平部重合(图 2-4-5)。

6. 左右身腿倾斜角在 8°~15° 范围内,并左右偏差不大于 2.5°(图 2-4-6)。

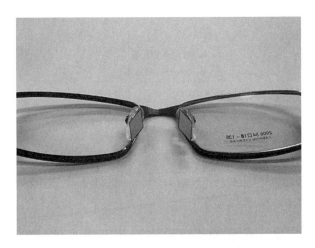

图 2-4-2　左右鼻托叶要求对称

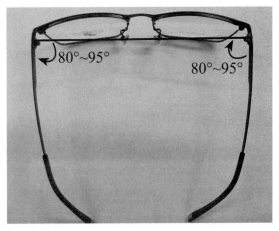

图 2-4-3　镜腿外张角标准要求

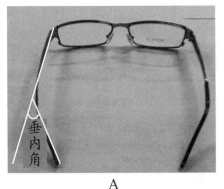

A

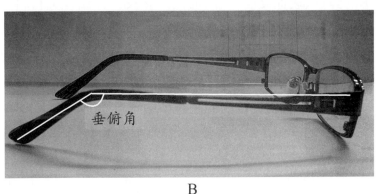

B

图 2-4-4　镜腿弯曲部标准要求

A.垂内角;B.垂俯角

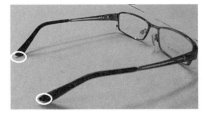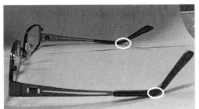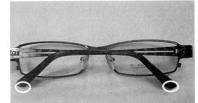

图 2-4-5　镜身镜腿平整标准要求

(二)贵金属及其他金属材料的整形特点

1. 金及金合金　纯金,呈金黄色,比重为 19.3,是最重的金属之一,在大气中不会被

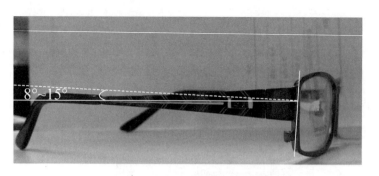

图 2-4-6　身腿倾斜角标准要求

腐蚀氧化。金比银柔软,有很好的延展性,故一般不用纯金做眼镜架材料,而采用金与银、铜等的合金。金合金材料表面硬度较高一般无需表面处理,且有一定弹性,较容易整形,用钳时要注意不要留有钳痕。

2. 包金　多用于高档镜架,是指以白铜、黄铜、镍或金合金为基体材料,再外包一层 K 金的材料。眼镜架的包金层一般厚 10~50μm,常用的外包 K 金有 K18、K14、K12 和 K10 等。

3. 钛和钛合金　纯钛,是一种银白色的金属。比重为 4.5,重量轻为其最大的特点,且具有很高的强度,耐腐蚀性和良好的可塑性。与各种其他金属结合的钛合金,具有更优越的弹性、表面硬度、抗腐蚀性。钛及各种钛合金材料的加工性能技术要求较高,在整形时难度也较大。

4. 铝镁合金　铝合金,质轻、抗腐蚀性好,有一定硬度,有良好的冷成形特性,表面可处理成薄而硬的氧化层,可染成各种颜色,不易整形。

（三）金属镜架整形的注意事项

1. 整形前应先了解镜架材料的类型,区分金属的机械性能和整形特性,然后再进行操作,对选用工具及实施方法有帮助。

2. 镜面扭曲时,可先拧开螺钉,取下镜片用镜框调整钳调整镜圈形状,使之左右对称,装上镜片后镜圈不再扭曲。然后调整镜面,使之平整。

3. 身腿倾斜角调整时,差别大时用调整钳调整,差别小时,用手弯曲。

4. 镜腿张开平放和倒伏于桌面上,检查是否平整时,可用手指轻轻压相应位置的上部,如平整则接触桌面无间隙存在,镜架不动,否则镜架会跳动。

5. 调整时,应尽可能逐步到位,不宜调整过头再调回来,以免损坏镜架。

6. 整形时,工作台面应清洁,无砂粒。

四、实施步骤

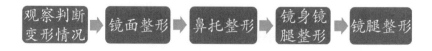

（一）镜面调整

1. 用平口钳及鼻梁钳或用双手配合调整金属镜架的鼻梁、镜圈（图 2-4-7）。

2. 使左、右两镜面角调整在 170°~180° 范围内，并保持相对平整。

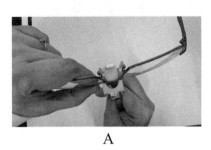 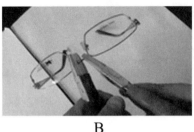 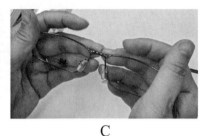

A　　　　　　　　　B　　　　　　　　　C

图 2-4-7　镜面调整的方法

A. 鼻梁钳调整镜面角；B. 平口钳调整镜面角；C. 双手调整镜面角

（二）鼻托调整

1. 用尖嘴钳（弯嘴钳），调整鼻托支架使左右鼻托支架对称（图 2-4-8）。

2. 用托叶钳，调整托叶，使左右叶对称（图 2-4-9）。

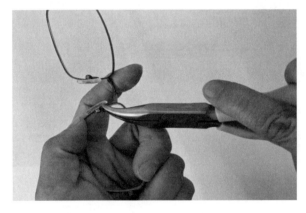 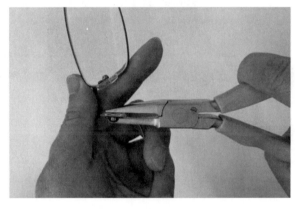

图 2-4-8　弯嘴钳调整鼻托支架　　　　图 2-4-9　托叶钳调整托叶

（三）镜身镜腿的调整

1. 身腿倾斜角　用平口钳、镜腿钳钳住桩头及镜腿前端，配合另一手持镜圈辅助用力，使左右身腿倾斜角在 8°~15° 范围内，且左右偏差不大于 2.5°（图 2-4-10）。

2. 外张角　用平圆钳或镜腿钳弯曲桩头部分，配合另一手持镜圈辅助用力，使左、右镜腿外张角在 80°~95° 范围内，并左右对称（图 2-4-11）。

3. 镜腿弯点　一手持镜腿辅助用力，另一手拇指和食指弯曲镜腿，使左右镜腿的水平部分长度和弯曲部分长度基本一致，镜腿下垂度与内俯角也一致（图 2-4-12）。

4. 张开平整性调整　两镜腿张开倒伏于桌面上，左右镜圈上缘与镜腿弯点同时接触桌面，可通过调整身腿倾斜角来达到（图 2-4-10）；正放于桌面上，左右镜圈下缘与镜腿后端同时接触桌面，可调整镜腿弯曲部来达到（图 2-4-12）。

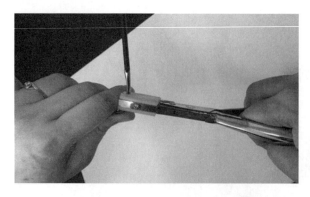
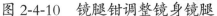

图 2-4-10　镜腿钳调整镜身镜腿

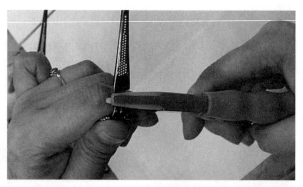

图 2-4-11　平圆钳调整镜身镜腿

5. 收拢平整性调整

（1）镜腿收拢后放置桌面上，基本平稳。

（2）左右镜腿收拢，左右镜腿水平部分重合，镜腿末端与镜圈下缘接触点基本一致，可通过调整镜腿平直度或弯曲度来达到（图 2-4-13）。

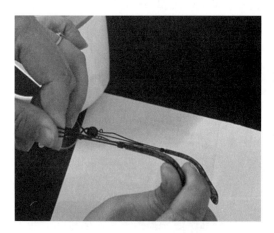

图 2-4-12　弯曲镜腿

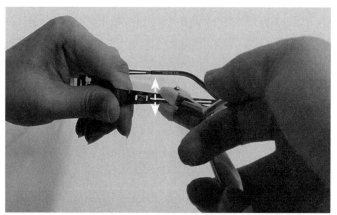

图 2-4-13　平口钳调整镜腿平直度

五、实训与评价

实训一　选择合适的整形工具，按配装眼镜的整形要求对金属全框眼镜镜面进行调整。

1. 列出镜面调整的要求和操作要领，在工具盒中找出调整镜架的工具，并尝试按照调整要求调整镜面（要求学生协助完成调整后同学互评，并在小组内选出调整优秀作品进行展示和解说）。

技能提示：按照上述配装眼镜整形要求的提示，掌握正确使用工具的要领。

镜面调整的要求：＿＿＿＿＿＿＿＿＿＿＿＿＿＿＿＿＿＿＿＿＿＿＿＿＿＿＿＿＿

小组调整的问题所在：＿＿＿＿＿＿＿＿＿＿＿＿＿＿＿＿＿＿＿＿＿＿＿＿＿＿＿

2. 通过老师讲解，明确工具使用方法和调整要领，独立使用工具调整眼镜镜面。（要求学生完成调整后交老师现场评价)。

老师评价记录:(优 / 良 / 中 / 差)问题所在:_____

实训二 选择合适的整形工具,按配装眼镜的整形要求对金属全框眼镜鼻托进行调整。

1. 列出鼻托调整的要求和操作要领,在工具盒中找出调整镜架的工具,并尝试按照调整要求调整鼻托(要求学生协助完成调整后同学互评,并在小组内选出调整优秀作品进行展示和解说)。

小提示:参照配装眼镜质检整形要求的资料提示,掌握正确使用工具的要领。

鼻托调整的要求:_____

小组调整的问题所在:_____

2. 通过老师讲解,明确工具使用方法和调整要领,独立使用工具调整眼镜鼻托。(要求学生完成调整后交老师现场评价。)

老师评价记录:(优 / 良 / 中 / 差)问题所在:_____

实训三 选择合适的整形工具,按配装眼镜的整形要求对金属眼镜的镜身、镜腿进行调整。

1. 列出镜身、镜腿调整的要求和操作要领,在工具盒中找出调整镜架的工具,并尝试按照调整要求调整镜身、镜腿(要求学生协助完成调整后同学互评,并在小组内选出调整优秀作品进行展示和解说)。

小提示:参照配装眼镜质检整形要求的资料提示,掌握正确使用工具的要领。

镜身、镜腿调整的要求:_____

小组调整的问题所在:_____

2. 通过老师讲解,明确工具使用方法和调整要领,独立使用工具调整眼镜镜身、镜腿(要求学生完成调整后交老师现场评价)。

老师评价记录:(优 / 良 / 中 / 差)问题所在:_____

实训四 选择合适的整形工具,按配装眼镜的整形要求对金属全框眼镜平整性进行调整。

1. 列出镜架平整性的要求和操作要领,在工具盒中找出调整镜架的工具,并尝试按照调整要求调整镜腿(要求学生协助完成调整后同学互评,并在小组内选出调整优秀作品进行展示和解说)。

小提示:参照配装眼镜质检整形要求的资料提示,掌握正确使用工具的要领。

镜腿调整的要求:_____

小组调整的问题所在:_____

2. 通过老师讲解,明确工具使用方法和调整要领,独立使用工具调整眼镜镜腿(要求学生完成调整后交老师现场评价)。

老师评价记录:(优 / 良 / 中 / 差)问题所在:＿＿＿＿＿＿＿＿＿＿＿

＿＿＿＿＿＿＿＿＿＿＿＿＿＿＿＿＿＿＿＿＿＿＿＿＿＿＿＿＿＿＿＿＿＿＿＿

六、常见问题

(一) 整形的要求问题

1. 整形的顺序要按照由前向后的原则,谨记各项目的标准要求,有序进行即可。

2. 整形与校配不同,每个项目都有标准要求,在调整时以标准范围和左右对称为原则,切忌只顾对称忽略标准范围或反过来导致左右不对称。

3. 整形是调校的基础,通常全新的眼镜架进行装配后造成的变形是有限的,在整形时要注意原镜架的设计特点,切忌为达到标准范围的适中而过分调整。

(二) 整形的安全问题

1. 金属镜架整形时,调整鼻梁、桩头和镜腿时,要用辅助钳或用手扶住用力,保护焊接点不受力,否则容易引起焊点断裂。

2. 握钳用力要适宜,过小无法达到整形效果,过大容易调整过度,再调回来容易造成镜架损坏。

3. 应尽量使用装有塑料保护块的整形钳使镜架外表面上留下压痕,影响美观。

4. 调整身腿倾斜角、外张角时,要注意保护好铰链,受力会断裂。

5. 调整镜腿弯曲度时,要先使用烘热器对脚套加热,否则容易引起脚套皲裂。但加热过头,则会使塑料熔融变形。

七、习题

1. ( )是用于调整镜圈形状的整形工具

    A. 鼻梁钳   B. 平口钳

    C 平圆钳   D. 镜框钳

2. 有时在整形工具表面上贴上保护膜,是为了( )

    A. 保护调整工具,以免损坏   B. 保护镜架,以免损坏

    C. 保护调整工作人员的安全   D. 保护顾客的安全

3. 配装眼镜左、右两镜腿外张角为( )并左右对称

    A. 80°~90°   B. 80°~95°   C. 70°~95°   D. 80°~110°

4. 使用平口钳及鼻梁钳调整镜圈及鼻梁,使镜面保持相对平整,镜面角要求在( )范围。非金属镜架加热后用手调整

    A. 170°~180°   B. 175°~180°   C. 170°~185°   D. 175°~185°

5. 用镜腿钳弯曲桩头部分,使镜腿( )为80°~95°,并且左右对称

A. 夹角　　　　　　B. 倾斜角　　　　　　C. 前倾角　　　　　　D. 外张角

6. 调整镜腿的(　　　),使镜腿收拢后可平稳放置于桌面

A. 弯点长　　　　　B. 垂长　　　　　　C. 旋转度　　　　　　D. 平直度

7. 严格按配镜处方加工制作,通过国家(　　　)检测的眼镜,称为合格眼镜

A. 眼镜整形标准　　　　　　　　　　B. 眼镜镜架标准

C. 眼镜配装标准　　　　　　　　　　D. 眼镜镜片标准

8. 用平口钳、镜腿钳调整镜身与镜腿位置左右一致,并且左右身腿倾斜角偏差小于(　　　)

A. 2.0°　　　　　　B. 2.5°　　　　　　C. 3.0°　　　　　　D. 4.0°

(付子芳)

任务五　配装眼镜质检配送

一、学习目标

能力目标	知识目标	素质目标
• 对镜片镜架外观质量进行检测并记录 • 用手动焦度计测量定配眼镜顶焦度并记录,标记光学中心和基准点 • 检测定配眼镜光学中心水平偏差和垂直互差是否合格 • 检测定配眼镜配装质量是否合格 • 检测定配眼镜的标志和包装贮存是否合格	• 定配眼镜光学中心单侧水平偏差的规定 • 手动焦度计检测定配眼镜的方法	• 严谨认真的态度 • 规范做事的习惯 • 独立完成的责任意识

二、任务描述

××公司定配工利用手动焦度计,自动焦度计、瞳距尺等仪器,对定配眼镜的顶焦度、光学中心水平距离、光学中心高度等进行测量,判断光学中心水平偏差及光学中心垂直互差是否合格,眼镜外观、配装质量、标志、包装等是否符合国标要求,并填写记录单(图2-5-1),合格后包装贮存。

三、知识准备

每一副装配好的眼镜,标准整形之后都需进行质检判断是否合格,检测项目包括外观、光学参数、配装质量、标识及包装等方面,判断标准为国标 GB 13511.1—2011。光学参数需借助自动焦度计及瞳距尺测量后,将所测结果和国标要求进行比对以判断是否合格(表2-5-1)。

单光球镜检测记录单

顾客姓名	王先生	验配日期	2015.4.25	联系方式	135××××××××
镜框品牌及型号		CARTOON NETWORK 0803，全框合金 50 □ 18-138			
镜片品牌及规格		爱建 EIGIEN.1.56 白片			

右眼度数	+2.00	左眼度数	+2.25	瞳距（PD）	64mm
配装日期	2015.×.××	处方开单人	×××	单号	×××

右镜片顶焦度		偏差		合格：是□ 否□
左镜片顶焦度		偏差		合格：是□ 否□
光学中心水平距离（mm）		光学中心水平偏差（mm）		合格：是□ 否□
光学中心垂直互差（mm）				合格：是□ 否□

镜片外观质量	两镜片色泽基本一致，光学中心 30mm 范围内无影响视力之疵病，镜片边缘无崩边	是□	否□
镜架外观质量	镜架表面无镀层脱落、明显擦痕、零件缺失等疵病	是□	否□
配装质量	锁接管间隙≤0.5mm	是□	否□
	镜片与镜圈几何形状基本相似，左右对齐，无明显漏缝	是□	否□
	左、右两镜面保持相对平整，托叶对称	是□	否□
标识状况	符合国标 GB 13511.1—2011 要求	是□	否□
包装质量	符合国标 GB 13511.1—2011 要求	是□	否□
综合判定	合格□ 不合格□ （处理： 质检人员签名：	返工□ 报废□） 日期：	

图 2-5-1 单光球镜检测记录表

表 2-5-1 定配眼镜装配质量要求

项目	要求
两镜片材料的色泽	应基本一致
金属框架眼镜锁接管的间隙	≤0.5mm
镜片与镜圈的几何形状	应基本相似且左右对齐，装配后无明显缝隙
整形要求	左、右两镜面应保持相对平整，托叶应对称
外观	应无崩边、错痕、镀（涂）层剥落及明显擦痕、零件缺损等疵病

(一) 外观及配装质量检测

目测镜片左右色泽是否一致,表面是否光滑,边缘有无崩边,镜架表面是否光滑,有无钳痕、镀层剥脱等现象。观察镜片与镜圈形状是否一致,有无明显漏缝(图2-5-2)。左右镜面是否平整,托叶是否对称。

观察镜圈锁接管(图2-5-3)是否存在间隙,若有间隙,可目测,也可用塞尺(图2-5-4A)测量间隙是否超过0.5mm(图2-5-4B)。

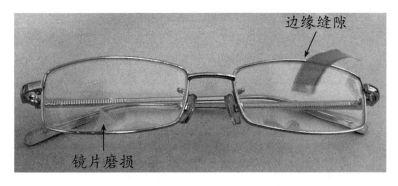

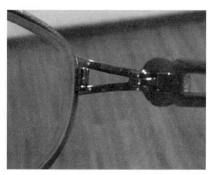

图2-5-2　镜片外观和装配质量问题　　　图2-5-3　锁接管

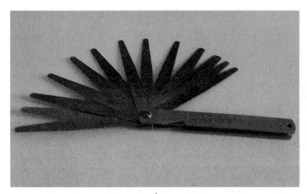

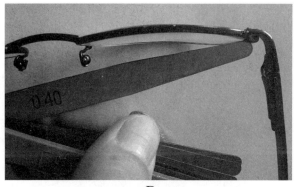

A　　　　　　　　　　　　　　　B

图2-5-4

A.塞尺;B.塞尺测量锁接管间隙

(二) 镜片顶焦度允差(表2-5-2)

表2-5-2　镜片顶焦度允差

单位:屈光度(D)

顶焦度值	顶焦度允差	顶焦度值	顶焦度允差
≥0.00 和 ≤9.00	± 0.12	>12.00 和 ≤20.00	± 0.25
>9.00 和 ≤12.00	± 0.18	>20.00	± 0.37

(三) 光学中心水平偏差

检测时,将测得的光学中心水平距离与配镜处方中的瞳距相减,得到的数值对照(表

2-5-3)的允差值,未超出为合格,超出则为不合格。

表2-5-3 定配眼镜两镜片光学中心水平距离偏差

顶焦度值/D	0.00~0.50	0.75~1.00	1.25~2.00	2.25~4.00	≥4.25
光学中心水平距离允差	0.67△	±6.0mm	±4.0mm	±3.0mm	±2.0mm

(四) 光学中心垂直互差(表2-5-4、表2-5-5)

表2-5-4 定配眼镜的光学中心垂直互差

顶焦度值/D	0.00~0.50	0.75~1.00	1.25~2.50	>2.50
光学中心垂直互差允差	≤0.50△	≤3.0mm	≤2.0mm	≤1.0mm

表2-5-5 定配眼镜光学中心垂直互差允差

球镜顶焦度	右眼:+2.00D	光学中心垂直互差允差
	左眼:+2.25D	≤2.0mm

(五) 手动焦度计的使用

1. 手动焦度计检测前准备

(1) 目镜视度调整:旋转目镜(图2-5-5)至看见清晰的固定分划板的黑色视标(图2-5-6)。

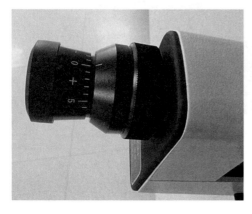 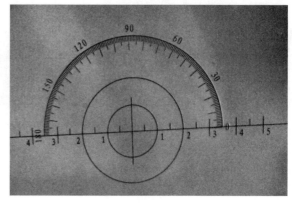

图2-5-5 手动焦度计目镜　　图2-5-6 手动焦度计固定分划板黑色视标

(2) 校正:将读数手轮刻度归零(图2-5-7),打开开关,观察准直分划板绿色视标是否清晰,中点是否与黑色视标中点重合(图2-5-8)。若不清晰,旋转刻度手轮至视标清晰,记录读数,为仪器误差值,除了可以用任务二(图2-2-4)讲述的校准调焦手轮的方法外,还可以在记录时用误差值进行结果校正。如焦度计零位示值误差为+0.25D,现放了镜片的示值为−1.50D,实际镜度应为检测值减去误差值 −1.50−0.25=−1.75D。

2. 球镜顶焦度检测并打点　将镜架放在焦度载镜台上(图2-5-9),保证左右镜圈下缘与载镜台接触,压下固定镜片手柄,观察可见绿色视标变模糊(图2-5-10),旋转刻度手轮至绿色视标再次清晰,调整载镜台的高度与镜架位置使绿色视标中点和黑色视标重合(图

2-5-8),记录手轮度数(图2-5-11),用印点手柄标记光心和基准点(图2-5-12),同样先测右片再测左片。

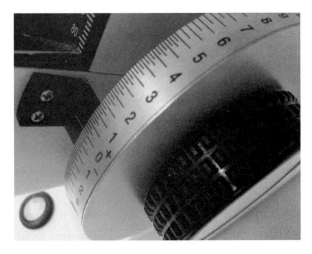

图 2-5-7　手动焦度计刻度手轮

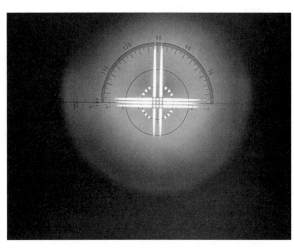

图 2-5-8　手动焦度计准直分划板绿色视标

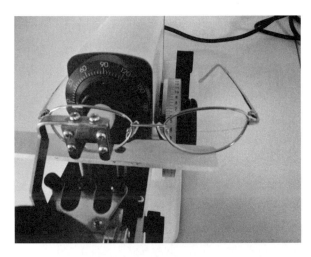

图 2-5-9　镜架摆放

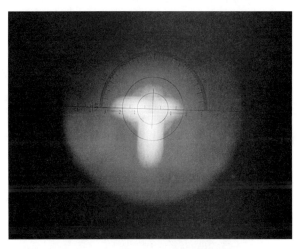

图 2-5-10　视标变模糊

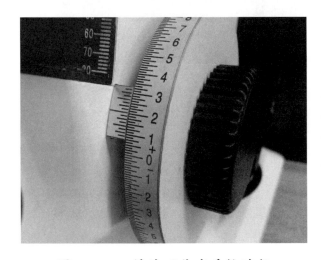

图 2-5-11　镜片顶焦度手轮读数

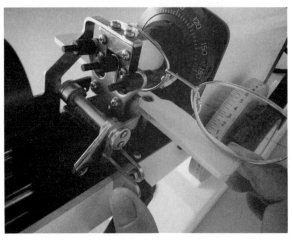

图 2-5-12　标记光心和基准点

由于手动焦度计精度不高,仅 0.12D,因此渐渐被自动焦度计取代,但由于其价格低廉,操作较简单,故其使用仍为眼镜定配人员需掌握的技能。

四、实施步骤

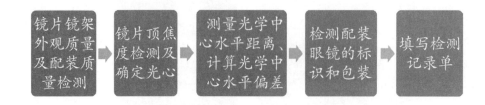

(一)镜片镜架外观质量及配装质量检测

通过目测观察镜片镜架外观及装配质量。疑似镜片与镜圈有漏缝但不能肯定时可用彩带尝试能否穿过进行验证。若镜片太大疑似镜圈变形可用应力仪检测应力大小。观察眼镜标准整形是否符合要求(图 2-5-13~ 图 2-5-20)。从镜圈内面观察锁接管是否有间隙,若有,判断其是否超过 0.5mm。填写配装眼镜外观及配装质量检测记录表(图 2-5-21)。

(二)镜片顶焦度检测及确定光心

由于手动焦度计精度无法达到自动焦度计的 0.01D,因此,在检测时应使用自动焦度计以判断镜片顶焦度允差是否符合国标要求,填写镜片顶焦度检测记录表(图 2-5-22)。

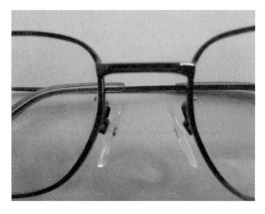

图 2-5-13 左右鼻托对称

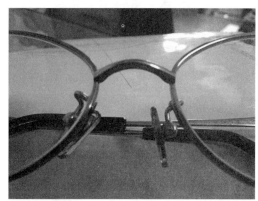

图 2-5-14 鼻托不对称

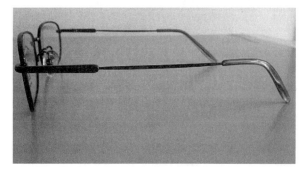

图 2-5-15 正放镜架平稳

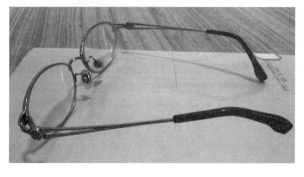

图 2-5-16 正放镜架不平,左镜腿翘起

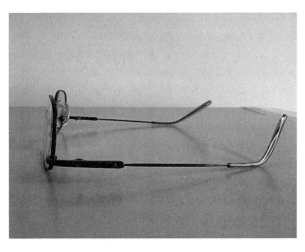

图 2-5-17　倒放镜架平稳

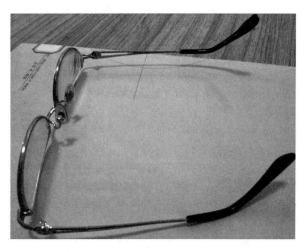

图 2-5-18　倒放镜架不平,右镜腿翘起

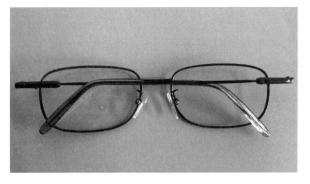

图 2-5-19　镜腿合拢成一线

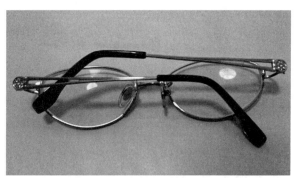

图 2-5-20　镜腿合拢不成一线

单光球镜检测记录单						
顾客姓名	王先生	验配日期	2015.4.25	联系方式	135×××××××	
镜框品牌及型号	CARTOON NETWORK 0803,全框合金50□18-138					
镜片品牌及规格	爱建 EIGIEN.1.56 白片					
右眼度数	+2.00	左眼度数	+2.25	瞳距(PD)	64mm	
配装日期	2015.×.××	处方开单人	×××	单号	×××	
镜片外观质量	两镜片色泽基本一致,光学中心30mm范围内无影响视力之疵病,镜片边缘无崩边				是☑	否☐
镜架外观质量	镜架表面无镀层脱落、明显擦痕、零件缺失等疵病				是☑	否☐
配装质量	锁接管间隙≤0.5mm				是☑	否☐
	镜片与镜圈几何形状基本相似,左右对齐,无明显漏缝				是☑	否☐
	左、右两镜面保持相对平整,托叶对称				是☑	否☐

图 2-5-21　配装眼镜外观及配装质量检测记录表

单光球镜检测记录单					
顾客姓名	王先生	验配日期	2015.4.25	联系方式	135×××××××××
镜框品牌及型号	CARTOON NETWORK 0803,全框合金50□18-138				
镜片品牌及规格	爱建 EIGIEN.1.56 白片				
右眼度数	+2.00	左眼度数	+2.25	瞳距(PD)	64mm
配装日期	2015.×.××	处方开单人	×××	单号	×××
右镜片顶焦度	+2.03	偏差	+0.03	合格:是☑ 否□	
左镜片顶焦度	+2.27	偏差	+0.02	合格:是☑ 否□	

图 2-5-22　镜片顶焦度检测记录表

（三）测量光学中心水平距离,计算光学中心水平偏差,测量光学中心垂直互差

光学中心垂直互差,可通过将左右镜片光学中心高度相减得出,亦可借助自动焦度计挡板判断左右眼光心是否等高,若不等高,在左侧镜片上分别标记与右眼光心等高点及左眼光心,用瞳距尺测量两点间距离为光学中心垂直互差(图 2-5-23),填写光学中心水平偏差及垂直互差测量记录(图 2-5-24)。

（四）检测配装眼镜的标识和包装

加工中心配送到门店的眼镜,对眼镜的外观、光学参数、配装质量再次进行检测以确保其为合格眼镜之后,还需检查产品合格证或质量保证书上有无完整填写镜架品牌、型号、镜片品牌、顶焦度值、瞳距等信息,有无标明产品名称、生产厂名称、地址等信息,有无体现定配眼镜的"执行标准"为"GB 13511.1—2011 配装眼镜国家标准"。检查眼镜是否按照国家要求独立包装。只有每一项检查均合格才算合格眼镜,填写光学中心水平偏差

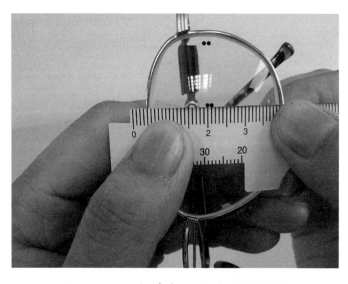

图 2-5-23　光学中心垂直互差测量

单光球镜检测记录单					
顾客姓名	王先生	验配日期	2015.4.25	联系方式	135××××××××
镜框品牌及型号	CARTOON NETWORK 0803, 全框合金50□18-138				
镜片品牌及规格	爱建EIGIEN.1.56 白片				
右眼度数	+2.00	左眼度数	+2.25	瞳距(PD)	64mm
配装日期	2015.x.××	处方开单人	×××	单号	×××
光学中心水平距离(mm)	62	光学中心水平偏差(mm)	2	合格: 是☑ 否□	
光学中心垂直互差(mm)	1.2			合格: 是☑ 否□	

图 2-5-24 光学中心水平偏差及垂直互差测量记录

及垂直互差测量记录(图 2-5-25)。

单光球镜检测记录单						
顾客姓名	王先生	验配日期	2015.4.25	联系方式	135××××××××	
镜框品牌及型号	CARTOON NETWORK 0803, 全框合金50□18-138					
镜片品牌及规格	爱建EIGIEN.1.56 白片					
右眼度数	+2.00	左眼度数	+2.25	瞳距(PD)	64mm	
配装日期	2015.x.××	处方开单人	×××	单号	×××	
标识状况	符合国标 GB 13511.1—2011 要求			是☑		否□
包装质量	符合国标 GB 13511.1—2011 要求			是☑		否□

图 2-5-25 光学中心水平偏差及垂直互差测量记录

(五) 填写检测记录单

眼镜检测完成后,需将所有结果填入相应的检测记录单(图 2-5-26),签上质检员姓名及检测日期,不合格眼镜,根据检测结果进行相应处理,合格眼镜则包装好连同产品合格证(质量保证书)配发给消费者。

五、实训及评价

实训一 根据文字描述将相应结果填入表 2-5-6 中:R_X DV OD:+2.75 OS:+2.25 PD 63mm,检测结果:OD +2.82 OS +2.29,OCD 65.5mm,RPH 20mm,LPH 18.8mm。

单光球镜检测记录单

顾客姓名	王先生	验配日期	2015.4.25	联系方式	135××××××××
镜框品牌及型号		CARTOON NETWORK 0803，全框合金 50 □ 18-138			
镜片品牌及规格		爱建 EIGIEN、1.56 白片			
右眼度数	+2.00	左眼度数	+2.25	瞳距（PD）	64mm
配装日期	2015.×.××	处方开单人	×××	单号	×××
检验项目		检测结果	检验项目	检测结果	
右镜片顶焦度		+2.03 合格	左镜片顶焦度	+2.27 合格	
光学中心水平距离(mm)	62	光学中心水平偏差（mm）	2mm	合格:是☑ 否□	
光学中心垂直互差（mm）	1.2mm			合格:是☑ 否□	
镜片外观质量		两镜片色泽基本一致,光学中心 30mm 范围内无影响视力之疵病,镜片边缘无崩边		是☑	否□
镜架外观质量		镜架表面无镀层脱落、明显擦痕、零件缺失等疵病		是☑	否□
配装质量		锁接管间隙≤0.5mm		是☑	否□
		镜片与镜圈几何形状基本相似,左右对齐,无明显漏缝		是☑	否□
		左、右两镜面保持相对平整,托叶对称		是☑	否□
标识状况		符合国标 GB 13511.1—2011 要求		是☑	否□
包装质量		符合国标 GB 13511.1—2011 要求		是☑	否□
综合判定		合格☑ 不合格□ （处理:		返工□ 报废□）	
		质检人员签名:×××		日期:××	

图 2-5-26　完整填写的单光球镜检测记录单

表 2-5-6　单光球镜检测记录单

单光球镜检测记录单

顾客姓名	王先生	验配日期	2015.4.25	联系方式	135××××××××		
右眼度数		左眼度数		瞳距（PD）			
配装日期	2015.×.××	处方开单人	×××	单号	×××		
右片顶焦度	偏差	允差	合格	左片顶焦度	偏差	允差	合格
			是□否□				是□否□
光学中心水平距离（mm）			光学中心水平偏差（mm）				是□否□
光学中心垂直互差（mm）							是□否□
综合判定	合格□ 不合格☑（处理:				返工☑ 报废□）		
	质检人员签名:				日期:		

老师评价:结果全对（　）错一个（　）错两个　错两个以上（　）错误原因_____

实训二 用手动焦度计对手中的定配眼镜进行检测,记录相应数据并和自动焦度计检测数据对比是否一致或有较大偏差。

老师评价:检测方法＿＿＿＿＿＿＿＿＿＿＿＿＿＿＿＿＿＿＿＿＿＿

检测结果＿＿＿＿＿＿＿＿＿＿＿＿＿＿＿＿＿＿＿＿＿＿＿＿＿

实训三 三人为一小组,根据国标要求的检测项目,共同设计绘制一份检测报告单,绘制之后,三人各自打分后取其平均分填入学生自评处,再由老师进行打分(表2-5-7)。

表2-5-7　检测评分表

	老师评	学生自评
设计内容是否完整(60%)		
设计样式是否简练美观(40%)		
得分		

实训四 按要求在规定时间内完成一副配装眼镜的检测,并将检测结果填入自行设计的检测单中交给老师。(老师评分)

老师评分记录:(优　/良　/中　/差　)问题所在:＿＿＿＿＿＿＿＿＿

实训五 两人一组,互为老师和学生,考查对方国标的掌握情况,如提问:镜片顶焦度+2.00D,允许的光学中心水平偏差为多少,要求对方答出。双方互换角色,各问对方五个问题,比赛谁正确率高(表2-5-8)。

表2-5-8　检测模拟互评表

模拟老师	模拟学生
问题一:正确(　)错误(　)	答案:
问题二:正确(　)错误(　)	答案:
问题三:正确(　)错误(　)	答案:
问题四:正确(　)错误(　)	答案:
问题五:正确(　)错误(　)	答案:
正确率:	得分:

六、常见问题

(一) 外观及装配质量检测

镜片镜架外观在加工前已检查过,因此,配装眼镜的镜片外观质量重点看左右镜片色泽是否一致,有无加工过程导致的划痕、崩边。镜架重点看有无因调整导致的镀层剥落。

配装质量检测发现漏缝要分析可能的原因,若局部漏缝则可能是模板的原因,若整体偏小则可能是磨边机参数设置问题,在返工时要重新设置参数,避免同样问题再次出现。发现锁接管间隙偏大时,先尝试拧紧螺丝,若镜片偏大,则用手磨机将镜片略磨小再次装配。

(二)屈光参差时光学中心水平偏差及垂直互差的判断(表2-5-9)

表2-5-9 光学中心水平偏差是否合格判断

球镜顶焦度	右眼:+2.00D	瞳距(PD)	光学中心水平距离允差	光学中心水平距离
	左眼:+2.25D	64mm	±3.0mm	6167mm 合格 <61mm 或 >67mm 不合格

比较偏差是否超过允差时,要观察两眼处方是否一致,当左右眼度数不同时,有可能对应的允差标准不同,此时应以较大的度数为依据旋转允差值,本例左眼度数较大,为+2.25D,因此光学中心水平距离允差为 ±3.0mm。

垂直互差比较时同样以度数较大的左眼度数为依据,+2.25D 对应的允差为 2mm,将测得的两眼光学中心高度相减,不超过 2mm 为合格,若超过 2mm 则为不合格。根据表2-5-4 可知,垂直互差允差值最小为 1mm,检测时若左右光心垂直互差不超过 1mm,必定合格。

七、知识拓展

(一)关于棱镜效应

为什么国标对配装眼镜的光学参数有严格的要求,因为当眼镜光学中心水平距和瞳距不一致时,就相当于在眼前加了一定量的棱镜,棱镜会使光线发生偏折,使得同一物体发出的光线无法同时进入双眼的瞳孔(图 2-5-27),为了克服棱镜效应,需通过眼外肌收缩使眼球转到相应的位置,易导致视疲劳。

由于镜片上某一点产生的棱镜效应等于此点到光心的距离(单位:厘米)与镜片顶焦

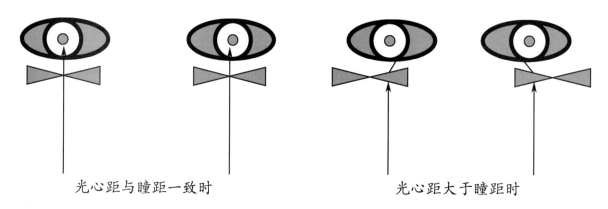

图 2-5-27 镜片棱镜效应示意图

度的乘积,即镜片顶焦度越大,偏移同样距离产生的棱镜效应越大,因此,顶焦度绝对值越大的眼镜,允差值越小。

眼球水平向转动的能力大于垂直向,在水平方向眼外肌能克服的棱镜效应,即能耐受的棱镜量大于垂直方向,因此,同一度数的眼镜,其光心距水平方向允差会大于垂直互差允差。

(二) 关于应力仪的使用

应力仪是一种用两片偏振膜上下摆放制成的小仪器(图2-5-28A),偏振膜是只允许某个方向光线进入的膜,偏光太阳镜中即加入了偏振膜。应力仪上方的偏振膜可旋转调整方向,上下两片膜平行时最亮(图2-5-28B),垂直时最暗(图2-5-28C),呈一定角度时,半亮暗,可用于检测镜片内部应力大小(图2-5-28D),即镜片受到镜圈挤压后产生的抵抗力的大小。

检测时,将镜片放入上下偏振膜之间,垂直往下观察镜片,黑色条纹的位置表示有应力存在,越黑应力越大(图2-5-29A、图2-5-29B),整体或局部应力过强可能导致镜片跌落

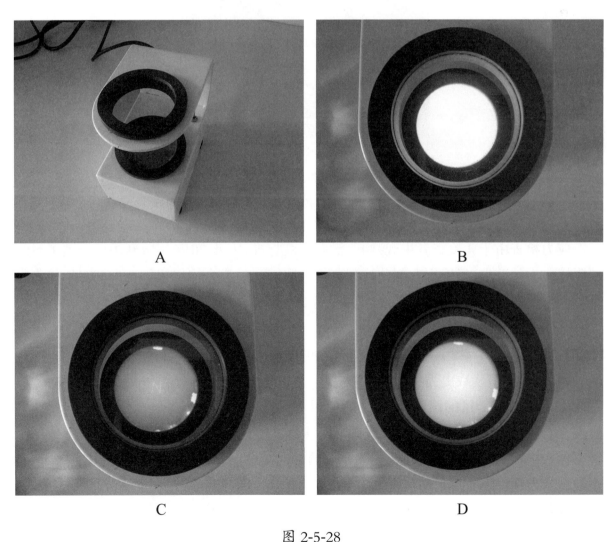

A

B

C

D

图 2-5-28

A. 应力仪;B. 上下偏振膜平行;C. 上下偏振膜垂直;D. 上下偏振膜呈一定角度

时易碎,较敏感配戴者还可能感觉视物变形,头晕。若没有黑色条纹,提示应力不大(图2-5-29C),可能镜片偏小,较易从镜圈中脱出。

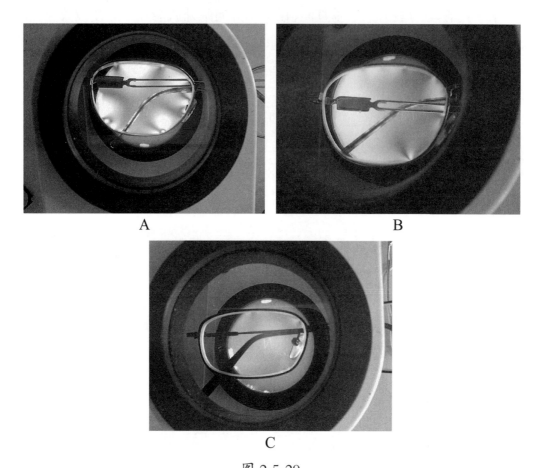

A   B

C

图 2-5-29

A. 中间应力较大;B. 鼻侧应力较大;C. 应力不大

应力检查由于凭检查者主观判断,没有客观标准,因此 2011 年版新国标取消了对配装眼镜应力的要求,但确实有部分检测合格的眼镜配戴者会抱怨视物变形、头晕,检测发现时应力过强导致,因此,应力仪的使用仍有必要掌握。

(三)关于手动焦度计游标尺的读数

目前市场上手动焦度计主要有 0.12 和 0.25 两种精度,为了使读数更为精确,很多焦度计测量手轮采用了游标卡尺的设计原理,分为主尺和副尺两个部分。副尺中间最长的红线为 0 刻度线,上下各八格(图 2-5-30),即精度为主尺精度的 1/8。主尺精度为 0.12D,则副尺精度为 0.015D。

读数时先观察红线对准的主尺刻度(图 2-5-31),在 +2.00D 与 +2.12D 之间,再观察副尺,红线向上第三条线与主尺刻度最接近对齐,则为

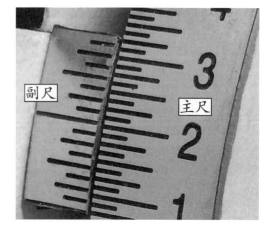

图 2-5-30 读数刻度的主尺和副尺

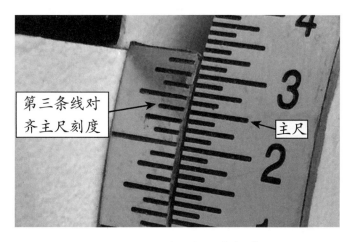

图 2-5-31 游标副尺读数举例

3×0.015=0.045D,因此,镜片顶焦度为 +2.045D。

八、习题

1. 配镜处方 R:−8.50D,L:−9.25D,根据国标,其顶焦度允差分别为（ ）

   A. ±0.12D、±0.12D

   B. ±0.18D、±0.12D

   C. ±0.12D、±0.18D

   D. ±0.18D、±0.18D

2. 配装眼镜的顶焦度绝对值为 2.25 至 4.00 时,光学中心水平允许偏差为（ ）mm

   A. 6.0　　　　　　　　　　　B. 4.0

   C. 3.0　　　　　　　　　　　D. 2.0

3. 配装眼镜处方为 R:+2.00　L:+2.50,根据国标,光学中心水平允差为（ ）mm

   A. 5.0　　　　　　　　　　　B. 4.0

   C. 3.0　　　　　　　　　　　D. 2.0

4. 配装眼镜的顶焦度绝对值为 1.25 至 2.00 时,光学中心垂直互差允许偏差为≤（ ）mm

   A. 3.0　　　　　　　　　　　B. 2.0

   C. 1.0　　　　　　　　　　　D. 0.5

5. 配装眼镜处方为 R:+2.00　L:+2.50,根据国标,光学中心垂直互差允差为≤（ ）mm

   A. 4.0　　　　　　　　　　　B. 3.0

   C. 2.0　　　　　　　　　　　D. 1.0

6. 配装眼镜处方为 R:+2.00　L:+1.50,根据国标,光学中心单侧水平偏差允差为（ ）mm

   A. 5.0　　　　　　　　　　　B. 4.0

   C. 3.0　　　　　　　　　　　D. 2.0

7. 手动焦度计操作顺序为（ ）

A. 校正 - 调焦 - 放置镜架 - 旋转度数手轮至清晰 - 调整镜架至视标中心重合 - 记录度数打点光心

B. 放置镜架 - 校正 - 调焦 - 调整镜架至视标中心重合 - 记录度数打点光心

C. 调焦 - 校正 - 放置镜架 - 旋转度数手轮至清晰 - 调整镜架至视标中心重合 - 记录度数打点光心

D. 放置镜架 - 旋转度数手轮 - 调焦 - 记录度数 - 调整镜架 - 打点

8. 配装眼镜产品合格证上除( )均需完整填写才能配发给消费者

A. 镜片顶焦度

B. 光学中心水平偏差值

C. 镜架品牌型号

D. 瞳距

9. 眼镜检测结果( )才是合格眼镜

A. 每项都合格

B. 只有一项不合格

C. 不超过三项不合格

D. 以上均不对

10. 不属于配装眼镜检测项目的是( )

A. 镜片顶焦度偏差

B. 光学中心水平偏差

C. 外观质量

D. 镜片抗冲击能力

（唐 洁）

●●● 情 境 小 结 ●●●

学习情境二是对眼镜定配中关于全框金属架树脂球镜半自动定配这一代表性工作任务的教学实施。

学生进行了核对订单、商品检测、半自动磨边机加工制作、整形、配装镜质检五个学习任务的学习与实训,要求能通过以下考核要求。

考核内容

全框金属远视眼镜装配(半自动磨边)

以教学班内已配戴眼镜的同学的处方单(开具配镜处方)、指定金属全框眼镜架、远视树脂镜片为工作对象,独立完成制模机制模和半自动磨边机磨边装配流程,包括核对配镜单、镜片检测、镜架检测、半自动加工装配、配装镜整形清洁、质检交镜。

具体要求

1. 能读懂审核远视眼配镜处方,并根据处方要求选择镜架、镜片、确定加工流程,能检测镜架、镜片是否合格,并判断是否合适定配。

2. 能按加工要求规范使用半自动磨边机(及配套工具)、自动焦度计、望远式焦度计等仪器设备进行加工镜片、正确装配,符合国家质量标准要求。

3. 能使用整形工具进行金属镜架整形,符合国家标准要求。

4. 能对装配远视眼镜进行光学参数和装配质量的检测和包装配送。

5. 安全生产遵守纪律,爱护和正确使用工具、仪器,进行实训室场地内设备的日常维护与保养。

情境三
全框板材架球柱镜定配

情境描述

××眼镜公司定配工接到门店送来的一份配镜订单及板材全框眼镜架一副,散光树脂镜片一副,要求定配加工。定配加工好的眼镜必须完全符合配镜订单的处方要求和加工要求,并符合单光定配眼镜国家标准的各项规定。

定配的工作流程如下:

1. 核对配镜订单信息,镜架、镜片商品参数,分析复性散光处方,明确全框板材架的加工要求。

2. 检测镜片顶焦度和外观质量、镜架外观质量。

3. 按照处方轴向要求标记镜片光心和加工基准线。

4. 基准线法测量镜架尺寸,检测规格质量,并按照配镜单瞳距要求计算移心量和镜片最小直径要求,分析是否合适定配。

5. 制模机制作模板,定中心仪确定加工中心和定位,上吸盘。

6. 设置强制尖边和基弯,进行半自动磨边加工。

7. 利用烘热器加热软化镜架,装配镜片及进行标准整形。

8. 进行配装镜的质检并判断是否合格,作出检验结果判断。

9. 完好包装并填写相关标志进行配送。

10. 遵守半自动加工场地安全生产要求,对使用的仪器和工具进行维护保养和故障排除。

任务一 核对加工单据

一、学习目标

能力目标	知识目标	素质目标
• 能按要求进行复性近视、远视散光的处方转换 • 核对配镜处方与球柱镜片的包装标志 • 核对订单与塑料镜架的产品标记 • 明确半自动加工的特殊要求	• 复性散光的处方含义 • 球柱镜的光学特性和分类 • 散光眼的屈光特点和矫正原理 • 塑料眼镜架的材料分类和性能特点 • 树脂镜片的材料特性	• 认真仔细的工作习惯 • 安全生产的意识

二、任务描述

××公司加工中心接到门店销售部门送来的一份配镜订单及全框板材眼镜架一副，近视散光树脂镜片一副，要求定配加工，首先要核对单据。配镜订单(图 3-1-1)与送来的

××× 眼镜公司						
配镜订单						
客户	张 ×	电话	138×××××××		年龄	27 岁
住址	天津市和平区			接单日期		
配镜处方		DS	DC	AX	VA	PD	备注 /PH
远用	R	−2.00	−1.00	180	1.2	32mm	
	L	−2.50	−0.75	180	1.2	33mm	
原镜度	R						
	L						

配镜商品资料					
	品牌产地	型号或材料	单价	数量	总价(订金)
镜架	上海	BAN40017 板材 52-18-140	358.00	1	856.00
镜片	上海	树脂	498.00	1	
加工要求		特殊加工	全框☑	开槽□	钻孔□	抛光□
			染单色□	染双色□	改形□	胶架□
		客户签名：		取镜时间：		

图 3-1-1 配镜订单

镜片镜架是否一致（图 3-1-2、图 3-1-3）

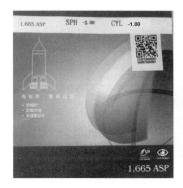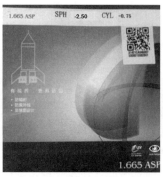

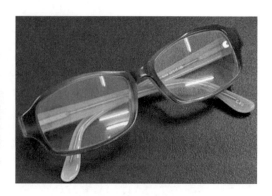

图 3-1-2　带包装袋的镜片　　　　　　　图 3-1-3　板材眼镜架

三、知识准备

（一）散光眼

若眼球各个方向对光线的屈折能力不同,则当眼调节静止时,平行光线经过人眼屈光系统屈折后,不能形成一个焦点,而是在不同位置形成前后两条焦线,两条焦线的距离为散光的大小,距离越远,散光越大。在两条焦线之间有一个位置,会形成一个最小的正圆形,该正圆称为最小弥散圆（图 3-1-4）。

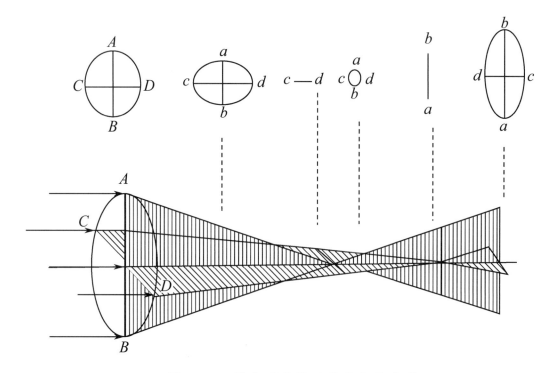

图 3-1-4　散光眼成像的焦线与弥散圆

（二）柱镜矫正散光眼的原理

1. 如果两焦线互相垂直即为规则散光,在静屈光状态下,根据前后两条焦线距离视网膜的位置,可以将规则散光分为五种类型(图3-1-5A~图3-1-5E)。

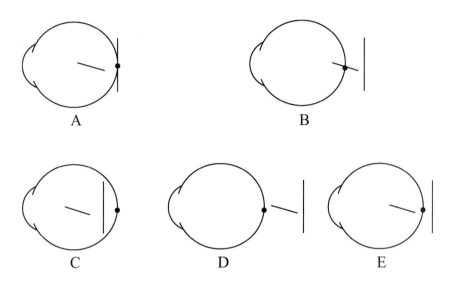

图 3-1-5 规则散光分类

A. 单纯近视散光;B. 单纯远视散光;C. 复性近视散光;D. 复性远视散光;E. 混合散光

2. 规则散光可用柱镜或球柱镜矫正,使两焦线合并在视网膜上成一焦点。柱镜即为圆柱体切下的一部分,凸圆柱透镜决定光是会聚的(图3-1-6A),凹圆柱透镜决定光是发散的(图3-1-6B)。柱镜各子午线上屈光力不等,且按规律周期变化。

我们可以应用这种透镜使焦线位置改变,从而使两条焦线距视网膜的位置相等,也就是说,让前后两条焦线相交重合形成一个焦点(图3-1-6C)。

如果为单纯近视散光或单纯远视散光,我们可以直接利用柱镜矫正散光,即单纯散光镜片,使前后两条焦线重合形成焦点。若为复性近视散光,复性远视散光或混合散光则需要球镜联合柱镜来矫正,即球柱镜片,使前后两条焦线重合形成的焦点同时落在视网膜上。

如果两焦线不垂直即为不规则散光,则无法用光学镜片矫正。

（三）球柱透镜的光学恒等变化

球柱透镜的处方表达有三种不同的形式,因此,处方书写不同的镜片有可能其屈光度是一致的,将一种球柱处方转换为另一种球柱处方称为光学恒等变化,方法如下:

1. 新球面透镜的顶焦度 = 原球面透镜与原柱面透镜顶焦度之代数和

2. 新柱面透镜的顶焦度 = 原柱面透镜顶焦度的相反数

3. 新轴位 = 原轴位 +90(原轴位小于等于90)

      或 = 原轴位 −90(原轴位大于90)

我们可以用"求和、变号、转轴"这个口诀来方便记忆。

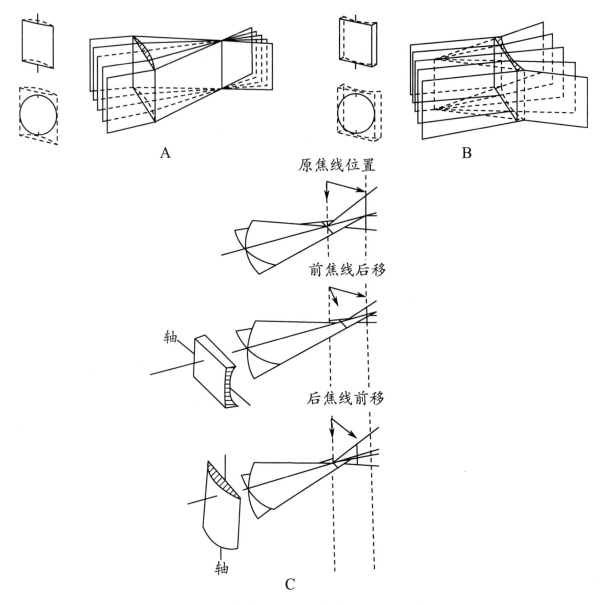

图 3-1-6　柱镜矫正规则散光的原理示意图

A. 凸柱镜的光学特点；B. 凹柱镜的光学特点；C. 柱镜矫正规则散光的原理图

例：将表 3-1-1 远用处方右眼进行光学恒等变化。

表 3-1-1　远用处方（示例）

配镜处方		DS	DC	AX	VA	PD	备注 /PH
远用	R	−2.50	−0.75	180	1.2	32	
	L	−2.00	−1.00	180	1.2	33	

1. 求和：−2.50+（−0.75）=−3.25 为新球镜

2. 变号：−0.75 前符号变为正号→ +0.75

3. 转轴：新轴位 =180−90=90

故光学恒等变化后的结果为 −3.25DS/+0.75DC×90

（四）塑料眼镜架按加工工艺分类

1. 板材镜架　以棉毛化学处理成粉状,溶解于醋酸中,加入可塑剂和着色剂,经过滤程序后,在高温状态下制成大块板状,经干燥处理后,切割成适当大小的条状或切片,作为板材架原料,再经粘贴、车削、打磨、上光、抛光等复杂工序加工而成。板材加工工艺的镜架常用原材料有醋酸纤维、环氧树脂等(图 3-1-7)。

2. 注塑镜架　由热塑性合成树脂胶粒,经加温后用注塑机挤压成型,再经过表面刮削、研磨、喷漆着色或烫印着色等工序加工而成。注塑加工工艺的镜架常用原材料有丙酸纤维(CP)、硝酸纤维、塑胶钛(TR-90)、热塑性弹性体 / 橡胶(TPE/TPR)、塑钢(PEI)、聚碳酸酯(PC)等(图 3-1-8)。

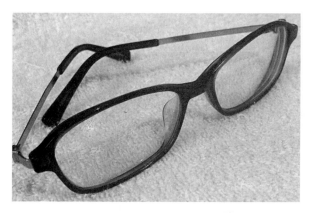 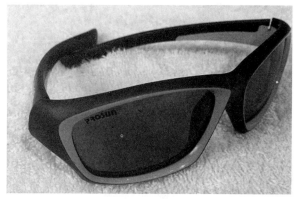

图 3-1-7　板材镜架外观　　　　　图 3-1-8　热塑性橡胶 TPR 镜架

（五）高折射率树脂镜片材料特性

目前树脂镜片材料的发展非常迅速,已经出现中折射率和高折射率的树脂材料,这些中高折材料的树脂材料大多都是热固性树脂。改变镜片的折射率的技术很多,例如在材料中加入苯环结构,或者加入重金属原子。

与折射率 1.49 的传统树脂材料 CR-39 相比,中高折射率树脂材料制造的镜片更薄、更平。目前中高折射率树脂镜片的折射率有 1.56、1.61、1.67、1.74 这几种,随着新型材料的研发和原有材料的改良,树脂镜片会有更多更好的性能。

（六）热塑性材料(聚碳酸酯,简称 PC)镜片的特性

热塑性材料如 PMMA 在 20 世纪 50 年代被首次用于制造镜片,但因其受热易变形及耐磨性差等缺点,逐渐被淘汰,现多用于镜架衬片。取而代之的是 CR-39 等热固性树脂镜片。

由于聚碳酸酯 PC 材料的发展,将热塑性材料又带回了镜片领域。PC 约在 1995 年被发现,经历数年的研制和多次的改良,被应用于光学矫正,其光学质量已经可与其他传统镜片材料相媲美。

PC 具有许多优点:出色的抗冲击性(是 CR-39 的 10 倍以上),质量非常轻,抗紫外线性能好(385nm),而且耐高温(软化点为 140°C/280°F),表面可进行镀膜处理。

虽然 PC 材料本身的表面硬度低,但通过镀加硬膜可得到弥补;其阿贝数较低(V_e=31, V_d=30),但在实际应用中,对绝大多数配戴者并没有显著的影响。制作成型的 PC 镜片虽然不易着色,但可以通过原材料着色而制作不同颜色的 PC 镜片。可见,PC 材料的缺点通过各种工艺的弥补,可得到相当的改良。

四、实施步骤

```
核对配镜订单的内    →    能按订单要求    →    明确半自动
容和散光处方内容         进行处方转换         加工要求
```

五、实训与评价

实训一 处方转换 准备一些处方单,考核学生能否正确进行处方转化(图 3-1-9)。

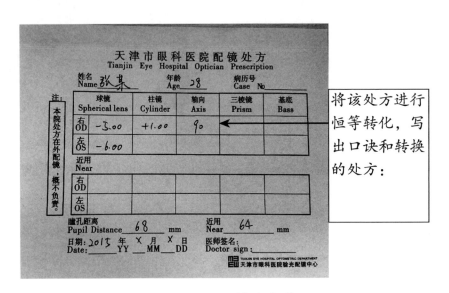

图 3-1-9 配镜处方单

实训二 准备一些散光镜片包装袋,让学生表述各个散光镜片的类型。完成表 3-1-2 填写并交互批改。

表 3-1-2 判断镜片散光类型

镜片包装袋	判断类型	批改
DS+1.00　DC−1.00		
DS+3.00　DC−1.00		
DS−2.00　DC−1.00		
DS　0　DC−1.00		
DS+0.50　DC−1.00		
老师评分＿＿＿＿＿＿＿　　存在问题:		

实训三 张某,25 岁,联系电话 138××××××××,在 ×× 眼镜店的验光结果如下,R:−1.00/+0.50×180 1.0 L:−0.50×180 1.0,远用瞳距 68mm,近用瞳距 63mm,希望配一副远用眼镜。对照上述信息查找图 3-1-10 的配镜订单中的错误,并改正。

×××眼镜公司							
配镜订单							
客户	张×		电话	138×××××××		年龄	26
住址					接单日期		
配镜处方		DS	DC	AX	VA	PD	备注/PH
远用	R	−0.50	−0.50	180		63	
远用	L	−0.50		180		63	
近用	R						
近用	L						
原镜度	R						
原镜度	L						
老师批改评分:							

图 3-1-10 配镜订单

六、常见问题

散光处方书写可用柱镜/柱镜、球镜/正柱镜或球镜/负柱镜三种不同形式,书写不同处方形式称为处方转换。

例如,配镜处方双眼 −6.00DS/+1.00DC×90 处方转化为 −5.00DS/−1.00DC×180 的恒等转化,既可应用口诀,也可应用光学十字图来分解合成(图 3-1-11)。

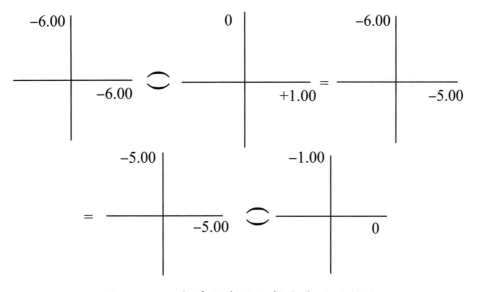

图 3-1-11 光学十字图分解合成处方转换

七、知识拓展

如何辨别散光镜片

方法一:利用柱镜镜片视觉像移的原理,旋转镜片看是否出现剪动。有剪动则镜片为散光镜片,否则为单纯球镜(图 3-1-12)。

方法二:将镜片的凸面朝上放在桌上,看镜片是否可以平放不动,若不可以则说明有散光成分(图 3-1-13)。这是由于绝大部分的散光镜片柱镜设计在内表面导致镜片内表面边缘不平整导致的,但如果柱镜设计在外表面的散光镜片则无法用此方法辨别了。

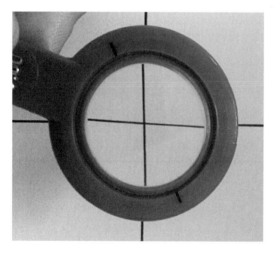
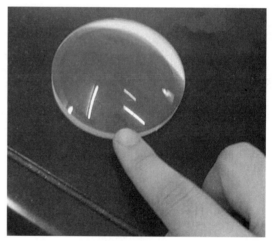

图 3-1-12　试镜片示意剪动现象　　　图 3-1-13　触碰边缘看镜片是否平放

方法三:观察镜片侧面厚度是否一致,若厚薄不一说明有散光成分,当柱镜度数越高,这一现象越明显(图 3-1-14)。

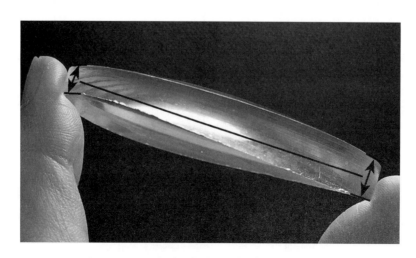

图 3-1-14　散光镜片边缘厚度差异特写

八、习题

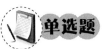 **单选题**

1. 关于球柱透镜的说法不合适的是（　　　）

   A. 通过球柱透镜后的光束形成两条相互垂直的焦线

   B. 通过单纯近视散光镜片后的光束形成一条焦线

   C. 通过球柱面透镜的光束将形成一史氏光锥

   D. 通过球柱面透镜的光束的横切面即为竖椭圆、横椭圆和最小弥散圆

2. +1.00DS/+2.00DC×180 可分解为（　　　）

   A. +2.00DS/+1.00DC×180

   B. −1.00DS/+3.00DC×180

   C. +1.00DC×180/+3.00DC×90

   D. +1.00DC×90/+3.00DC×180

3. 将一种球柱面透镜转为另一种球柱面形式的步骤不包括（　　　）

   A. 新球面透镜的镜度为原球镜与柱镜镜度的代数和

   B. 原镜球柱面绝对值和与新镜球柱面透镜绝对值和相同

   C. 新柱面透镜的镜度与原柱镜镜度相同，但符号相反

   D. 新柱镜轴向与原柱镜轴向垂直

4. 球柱面透镜的转换七字口诀为（　　　）

   A. 小数差、同符号、转向

   B. 十字图、符号异、同向性

   C. 代数和、变号、转向

   D. 只加不减、变号、同向

5. 一个子午线像位于视网膜前，另一个子午线像位于视网膜后的散光为（　　　）

   A. 混合散光

   B. 复合近视性散光

   C. 复合远视性散光

   D. 单纯近视性散光

6. 醋酸纤维素镜架属于（　　　）类型镜架

   A. 热塑性树脂

   B. 热固性树脂

   C. 热塑性与热固性树脂

   D. 金属类型

7. 硝酸纤维素属于（　　　）性材料

A. 金属　　　　　　　　　　B. 天然

C. 热固性非金属　　　　　　D. 热塑性非金属

8. 下面不属于环氧树脂镜架的优点的是(　　　)

A. 强度大、硬度高、不易碎

B. 耐热性强、不易熔化

C. 耐酸性物质腐蚀

D. 可塑性好、易染色

9. 不规则散光各子午线屈光力不等,且不相垂直,故(　　　)柱镜矫正

A. 可以用任意的　　　　　　B. 不可以用

C. 可以用特殊的　　　　　　D. 可以用球

10. 下列属于 PC 镜片缺点的是(　　　)

A. 抗冲击性强　　　　　　　B. 质量轻

C. 阿贝数大　　　　　　　　D. 表面硬度低

(武麟添)

任务二　商品质检核对

一、学习目标

能力目标	知识目标	素质目标
• 检测镜片、镜架外观质量 • 手动焦度计测定球柱镜顶焦度 • 目测法标记球柱镜光心及轴向 • 利用散光轴线图按照处方要求确定加工基准线并标记 • 判断镜架尺寸是否合适装配 • 手动焦度计打印偏移的检测方法	• 国家标准:镜片顶焦度允差 • 国家标准:镜片的材料和表面质量 • 加工基准线的作用 • 环曲面透镜片形设计	• 科学严谨 • 责任感强 • 勤于思考 • 钻研精神

二、任务描述

××公司加工中心接到门店销售部门送来的一份配镜订单及塑料全框眼镜架一副,近视散光镜片一副,要求定配加工(图 3-2-1)。定配前要求检测镜片、镜架外观质量及规格尺寸,自动焦度计测定球柱镜顶焦度并标记光心和轴向基准点,判断镜架尺寸是否合适装配并填写定配前质检单(图 3-2-2)。

×××眼镜公司						
配镜订单						
客户	张×		电话	138×××××××	年龄	27
住址	天津市和平区			接单日期		
配镜处方		DS	DC	AX	VA	PD	备注/PH
远用	R	−2.00	−1.00	180	1.2	32mm	
	L	−2.50	−0.75	180	1.2	33mm	
原镜度	R						
	L						
配镜商品资料						
	品牌产地		型号或材料	单价	数量	总价(订金)
镜架	上海		BAN40017 板材 52-18-140	358.00	1	856.00
镜片	上海		树脂	498.00	1	
加工要求	特殊加工		全框☑	开槽□	钻孔□	抛光□
			染单色□	染双色□	改形□	胶架□
	客户签名：				取镜时间：	

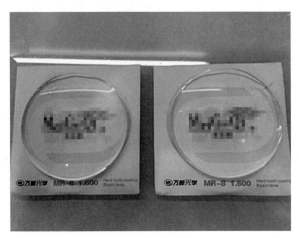 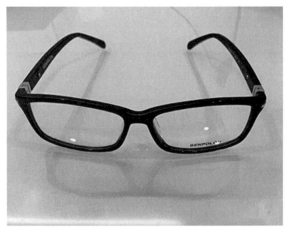

图 3-2-1　待测散光树脂镜片及塑料镜架

顾客姓名		年龄		验配时间			联系方式	
镜片品牌及规格			镜片顶焦度标称值	OD	S:		PD	
					C:			
				OS	S:			
					C:			
镜架品牌及规格								
定配前质量检测项目								
右片顶焦度			国标允差	S:		是否合格	是☐	否☐
				C:				
左片顶焦度			国标允差	S:		是否合格	是☐	否☐
				C:				
镜片尺寸						是否合格	是☐	否☐
镜片外观质量		在以基准点为中心,直径为30mm的区域内,镜片的表面或内部都不应出现可能有害视觉的各类疵病				是否合格	是☐	否☐
镜架外观质量		镜架表面无镀层脱落、明显擦痕、零件缺失等疵病,镜圈、鼻托对称				是否合格	是☐	否☐
镜架规格尺寸	镜圈:		国标允差			是否合格	是☐	否☐
	鼻梁:		国标允差					
	镜腿:		国标允差					
移心量	水平:					能否装配	能☐	否☐
	垂直:							
质检人员签名:						日期:		

图 3-2-2 定配前质检单

三、知识准备

(一) 环曲面透镜

1. 环曲面　目前市场上常见的散光镜片几乎都是环曲面镜片。环曲面是指相互垂直的两个主子午线方向均有曲率,但曲率不相等。其中曲率最小的圆弧称为基弧;曲率最大的圆弧称为正交弧。常见环曲面有三种(图3-2-3)。

2. 环曲面透镜　透镜的两个表面一面是环曲面,另一面是球面称为环曲面透镜。与单纯柱面或球柱面透镜相比,环曲面透镜无论是在外观上还是在成像质量上都优于前者(图3-2-4)。

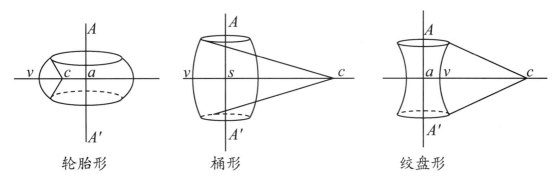

轮胎形　　　　　　桶形　　　　　　绞盘形

图 3-2-3　常见环曲面形式

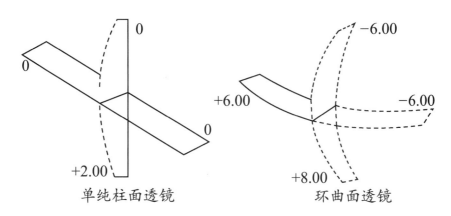

单纯柱面透镜　　　　　　环曲面透镜

图 3-2-4　单纯柱面透镜与环曲面透镜

环曲面透镜通常有两种形式。如果将环曲面制作在透镜的外表面(内表面为球面),称为外环曲面,通常眼镜行业称之为外散镜片。其表达式为:

$$\frac{基弧/正交弧}{球弧}$$

如果将环曲面制作在透镜的内表面(外表面为球面),称为内环曲面,通常眼镜行业称之为内散镜片。其表达式为:

$$\frac{球弧}{基弧/正交弧}$$

内散镜片由于外表面是球面,内表面是环曲面,故其外观比外散镜片好看。此外内散镜片在成像质量和消除像差等方面明显优于外散镜片,眼镜定配时镜片尖边均匀,配装眼镜美观,因此市场上常见的散光镜片主要是内散镜片。

3. 内环曲面透镜与外环曲面透镜的识别　利用环曲面镜片一面是环曲面,另一面是球面的特点,可对内环曲面透镜与外环曲面透镜进行识别(图 3-2-5)。

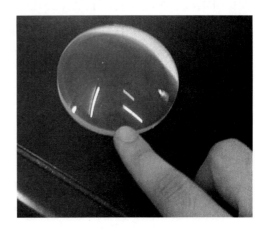

图 3-2-5　内环曲面透镜与外环曲面透镜的识别

161

（1）将环曲面透镜的凸面朝上放置在平整的桌面上。

（2）用手轻压镜片边缘。由于外环曲面镜片内表面是球面,所以镜片内缘平整与桌面吻合接触轻压镜片边缘不会出现晃动现象;相反,内环曲面镜片内表面是环曲面,各方向曲率不同,与桌面接触不吻合,轻压镜片边缘会出现晃动现象。

（二）单光眼镜镜片顶焦度允差（D）

GB 10810.1—2005 规定顶焦度允差应符合表 3-2-1 规定。球面、非球面及散光镜片的顶焦度,均应满足每主子午面顶焦度允差 A 和柱镜顶焦度允差 B。

表 3-2-1　单光眼镜镜片顶焦度允差

顶焦度绝对值最大的子午面上的顶焦度值 /D	每主子午面顶焦度允差,A/D	柱镜顶焦度允差,B/D			
		≥ 0.00 和 ≤0.75	>0.75 和 ≤4.00	>4.00 和 ≤6.00	>6.00
≥ 0.00 和 ≤3.00	±0.12	±0.09	±0.12	±0.18	±0.25
>3.00 和 ≤6.00					
>6.00 和 ≤9.00	±0.12	±0.12	±0.18		
>9.00 和 ≤12.00	±0.18			±0.25	
>12.00 和 ≤20.00	±0.25	±0.18	±0.25		
>20.00	±0.37	±0.25		±0.37	±0.37
备注:批量生产老视眼镜的两镜片顶焦度互差不得大于 0.12D					

（三）眼镜移心加工毛边眼镜片最小有效直径

在眼镜定配过程中,可能会碰到顾客左右单眼瞳距不等情况,此时左右眼所需镜片最小直径不同,可以根据戴镜者单眼瞳距、镜圈最大径、加工耗损量等数据计算满足定配需要的单眼最小毛边镜片直径,公式为:

镜片最小直径 =（FPD– 单眼瞳距 ×2)+ 镜圈最大径 + 加工耗损量

例: 配镜订单数据(图 3-2-1)显示参数,某近视散光患者瞳距(PD)为 32/33mm,测量镜架几何中心距离(FPD)为 70mm,测量镜框最大径尺寸为 54mm,求镜片所需最小直径。

解: 右眼镜片最小直径 =（FPD– 右眼单眼瞳距 ×2)+ 镜圈最大径 + 加工耗损量

=（70–32 × 2)+54+2=62（mm)

因此例题中右眼镜片所需最小有效直径为 62mm。

左眼镜片最小直径 =（FPD– 左眼单眼瞳距 ×2)+ 镜圈最大径 + 加工耗损量

=（70–33 × 2)+54+2=60（mm)

因此例题中左眼镜片所需最小有效直径为 60mm。

四、实施步骤

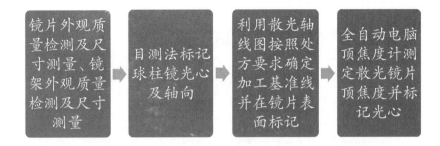

(一) 检测镜片、镜架外观质量及镜片、镜架尺寸测量

1. 镜片外观质量和内在疵病检测以及尺寸测量(图 3-2-6、图 3-2-7),并填写质检单,对照国家标准 GB 10810.1—2005 规定判断待测镜片是否合格(图 3-2-8)。

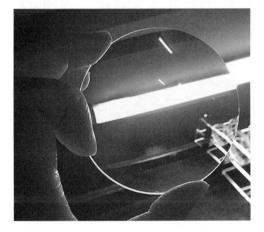

图 3-2-6　镜片外观质量和内在疵病检测

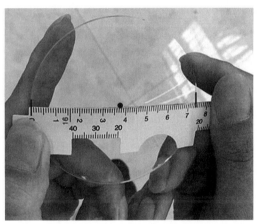

图 3-2-7　镜片尺寸测量

镜片品牌及规格	1.523绿膜树脂镜片　直径75mm	镜片顶焦度标称值	OD	S:	PD	
				C:		
			OS	S:		
				C:		
定配前质量检测项目						
镜片外观质量	在以基准点为中心,直径为30mm的区域内,镜片的表面或内部都不应出现可能损害视力的各类疵病	是否合格			是☑　否☐	
镜片尺寸	74mm	是否合格			是☑　否☐	
质检人员签名:　　　　　　　　　　日期:						

图 3-2-8　填写定配前质检单并判断待测镜片是否合格

163

2. 镜架外观质量及镜架尺寸检测

(1) 在不借助于放大镜或其他类似装置的条件下,将镜架置于两只 30W 日光灯照射下,面对黑色消光背景,用目视方法检测镜架外观质量(图 3-2-9)。

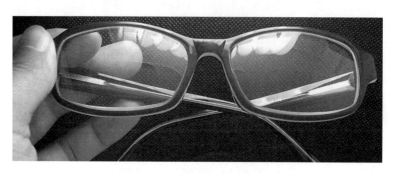

图 3-2-9　镜架外观质量检测

(2) 因镜架标记"52-18-140",按基准线法测量,先测量镜圈上下最高、最低点长度,标出中点位置,再将瞳距尺过该中点,水平测量镜圈与瞳距尺相交点的尺寸(图 3-2-10),确定镜圈、鼻梁尺寸,再测量镜腿尺寸,填写质检单,核对眼镜架标准规格,对照国家标准 GB 10810.1—2005 规定判断镜架是否合格(图 3-2-11)。

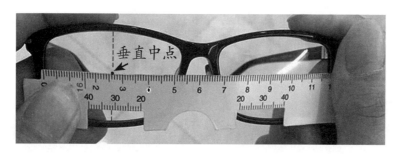

图 3-2-10　镜架尺寸测量

镜片品牌及规格	1.523绿膜树脂镜片 直径75mm	镜片顶焦度标称值	OD	S:	PD	
				C:		
			OS	S:		
				C:		
镜架品牌及规格	××品牌　板材全框　52-18-140					
定配前质量检测项目						
镜架外观质量	镜架表面无镀层脱落、明显擦痕、零件缺失等疵病,镜圈、鼻托对称				是否合格	是☑ 否□
镜架规格尺寸	镜圈:52mm	国标允差	±0.5mm	是否合格	是☑ 否□	
	鼻梁:18mm	国标允差	±0.5mm			
	镜腿:140mm	国标允差	±2.0mm			
质检人员签名:　　　　　　　　日期:						

图 3-2-11　填写定配前质检单并判断镜架是否合格

（二）利用散光轴线图按照处方要求确定加工基准线并在镜片表面标记

1. 利用视觉像移法判断待测镜片是否是散光镜片

（1）手持待测镜片置于眼前,镜片与十字坐标图平行并保持一定距离(图 3-2-12)。

（2）做旋转试验:将镜片左右来回旋转,观察镜片视觉像移现象,若产生剪刀动,说明待测镜片为散光镜片(图 3-2-13)。

2. 判断散光镜片屈光类型

（1）手持待测镜片置于眼前,镜片与十字坐标图平行并保持一定距离。旋转镜片,使由镜片看到的十字与透镜外十字重合(图 3-2-14)。

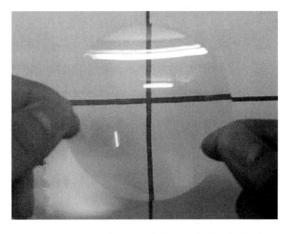

图 3-2-12 利用视觉像移法鉴别镜片

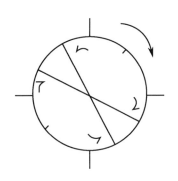 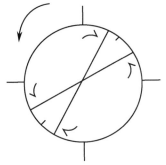 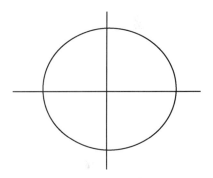

图 3-2-13 旋转试验　　图 3-2-14 通过镜片看到的十字与透镜外十字重合

（2）横移试验:将镜片在水平方向做左右平行移动和垂直方向做上下平行移动,分别观察透镜视觉像移现象。

1）在水平和垂直两个方向,视像一方向呈现顺动,另一方向呈现不动,是单纯近视散光镜片(图 3-2-15)。

2）在水平和垂直两个方向,视像一方向呈现逆动,另一方向呈现不动,是单纯远视散光镜片(图 3-2-16)。

3）在水平和垂直两个方向,视像均呈现顺动,是复性近视散光镜片(图 3-2-17)。

4）在水平和垂直两个方向,视像均呈现逆动,是复性远视散光镜片(图 3-2-18)。

5）在水平和垂直两个方向,视像一方向呈现逆动,另一方向呈现顺动,是混合散光镜片(图 3-2-19)。

3. 标记散光镜片光心并利用散光轴线图按照处方要求确定加工基准线。

（1）手持待测镜片置于眼前,镜片与十字坐标图平行并保持一定距离。旋转并横移镜片,使通过镜片看到的十字与透镜外十字重合(图 3-2-20)。

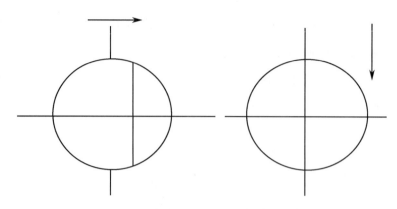

图 3-2-15　单纯近视散光镜片视觉像移

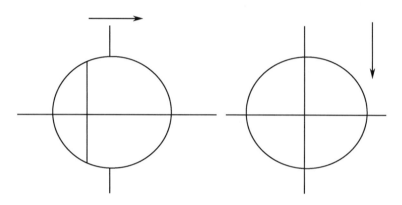

图 3-2-16　单纯远视散光镜片视觉像移

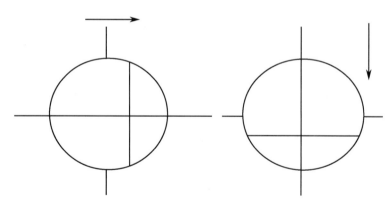

图 3-2-17　复性近视散光镜片视觉像移

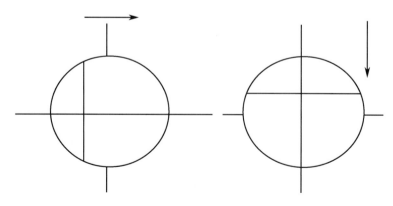

图 3-2-18　复性远视散光镜片视觉像移

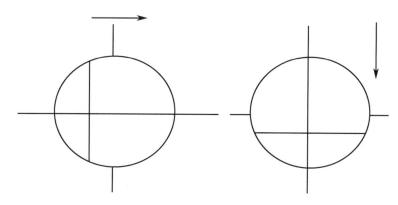

图 3-2-19 混合散光镜片视觉像移

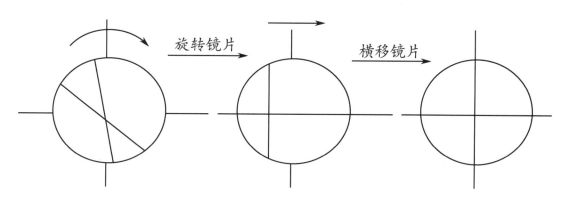

图 3-2-20 确定散光镜片光心与轴向

(2) 标记散光镜片光心与轴向:近视性散光镜片对应十字线顺剪刀动方向是轴的方向,远视性散光镜片对应十字线逆剪刀动方向是轴的方向,用油性笔在镜片上做轴线三点标记,镜片所见十字视像中心就是镜片光学中心(图 3-2-21)。

(3) 利用散光轴线图按照处方要求确定加工基准线:将散光镜片光心与散光轴线图十字坐标中心重合,以及散光镜片轴线按照处方要求与散光轴线图对应角度重合,用油性笔在镜片上沿散光轴线图十字坐标水平线画一条直线,该水平线即为加工基准线(图 3-2-22)。

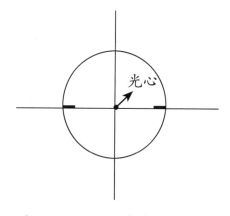

图 3-2-21 标记散光镜片光心及轴线

(三)手动焦度计测定散光镜片顶焦度并印点

1. 测量前准备

(1) 调整目镜视度:通过手动焦度计目镜观察内部分划板上黑色线条清晰程度,可旋转视度调节圈直至固定分划板黑色线条最清晰,补偿测量者屈光异常程度,使被测量镜片顶焦度误差减小到最小。

(2) 接通电源,开启开关,灯泡亮。

167

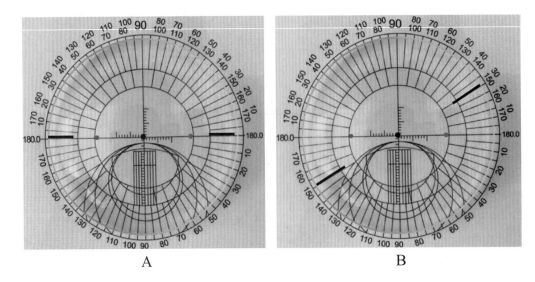

图 3-2-22　利用散光轴线图确定加工基准线

A. 处方要求 180°轴向；B. 处方要求 30°轴向

（3）载镜台未放置待测散光镜片时，转动手动焦度计测量手轮，使其读数置于零位（图 3-2-23）。

2. 对散光镜片的测量

（1）将待测球镜片凸面面对测量者置于载镜台上，打开固定镜片手柄夹紧镜片（图 3-2-24），右手调整载镜台高低并左右移动待测散光镜片，使待测镜片光学中心位于目标分划板中心（图 3-2-25）。

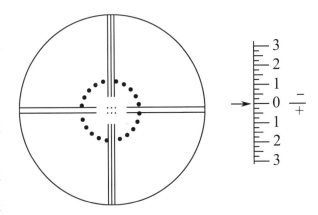

图 3-2-23　手动焦度计零位核对

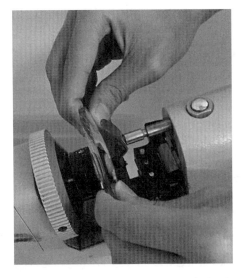

图 3-2-24　放置待测镜片并夹紧固定

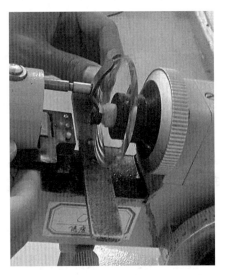

图 3-2-25　调整载镜台高低

168

（2）右手旋转手动焦度计测量手轮（图3-2-26），通过目镜观察目标分划板。

（3）由于待测镜片为散光镜片，所以顶焦度计所显示光标图像不会同时清晰，只能部分清晰。

转动测量手轮的同时调整轴向转盘，直至光标图像线条出现一方向清晰或一方向筒形光斑最清晰，记录此时焦度（M_1，AX_1）（图3-2-27A）；再次转动测量手轮至与

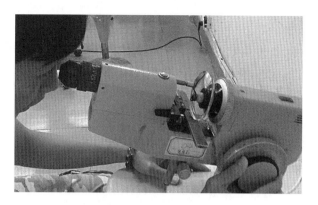

图3-2-26 旋转手动焦度计测量手轮

前一清晰方向垂直的光标图像线条或筒形光斑变为最清晰，记录此时焦度（M_2，AX_2）（图3-2-27B）。

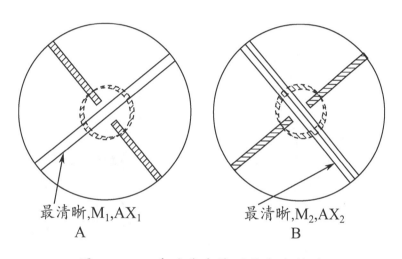

最清晰，M_1，AX_1 最清晰，M_2，AX_2

A   B

图3-2-27 手动焦度计测量散光镜片

待测镜片的顶焦度为：顶焦度绝对值较小值为镜片球面部分，顶焦度绝对值较大值与较小值之差为柱面部分。镜片散光轴向为顶焦度绝对值较大值所对应清晰光标图像线条或筒形光斑的方向。

例如：顶焦度计测量手轮第一次读数（M_1，AX_1）为 –3.00DC×180，第二次读数（M_2，AX_2）为 –2.00DC×90，则该镜片顶焦度为 –2.00DS/–1.00DC×180。

3. 散光镜片印点标记 根据不同用途，散光镜片印点标记可打印轴向，也可针对配镜处方轴向要求打印水平基线。

（1）打印镜片散光轴向标记的做法：将顶焦度计轴向盘转至180°方向，镜片做旋转以适应顶焦度绝对值较大值方向与轴向对应，按下打印机构手柄，在镜片上标记出三点，中间印点即为待测散光镜片光学中心（图3-2-28）。

（2）按轴向要求确定镜片加工基准印点：将顶焦度计轴向盘转至配镜处方轴向要求读数方向，在镜片顶焦度测量时，镜片做旋转以适应顶焦度绝对值较大值方向与轴向对

应,按下打印机构手柄,在镜片上标记出三点,此印点线方向并非镜片轴向方向,而是散光轴向度量起始线,即镜片按轴向要求的加工基准线。同样,中间印点即为待测散光镜片光学中心(图3-2-29)。

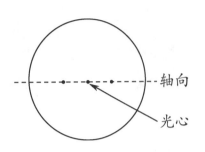

图 3-2-28　镜片散光轴向印点

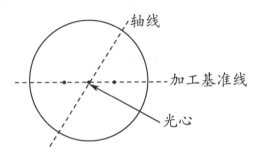

图 3-2-29　按轴向要求确定镜片水平基准线印点

(四) 自动焦度计检测散光镜片操作步骤

1. 检查测量支座上是否有镜片,有则取下,避免出现自检错误。

2. 接通电源,打开焦度计开关。几秒后,液晶屏幕出现初始测量界面(图3-2-30)。

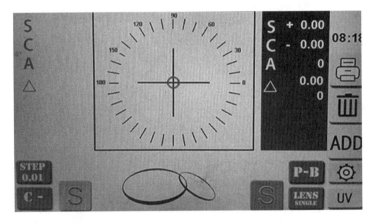

图 3-2-30　自动焦度计初始界面显示

3. 检测人员端坐在焦度计前,将待测镜片凸面朝上放置在镜片测量支座上,拿稳镜片并使镜片保持水平状态,抬起并放下固定支架将镜片固定在镜片测量支座上(图3-2-31)。

4. 略抬起固定支架,移动镜片至镜片对准光心,保持对准光心状态不变,旋转镜片使液晶屏幕上轴位读数与配镜单要求一致(图3-2-32),此时在液晶屏幕上显示出待测镜片各项光学参数(图3-2-33)。

5. 检测人员旋转下压印点旋钮,在镜片上标记出三点(图3-2-34)。此印点线方向为镜片按轴向要求的加工基准线,中间印点为镜片光学中心。抬起固定支架,取下镜片,注意不要碰触标记,否则标记会被擦掉,导致标记不清楚(图3-2-35)。

6. 填写定配前质检单并核对待测镜片顶焦度是否符合国家标准(图3-2-36)。

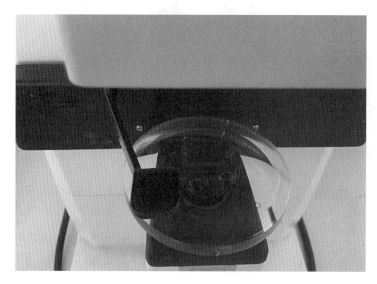

图 3-2-31　镜片固定在镜片测量支座

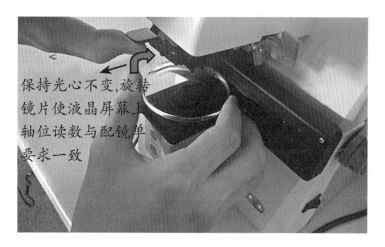

保持光心不变,旋转
镜片使液晶屏幕上
轴位读数与配镜单
要求一致

图 3-2-32　旋转镜片

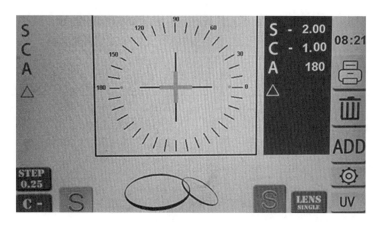

图 3-2-33　镜片测量对准光心并确定散光轴

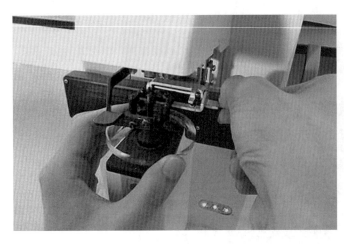

图 3-2-34　旋转印点旋钮

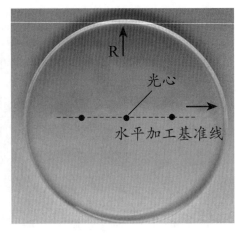

图 3-2-35　确定镜片光学中心和
水平加工基准线

镜片品牌及规格	1.523绿膜树脂镜片 直径75mm	镜片顶焦度标称值	OD	S：-2.00DS	PD	65mm
				C：-1.00DC		
			OS	S：-2.50DS		
				C：-0.75DC		
定配前质量检测项目						
右片顶焦度	S：-2.00DS	国标允差	S：±0.12	是否合格	是☑ 否□	
	C：-1.00DS		C：±0.12			
左片顶焦度		国标允差	S：	是否合格	是□ 否□	
			C：			
质检人员签名：			日期：			

图 3-2-36　填写定配前质检单并核对待测镜片顶焦度

五、实训及评价

实训一　准备五个不同散光镜片,利用手动焦度计测定散光镜片顶焦度并标记镜片光学中心(表 3-2-2)。

表 3-2-2　散光镜片顶焦度测定并标记镜片光心

项目	顶焦度	标记光心	配分	得分和备注
散光镜片 1			10	
散光镜片 2			10	
散光镜片 3			10	
散光镜片 4			10	

续表

项目	顶焦度	标记光心	配分	得分和备注
散光镜片 5			10	
操作者：			评分人：	

实训二 准备五个不同镜片,利用视觉像移现象判断镜片是否含有散光及镜片屈光类型(表3-2-3)。

实训三 要求学生口述并示范如何鉴别内环曲面和外环曲面镜片(表3-2-4)。

表3-2-3 利用视觉像移现象判断镜片性质

项目	是否含有散光	屈光类型	配分	得分和备注
镜片 1			10	
镜片 2			10	
镜片 3			10	
镜片 4			10	
镜片 5			10	
操作者：			评分人：	

表3-2-4 环曲面镜片鉴别

项目	要求	配分	得分和备注
内容	鉴别内容正确,示范方法规范	5	
表达	表达清晰有条理	5	
熟练	流利熟练回答	5	
口述人：		评分人：	

实训四 ××公司加工中心接到门店销售部门送来的一份配镜订单及塑料全框眼镜架一副,近视散光镜片一副,要求定配加工,定配单如下(图3-2-37),定配前请按相应要求进行配前检测并填写质检单(图3-2-38)。

×××眼镜公司						
配镜订单						
客户	张×	电话	135××××××××		年龄	18
住址	广州市越秀区			接单日期	2015.04.25	
配镜处方	DS	DC	AX	VA	PD	备注/PH
远用 R	−1.50	−0.50	170	1.0	31/32	
远用 L	−2.00	−0.50	180	1.0		
近用 R						
近用 L						
原镜度 R						
原镜度 L						

配镜商品资料						
	品牌产地	型号或材料		单价	数量	总价(订金)
镜架		塑料全框 56□16-140 镜圈最大径57mm		158.00	1	256.00
镜片		1.523加硬树脂散光 镜片 直径70mm		98.00	1	
加工要求		特殊加工	全框□	开槽□	钻孔□	抛光□
			染单色□	染双色□	改形□	胶架□
		客户签名:			取镜时间:	

图 3-2-37　配镜订单

顾客姓名		年龄		验配时间			联系方式	
镜片品牌 及规格		镜片顶焦 度标称值		OD	S:		PD	
					C:			
				OS	S:			
					C:			

图 3-2-38　配前检测质检单

镜架品牌及规格						
定配前质量检测项目						
右片顶焦度		国标允差	S:	是否合格	是□	否□
			C:			
左片顶焦度		国标允差	S:	是否合格	是□	否□
			C:			
镜片尺寸				是否合格	是□	否□
镜片外观质量	在以基准点为中心,直径为30mm的区域内,镜片的表面或内部都不应出现可能损害视力的各类疵病			是否合格	是□	否□
镜架外观质量	镜架表面无镀层脱落、明显擦痕、零件缺失等疵病,镜圈、鼻托对称			是否合格	是□	否□
镜架规格尺寸	镜圈:	国标允差		是否合格	是□	否□
	鼻梁:	国标允差				
	镜腿:	国标允差				
移心量	水平:			能否装配	能□	否□
	垂直:					
质检人员签名:				日期:		

图 3-2-38(续)

1. 检测镜片外观质量和内在疵病并进行镜片尺寸测量(表 3-2-5)。

表 3-2-5 镜片外观质量和内在疵病检测及镜片尺寸测量评价标准

项目	要求	配分	得分和备注
内容	检测方法规范、准确	5	
表达	表达清晰有条理	5	
熟练	流利熟练完成操作	5	
操作者:		评分人:	

2. 检测塑料全框镜架外观质量并进行规格尺寸测量(表 3-2-6)。

表 3-2-6 塑料全框镜架外观质量检测及规格尺寸测量评价标准

项目	要求	配分	得分和备注
内容	检测方法规范、测量准确	5	
表达	表达清晰有条理	5	
熟练	流利熟练完成操作	5	
操作者：		评分人：	

3. 利用散光轴线图按照处方要求确定加工基准线并在镜片表面标记（表 3-2-7）。

表 3-2-7 利用散光轴线图确定加工基准线评价标准

项目	要求	配分	得分和备注
内容	操作方法规范、准确	5	
表达	表达清晰有条理	5	
熟练	流利熟练完成操作	5	
操作者：		评分人：	

4. 自动焦度计测定散光顶焦度、标记光心和照处方要求确定加工基准线（表 3-2-8）。

表 3-2-8 散光顶焦度测量、标记光心和确定加工基准线评价标准

项目	顶焦度	标记光心	确定加工基准线	配分	得分和备注
R				15	
L				15	
操作者：				评分人：	

5. 根据镜架规格尺寸和顾客瞳距确定移心量并判断镜架尺寸是否合适装配，要求列出具体计算过程（表 3-2-9）。

表 3-2-9 相关公式运用并计算评价标准

项目	要求	配分	得分和备注
内容	计算水平移心量和确定常规垂直移心量	10	
表达	公式运用得当，表达清晰有条理	5	
熟练	移心方向正确	10	
操作者：		评分人：	

六、常见问题

手动焦度计打印偏移的检测方法：

用标准镜片作为待测镜片，测量过程中将移动分划板像的十字中心与固定分划板的

十字中心对齐,按下打印机构手柄标记镜片中心;将标准镜片旋转180°,再次将移动分划板像的十字中心与固定分划板的十字中心对齐,按下打印机构手柄标记镜片中心;两次光心标记不重合说明望远式顶焦度计打印偏移,此时需要调整顶焦度计打印装置,直至两次光心标记重合为止。

七、习题

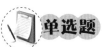 单选题

1. 按国家标准规定,–10.00D 的眼镜片的顶焦度允差为(　　　)

   A. ±0.12D　　　　　　　　　　　B. ±0.08D

   C. ±0.18D　　　　　　　　　　　D. ±0.25D

2. 镀膜镜片配对时不得有明显色差,一般用(　　　)进行判别

   A. 肉眼　　　　　　　　　　　　B. 显微镜

   C. 裂隙灯　　　　　　　　　　　D. 投影仪

3. 眼镜片光学参数的测定一般是在(　　　)处进行测定的

   A. 光学中心　　　　　　　　　　B. 几何中心

   C. 近中心　　　　　　　　　　　D. 边缘

4. 镜片内在疵病检测时背景应为(　　　)

   A. 反光的黑背景　　　　　　　　B. 不反光的红背景

   C. 不反光的白背景　　　　　　　D. 不反光的黑背景

5. 对于单光镜片的检测不包括(　　　)

   A. 光学中心允差　　　　　　　　B. 子片的位置

   C. 厚度　　　　　　　　　　　　D. 顶焦度

6. 每次换人测量镜片前必须调整顶焦度计目镜的目的是(　　　)

   A. 看清十字线

   B. 看清移动分划板的像

   C. 适应每个人的眼屈光状态、可看清固定分划板的像

   D. 看清圆环

7. 用顶焦度计分别测出柱镜两个相互垂直方向上不同的(　　　)值,其两数值之差就是柱镜顶焦度值

   A. 顶焦度　　　　　　　　　　　B. 散光度

   C. 球镜度　　　　　　　　　　　D. 散光轴位

8. 顶焦度计测球柱镜顶焦度值分别为 +3.00D 轴向50°;+6.00D 轴向140°,可表示为(　　　)

   A. +3.00DS+3.00DC×150　　　　B. +3.00DS+3.00DC×120

   C. +3.00DS+3.00DC×50　　　　　D. +3.00DS+3.00DC×140

9. 镜片表面质量和内在疵病的要求是:在以基准点为中心,直径(　　　)的区域内不能存有影响视力的霍光、螺旋形等内在的缺陷;镜片表面应光洁,透视清晰,表面不允许有橘皮和霉斑

    A. 10mm   B. 20mm

    C. 40mm   D. 30mm

10. 当透镜旋转时若十字光标的像不产生剪动,该透镜不是(　　　)

    A. 负透镜   B. 正透镜

    C. 平光镜   D. 柱面透镜

（王海营）

任务三　加 工 制 作

一、学习目标

能力目标	知识目标	素质目标
• 能检验模板水平基准线是否偏转 • 能设定半自动磨边机针对性参数 • 能手工倒边 • 能装配板材架 • 能判断应力种类并手工修正镜片 • 相关仪器设备维护	• 半自动磨边机的使用注意事项 • 定中心仪的合格标准 • 应力的分类和要求 • 烘热器的结构和用途 • 半自动磨边机的安装注意事项	• 刻苦耐劳的精神 • 细心谨慎的态度 • 安全生产的意识

二、任务描述

××眼镜公司加工中心接到门店销售部门送来的一份配镜单(图 3-3-1),板材全框镜架一副(图 3-3-2),散光树脂镜片一副(图 3-3-3)。定配加工员核对单据镜片、镜架商品参数无误,进行质检符合国家标准,符合加工。要求按订单的处方要求对镜片进行加工装配。

三、知识准备

（一）半自动磨边参数的针对性设定

在半自动磨边机加工制作全框眼镜过程中,尤其针对待加工镜片度数较高时,为了使磨边装配后的镜片嵌入镜圈配戴美观,又要使镜片装配稳固,通常需要对半自动磨边机的参数进行针对性的设定。

×× 眼镜公司配镜单								
客户	李先生	电话	135××××××××				年龄	30
住址	广州市越秀区				接单日期		2014 年 8 月 30 日	
配镜处方		DS	DC	AX	VA	PD	PH	备注
远用	R	−2.00	−1.00	180	1.0	32mm		
	L	−2.50	−0.75	180	1.0	33mm		
近用	R							
	L							
原镜度	R							
	L							
配镜商品资料								
	品牌	产地	型号或材料			单价	数量	总价
镜架	×××	上海	BAN40017, 板材, 52-18-140			358.00	1	856.00
镜片	×××	上海	1.6 绿膜防辐射非球面树脂			498.00	1	
加工要求	加工项目		美薄□		开槽□	钻孔□		抛光□
			刀锋边□		染色□	改形□		胶架□
	客户签名："×××"(草签)				取镜时间：即取			

图 3-3-1　配镜订单

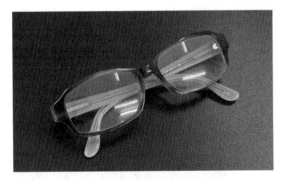

图 3-3-2　板材全框镜架

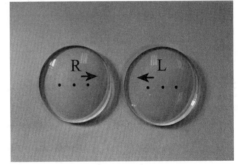

图 3-3-3　树脂散光镜片

1. 强制尖边比例分配的设定

(1) 设定装置：目前,行业中使用的半自动磨边机尖边设置装置有所不同,图 3-3-4A、图 3-3-4B 为两种品牌的控制尖边设置,左图为按键式,右图为旋钮式。具体设置要根据半自动磨边机的品牌、型号进行操作。

(2) 比例分配选择：对于一些度数较低的镜片,通常选择自然尖边模式,尖边比例为 5：5;若镜片度数较高时,需要选择强制尖边模式。

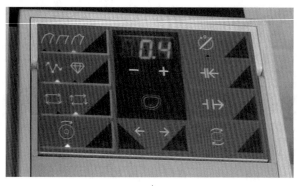
A

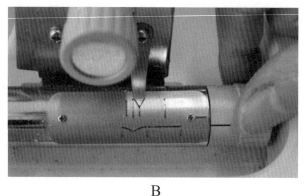
B

图 3-3-4 两种不同半自动磨边机强制尖边调整装置

由于凹透镜的基弯(弧)在镜片外表面,定配较高度数凹透镜片时,尖边通常选择位置靠前,尖边比例为 4 ：6 或 3 ：7(图 3-3-5 左);相反,由于凸透镜的基弯(弧)在镜片内表面,定配较高度数凸透镜片时,尖边通常选择位置靠后,尖边比例为 6 ：4 或 7 ：3(图 3-3-5 右)。

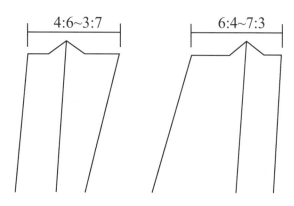

图 3-3-5 强制尖边比例分配的两种类型示意图

定配时,建议按镜片性质、镜片顶焦度大小来设置尖边前后位置比例,让尖边较靠近镜片相对平坦的那一面,可参考表 3-3-1 进行确定。

表 3-3-1 尖边前后位置比例

凹透镜		凸透镜	
顶焦度	尖边前后位置比例	顶焦度	尖边前后位置比例
<3.00D	5 ：5(自然尖边)	<3.00D	5 ：5(自然尖边)
>3.00D	4 ：6 或 3 ：7(强制尖边)	>3.00D	6 ：4 或 7 ：3(强制尖边)

2. 基弯的针对性设定 为了使磨边后镜片的尖边弯度与镜圈边缘弯度协调一致,还需要在磨边前对半自动磨边机进行基弯的设置,这样才能使镜片尖边牢固、美观地装嵌入全框镜圈内。

(1) 基弯调整装置:半自动磨边机基弯调整装置(图 3-3-6),由基弯调整旋钮数据标尺和基弯调节指针组成。

(2) 基弯的选择:通常半自动磨边机的基弯

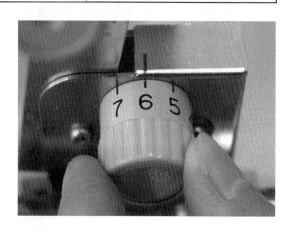

图 3-3-6 半自动磨边机基弯调整装置

设置调节范围为0~8D,自由尖边预设的基弯一般为3~5D。基弯大小的选择,主要由镜片的基弧和镜架镜圈的弧度所决定。可运用镜度表测出镜片基弧和镜圈弧度,如测量镜片基弧为"5"(图3-3-7A),镜圈弯度为"4.5"(图3-3-7B)时,可选择4~5D的基弯进行加工。

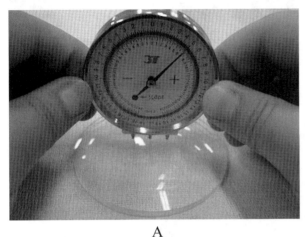
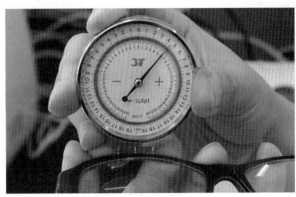

A   B

图3-3-7　用镜度表测定镜片基弧和镜圈边缘弯度

A.测定镜片基弧;B.测定镜圈边缘弯度

也就是说凹透镜的磨边基弯应与镜片前表面弯度和镜圈边缘弯度协调一致,凸透镜的磨边基弯应与镜片后表面弯度和镜圈边缘弯度协调一致,保证镜片尖边牢固、美观地装嵌入全框镜圈内。

(二) 模板的合格标准

1. 模板几何中心与配装镜架的镜圈几何中心一致。

2. 模板外形与配装镜架的镜圈相似,大小相当。

3. 模板上两只定位销孔与定中心仪刻度面板上两只定位销配合松紧良好。

(三) 应力的分类和要求

镜片经磨边加工后装入镜架,可以应用应力仪检查镜片应力情况。

应力的分类有:应力均匀、应力过强和应力过弱三种。

1. 应力均匀　镜片加工后如果与镜圈大小和形状完全吻合,镜圈对镜片的外力就是均匀适合的(图3-3-8A)。

2. 应力过强　镜片加工后整体大小比镜圈大了,局部形状与镜圈不能完全吻合,或者镜片弧度与镜圈弧度不相符,则会产生应力过强或局部应力过强(图3-3-8B)。若镜片长时间受过强应力影响,则镜片内部会产生相互作用的内力,导致镜片变形,出现像差从而影响成像清晰度。

3. 应力过弱　镜片加工后整体大小比镜圈小了,则会产生应力过弱(图3-3-8C)。应力过弱的配装眼镜容易掉片。

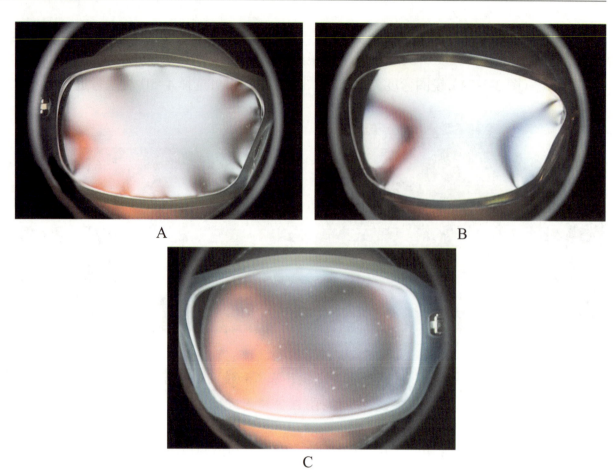

图 3-3-8 应力的种类

A.应力均匀；B.局部应力过强；C.应力过弱

(四)烘热器的结构和用途

由于塑料材料具有不同程度热胀冷缩的热性能特点，因此，在装配塑料镜架时，尤其是板材镜架，经常需要加热使材料软化方便操作。

常用于加热塑料镜架的设备是烘热器。其设计原理类似电吹风，加热器的发热丝功率放大器 500W，电机功率 15W，温度设定 80~130℃。

使用烘热器时，需预热 3 分钟左右，使吹出的气流达到 130~145℃，烘烤镜架、镜腿，要上下左右翻动，使镜架、镜腿受热均匀，防止局部加热对镜架造成损伤，加热温度和时间的掌控，需要多练习总结经验(图 3-3-9)。

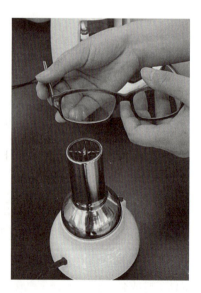

图 3-3-9 烘热器加热镜圈

四、实施步骤

制模机制作模板 ➡ 确定加工中心上吸盘 ➡ 半自动磨边、手工倒边 ➡ 板材架装配 ➡ 应力检查调整

（一）制模机制作模板

1. 卸镜架撑片　左手持镜圈，右手示指从内向外用力，将撑片边缘从镜圈顶出，如材料较厚较硬，可用烘热器稍加热镜圈软化后再操作（图3-3-10）。

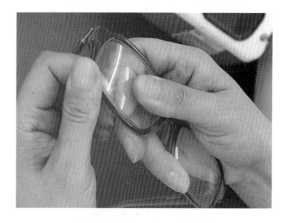

2. 镜架定位　利用基准线测量法的原理，使镜圈边缘与水平、垂直中线的上下左右切点刻度数值相等，确定镜圈几何中心与模板几何中心一致（图3-3-11）。

3. 切割模板（图3-3-12）

4. 比对及修正模板（图3-3-13）

图 3-3-10　卸下撑片

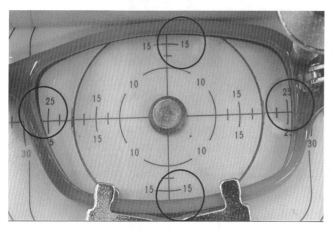

图 3-3-11　镜架定位

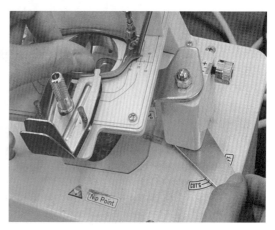

图 3-3-12　切割模板

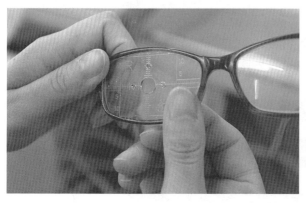

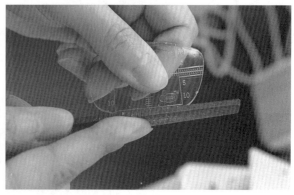

图 3-3-13　修正模板大小和形状

5. 检验模板水平加工基准线是否有偏转及处理　为了保证散光镜片加工轴位的准确性，制作模板除形状与大小必须符合镜圈的形状与尺寸外，还要对模板水平加工基准线进行检验，如果水平加工基准线有偏转，加工后的镜片散光轴位就会有偏差。

(1) 检验方法一:镜架基准线检验法。①将模板装入镜架(图 3-3-14);②将镜架两镜圈上缘(或两镜圈桩头上缘)紧贴一水平板面,用瞳距尺放置于模板的中线位置,使瞳距尺平行于水平板面(图 3-3-15);③另一手用油性笔,紧贴瞳距尺在模板上画出一横线(图 3-3-16);④对比模板的水平加工基准线与画线是否平行(或重合),如平行(或重合),则模板水平无偏转(图 3-3-17);⑤如模板的水平加工基准线与画线不平行,则模板水平有偏转,则需要进行处理(图 3-3-18)。

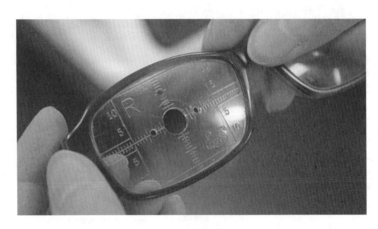

图 3-3-14 模板装入镜架

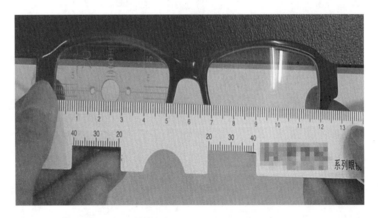

图 3-3-15 桩头上缘紧贴水平板面水平放置瞳距尺

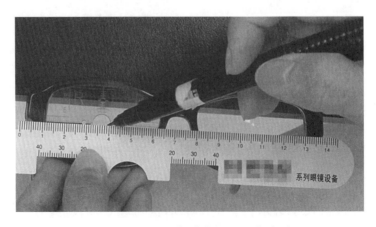

图 3-3-16 画出镜架水平基准线

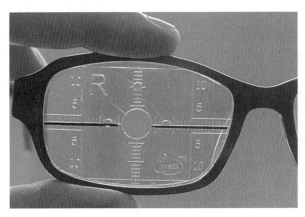
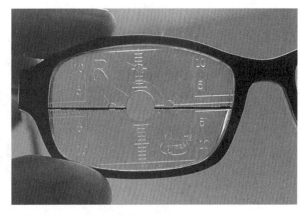

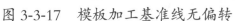

图 3-3-17 模板加工基准线无偏转   图 3-3-18 模板加工基准线有偏转

（2）检验方法二：打印基准点检验法。①同样先将模板装入镜圈内；②把已装入模板的镜架放在焦度计测试台上（图 3-3-19）；③一手持眼镜架保持镜架两镜圈上缘与焦度计的水平托板接触，另一手调节水平托板位置，直至模板中心与测光点对齐（图 3-3-20）；④轻轻按下打印针，观察左右两边打印针位置，调整水平托板直至左右两边至少一点印在模板的水平加工基准线上，就完全按下打印机构，在模板上打印两点（图 3-3-21）；⑤观察模板，如两个打印点都在模板水平加工基准线上，则模板无偏转（图 3-3-22）；⑥如两个打印点其中一个不在模板水平加工基准线上时，则模板有偏差，也需要处理（图 3-3-23）。

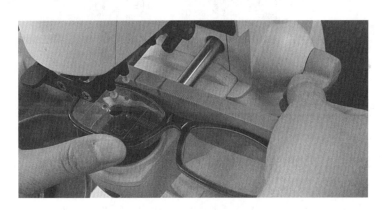

图 3-3-19 放置测试台

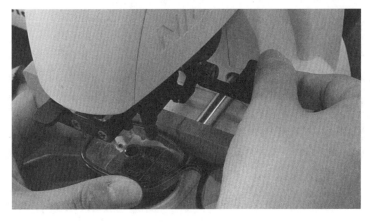

图 3-3-20 调整镜架位置

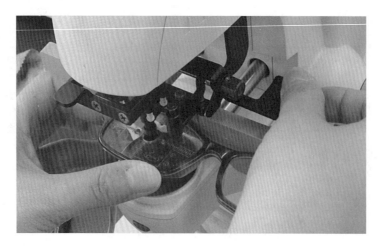

图 3-3-21　打印基准点

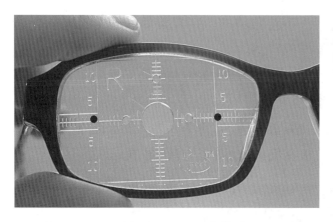

图 3-3-22　模板水平加工基准线无偏转

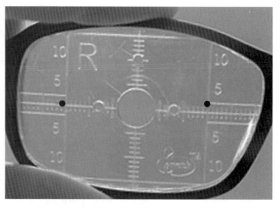

图 3-3-23　模板水平加工基准线有偏转

（3）模板水平基准线有偏差的处理方法：①将打印出来的两点连成同一直线（图 3-3-24）；②测量该连线与模板水平加工基准线的夹角为偏差量（图 3-3-25）；③模板水平加工基准线发生偏转，则应该在镜片加工时，采取"顺加逆减"的原则进行处理，例如模板的水平加工基准线偏转了 5°，处方右眼轴位是 75°，模板水平加工基准线若是顺时针偏转（图 3-3-25），则要按 80°轴进行加工，反之，模板水平加工基准线若是逆时针偏转，则要按 70°轴进行加工（图 3-3-26）；④也可以采取在移心上吸盘时，先将模板定位在定中心仪上，然后将镜片的三个标记基准点与模板正确的水平加工基准线（画线或焦度计打印点）重合，进行移心。

（二）确定加工中心上吸盘

1. 将模板装入定中心仪的定位销上（图 3-3-27）　这一步骤在球镜加工时主要是可观察移心后镜片直径是否足够加工，在散光镜加工时则还有保证轴向准确的作用。

2. 根据配镜单处方和镜架尺寸数据，计算加工移心量　瞳距 32+33=65mm，镜架尺寸为"52-18-140"，则水平移心量 $X=(52+18-65)/2=2.5$mm，向内移心；远用处方建议垂直移心量为向上移心，$Y=2$mm。

调整中心仪水平移心量的垂直中线，向鼻侧移至 2.5 格，放置镜片在定中心仪工作台上，水平移动镜片使光心标记点与定中心仪的垂直中线重合，且向上移动镜片标记点连

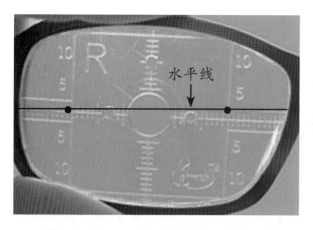

图 3-3-24　水平打印点连线

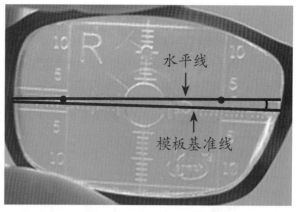

图 3-3-25　模板水平加工基准线偏差量(顺时针偏转)

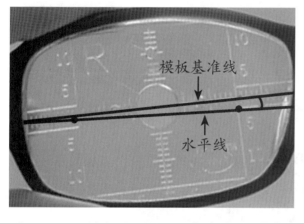

图 3-3-26　模板水平加工基准线偏差(递时针偏转)

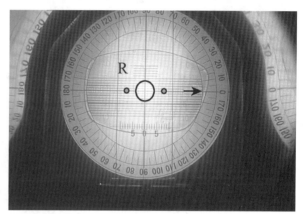

图 3-3-27　模板定位在定中心仪上

线,与定中心仪中心水平线上方第 2 条水平线重合(图 3-3-28)。

3. 完成移心后用镜片夹固定镜片(图 3-3-29)、上吸盘(图 3-3-30)。

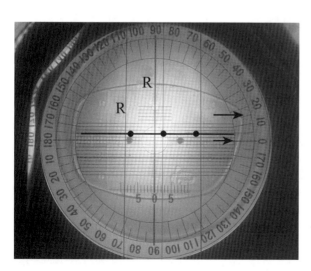

图 3-3-28　镜片在定中心仪上完成移心

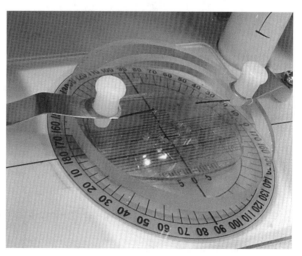

图 3-3-29　用镜片夹固定镜片

(三) 半自动磨边加工(下面以某品牌半自动磨边机为例进行描述)

1. 装夹模板　将模板定位孔固定在磨边机模板定位销上,注意模板鼻侧的装夹方向,加工右眼镜片时向前(图 3-3-31),拉下模板固定杆旋转压紧。

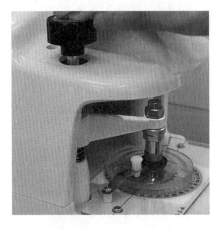
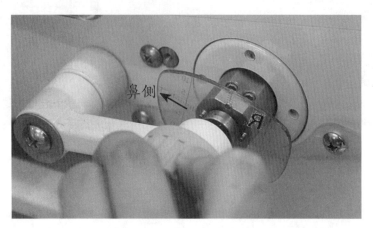

图 3-3-30　上吸盘　　　　　　　图 3-3-31　装夹模板

2. 装夹镜片　将吸盘对准镜片转轴右侧的定位孔方向装好,确认镜片鼻侧箭头标记与模板鼻侧相一致(图 3-3-32),再旋紧镜片夹头。

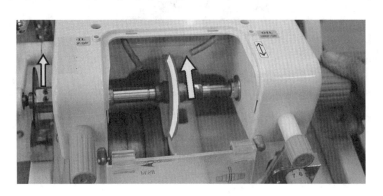

图 3-3-32　装夹镜片

3. 设定磨边针对性参数(图 3-3-33)

(1) 选择尖边磨边保护设置(图 3-3-33A)。

(2) 强制尖边设定,旋转尖边设定至"CONT.BEV."位置(图 3-3-33B)。

(3) 根据中低度凹透镜的建议,选择强制尖边比例为"5:5",旋转尖边比例设定装置旋钮至图 3-3-33C 所示。

(4) 根据透镜前表面弯度为"5D",镜圈弯度"4.5",中低度凹透镜基弯设置低基弯值设定,旋转基弯设定装置至"4"刻度位置(图 3-3-33D)。

4. 磨边

(1) 检查所有参数设定无误后,启动开关,待砂轮与镜片反向自转和冷却水出水正常后,盖上防护盖,双手抬起机头向左平移至尽头,轻轻放落到最左边的树脂镜片研磨砂轮上,开始磨边(图 3-3-34)。

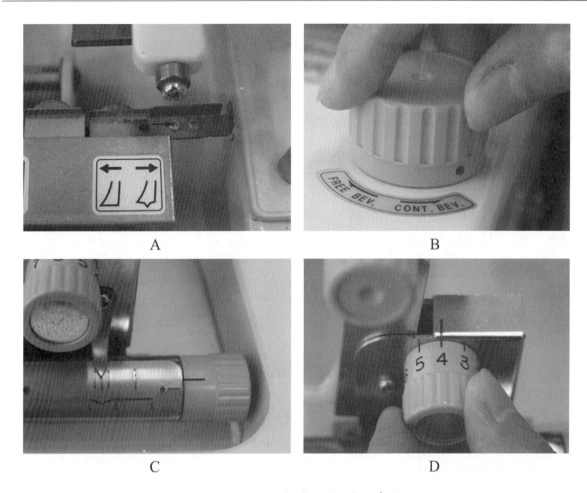

图 3-3-33 设定磨边针对性参数

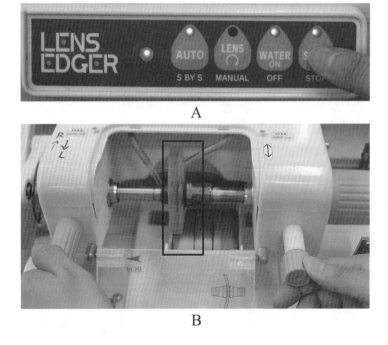

图 3-3-34 启动开关抬起机头将镜片放在树脂砂轮上

A. 开启磨边开关；B. 抬起机头放到最左边的砂轮放下

（2）观察磨边过程,如遇紧急情况,应立即按停止键停止磨边或关闭仪器电源开关。

（3）磨边结束,待砂轮和镜片停止转动,冷却水停止出水后,双手抬起机头向右平移放置在固定卡槽内,固定机头（图3-3-35）。

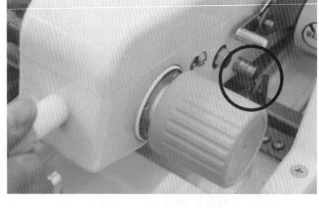

图3-3-35 磨边机机头固定卡槽

（4）取下镜片,比对镜片大小形状与镜圈吻合度,如尺寸偏大需要重磨修正,直至完全吻合,再取下吸盘（图3-3-36）。

5.使用手工磨边机进行倒边去棱（图3-3-37）。

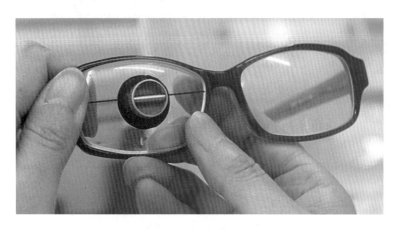

图3-3-36 比对镜圈吻合度

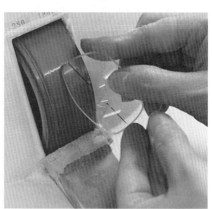

图3-3-37 手工倒边去棱

（四）板材架装配

1.烘热软化 使用烘热器均匀加热板材镜架,使镜圈稍微软化（图3-3-38）。

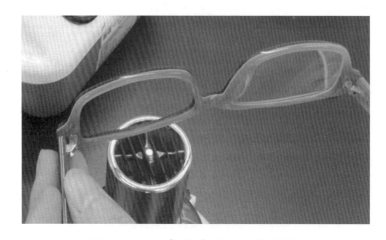

图3-3-38 装片前均匀加热镜圈

2. 装片 趁镜架软化时迅速操作，从镜架的前方装入。先将镜片鼻侧的尖边卡入镜圈鼻侧的凹槽内，双手大拇指沿镜片上下边缘从鼻侧往颞侧滑动，稍用力下压，直至整个镜片尖边完全嵌入镜圈凹槽内，固定不动(图3-3-39)。

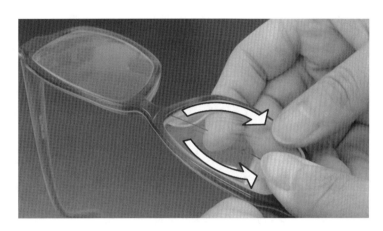

图 3-3-39 板材架装片

(五) 应力检查、局部尺寸修正

1. 将装配好的眼镜进行应力检查(图3-3-40)。

2. 如出现局部应力过大，则要拆卸镜片，在手工磨边机砂轮的尖边槽位局部修正，直至应力均匀适合(图3-3-41)，则完成磨边加工。

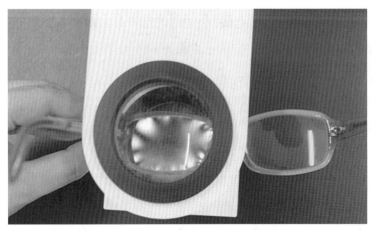

图 3-3-40 对配装眼镜进行应力检查

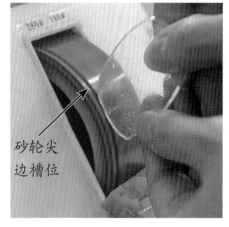

砂轮尖
边槽位

图 3-3-41 手工局部修正

五、实训及评价

实训一 在表3-3-2内画出标准模板的示意图，并在小组讨论标准的模板的具体要求，完成下列表格的填写。

表 3-3-2 标准模板的要求

标准模板	大小	对称	基准线	边缘质量

实训二 制作模板

具体要求:发放板材眼镜架和模板坯料,运用制模机制作模板,每组自学如何检验模板水平加工线是否有偏转,组长向老师讲述和演示检验的方法,老师评价检验方法是否正确、规范,然后每人制作模板并相互完成表 3-3-3 各项目填写和评价。

表 3-3-3 模板制作评分表

项目	要求	配分	得分与说明
大小		5	
对称		10	
基准线		10	
边缘质量		5	

评分人:

实训三 选择磨边参数

具体要求:根据下列表格提供的镜片度数或镜圈边缘弯度,小组讨论选择自由设定参数还是需要针对性设定参数? 如何设定? 为什么? 将讨论的结果填写到表 3-3-4 中,并具体描述原因。

表 3-3-4 参数设定练习表

序号	镜片 顶焦度 /D	镜片 基弧 /mm	镜圈 弯度 /D	自由 参数	针对性参数 (尖边比例 / 基弯设定)
1	−1.00	+5	6		
2	−7.00	+3	3.5		
3	+2.00	−4	3.5		
4	+6.00	−2	3		

选择针对性参数设定的原因:

实训四 设定参数

具体要求:根据练习三的模拟数据,确定设置的磨边参数,按顺序在磨边机上进行设定操作,组长间相互检查设定的操作方法是否正确,然后再交换检查组员情况并进行评价记录在表 3-3-5。

表 3-3-5 磨边参数设定评分表

项目	配分	得分与说明
强制尖边设定装置	10	
尖边比例设定	10	
基弯设定	10	
平边设定	10	

评分人:

实训五 完成加工

具体要求:发放镜片和镜度表,按照表 3-3-6 要求的项目进行测定和填写结果,并对磨边参数进行选择,填写表 3-3-6 后完成半自动磨边和手工倒边的操作。

表 3-3-6 通过测定数据选择磨边参数

项目	数据	磨边参数确定
镜片顶焦度		
镜片基弯		
镜圈边缘弯度		
综合因素确定		

老师评价记录:(优 / 良 / 中 / 差)问题所在:_____

实训六 目测标记散光轴向和加工基准线

具体要求:参照以下步骤流程,根据目测法标记散光轴向的方法,并利用散光轴线图确定镜片的水平加工基准线,并填写表 3-3-7 的操作说明,在步骤图片中画出轴向标记点和加工基准线。

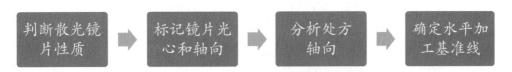

表 3-3-7 操作说明

序号	操作步骤	处方要求及操作说明
1	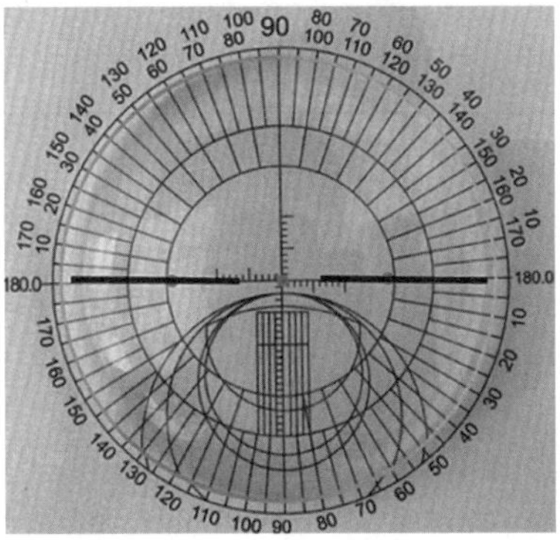	例题处方:−1.00DS/−0.50DC × 180 判断散光镜片性质:复性近视散光 标记镜片轴向:顺转☑ 逆转□ 轴向应放在:水平 0°~180° 方向 确定水平加工基准线与标记点重合

续表

序号	操作步骤	处方要求及操作说明
2	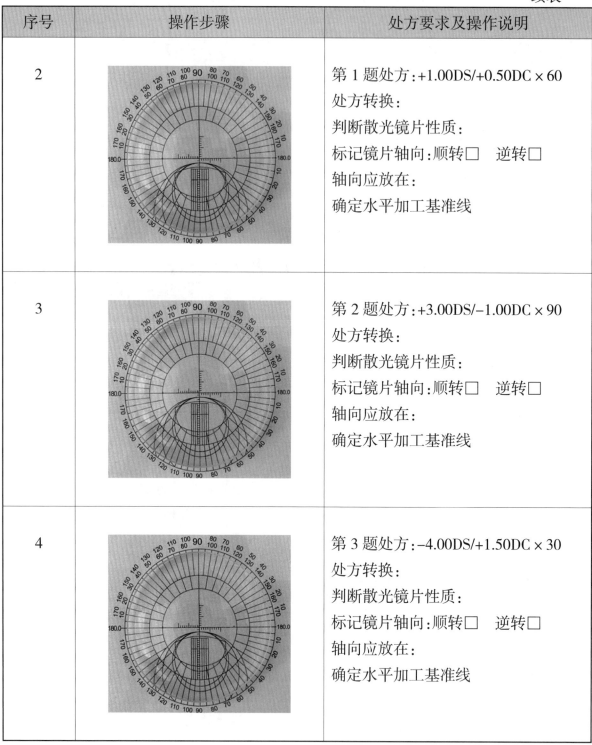	第1题处方:+1.00DS/+0.50DC×60 处方转换: 判断散光镜片性质: 标记镜片轴向:顺转□ 逆转□ 轴向应放在: 确定水平加工基准线
3		第2题处方:+3.00DS/−1.00DC×90 处方转换: 判断散光镜片性质: 标记镜片轴向:顺转□ 逆转□ 轴向应放在: 确定水平加工基准线
4		第3题处方:−4.00DS/+1.50DC×30 处方转换: 判断散光镜片性质: 标记镜片轴向:顺转□ 逆转□ 轴向应放在: 确定水平加工基准线

实训七 使用烘热器进行板材架镜圈加热,装卸镜片,反复练习,总结交流一下加热和装片时的注意事项,归纳如下:

实训八 应力检查

具体要求:小组合作,对装好镜片的眼镜进行应力检查,对应力表现进行描画和分类,说明原因,完成表3-3-8模板的绘画和填写。

表 3-3-8 磨边参数设定评分表

应力表现	种类	原因和处理方法
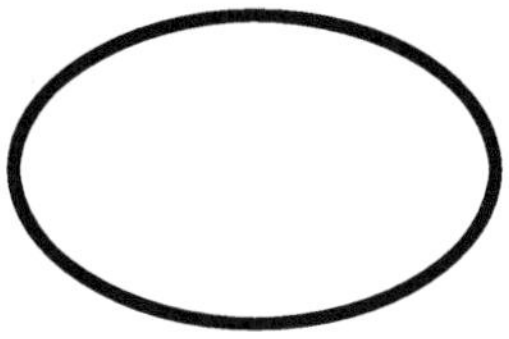 (椭圆)		
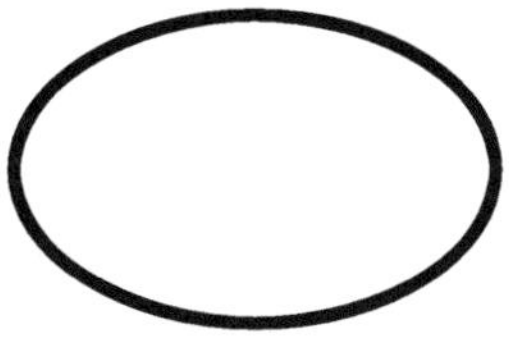 (椭圆)		
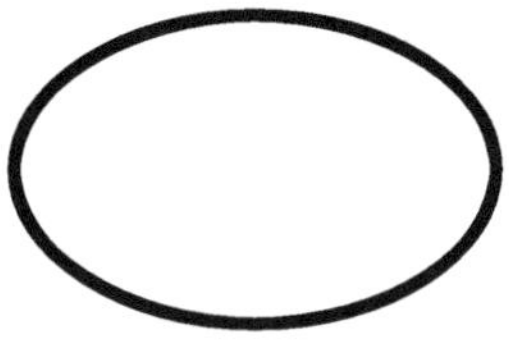 (椭圆)		
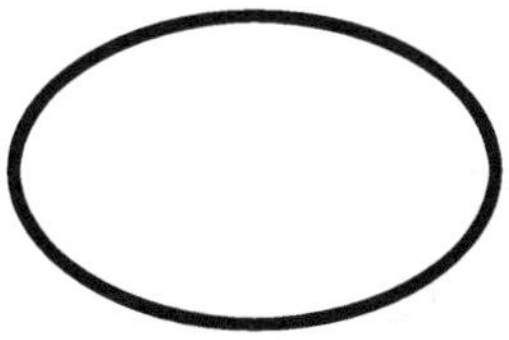 (椭圆)		

六、常见问题

(一) 半自动磨边机的安装注意事项

1. 安装的环境温度、湿度适中,要避免阳光,保持场地整洁卫生。

2. 安装的台面要水平,不能有震动。

3. 安装电源和连线要接好,确保使用单独插座,接上地线,不使用时要关上电源开关。

4. 磨边机上要长期安装一个模板以保护机器,以免误按启动键导致砂轮损坏。

5. 磨边工作过程要保证冷却水要连续而且充分注入,如冷却不充分,会严重影响砂轮使用寿命,过大的摩擦热还会造成镜片破损,因此保持充分的冷却水注入十分重要。

(二) 定配后散光轴向发生明显偏转的原因分析

由于球柱镜矫正散光有轴向要求,镜片经过割边加工装配到镜架后,配戴时的轴位必须与配镜订单中的处方基本一致,否则,轴向偏转会造成视物模糊,甚至头晕恶心的症状。装配后发现散光轴向明显偏转,应逐一排查以下的常见原因:

1. 检查模板加工基准线是否与镜架水平基准线平行 制模板时,镜架上缘如果没有同时贴好上方水平板,就会导致模板水平基准线与镜架水平基准线不平行而使定配后轴向偏转。

2. 检查吸盘的固定情况 真空吸盘陈旧导致与固定镜片不稳,在磨边时镜片与砂轮间产生较大的摩擦力使镜片偏转。

3. 检查模板装夹是否紧固 如果装夹模板时没有使磨边机装夹部位的定位销完全插入模板的固定孔,导致模板松动,磨边时也会发生偏转。

七、知识拓展

(一) 应力检查的方法

应力仪的结构由光源和偏振片组成,下面介绍一种没有应力仪时检查应力的简单方法。

检查用具:待检查应力眼镜,电脑液晶屏(或手机屏幕),一片偏振片。

检查方法

1. 打开电脑(或手机屏灯光),一手持要检查的眼镜,一手持偏振片,将被检查眼镜置于屏幕光源和偏振片之间(图3-3-42A)。

2. 旋转调整偏振片方向,即可观察到眼镜的应力情况(图3-3-42B)。

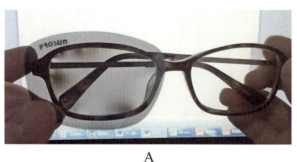 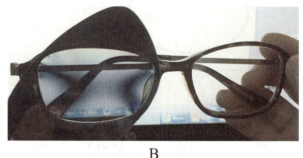

A   B

图3-3-42 应用电脑屏幕光和偏振片检查应力

A.被检眼镜放在屏幕与偏振片之间;B.旋转偏振片至适合方向可见鼻颞侧局部应力过大

(二) 手工制作模板

模板的制作除了通过制模机,还可以通过手工方法制作,手工制作模板由于无需特定仪器设备,也不受镜架款式的限制,在实际工作中应用广泛。

手工制模板所需工具包括:模板坯料、油性笔、刻刀、钳子、剪刀、锉刀(图3-3-43)。

1. 有衬片的镜架手工制作模板(图3-3-44~ 图3-3-54)

2. 无衬片的镜架手工制作模板 当遇到镜架遗失衬片或是顾客旧镜架换新镜片时,也可手工制作模板(图3-3-55~ 图3-3-60)。

3. 如遇到水平移心量较大时,为了使磨边吸盘更好地固定镜片,也可制作偏心模板,使吸盘固定在镜片光心进行磨边(图3-3-61~ 图3-3-63)。

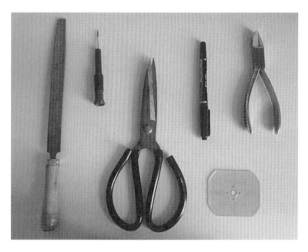

图 3-3-43 手工做模板工具

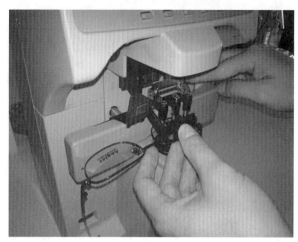

图 3-3-44 衬片打点标记水平基准线

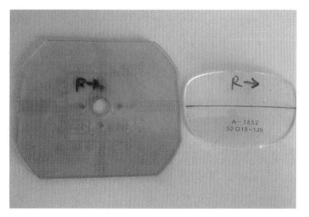

图 3-3-45 在衬片和模板上标记眼别和鼻侧

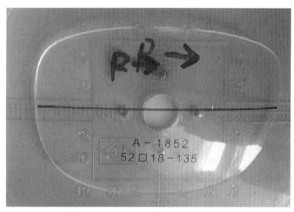

图 3-3-46 衬片放在模板上

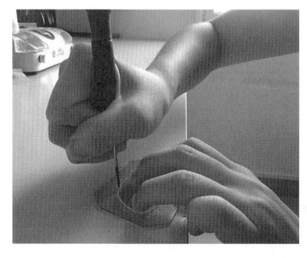

图 3-3-47 刻刀垂直模板沿衬片边缘刻划

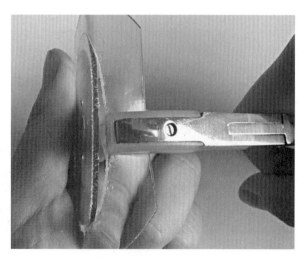

图 3-3-48 用钳子掰除模板多余部分

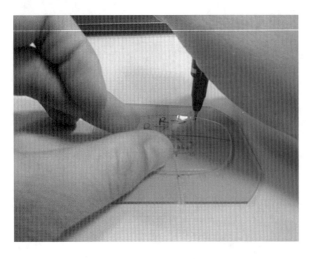

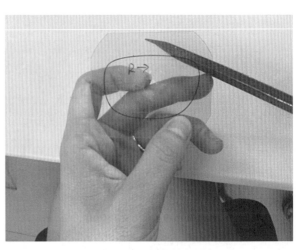

图 3-3-49 油性笔细端垂直模板沿衬片画 出轮廓

图 3-3-50 剪刀沿油性笔外缘剪除模板多 余部分

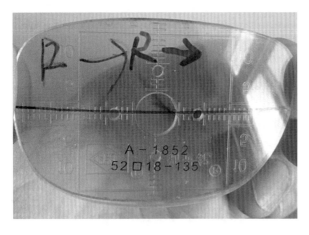

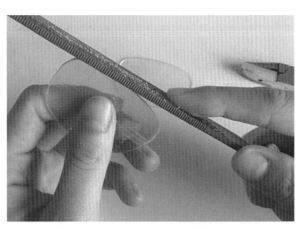

图 3-3-51 模板与衬片比对形状大小是否 一致

图 3-3-52 用锉刀对模板边缘进行修整

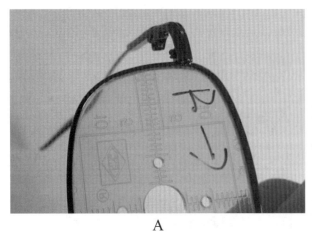

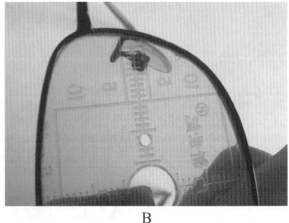

A

B

图 3-3-53 检查模板与镜圈吻合度

A.模板颞侧与镜圈比对有无漏缝;B.模板鼻侧与镜圈比对有无漏缝

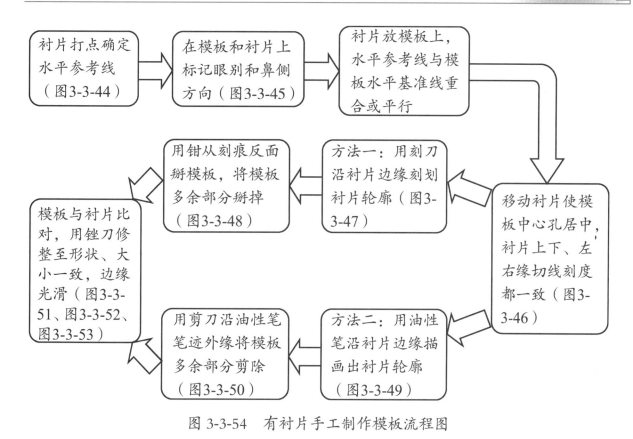

图 3-3-54　有衬片手工制作模板流程图

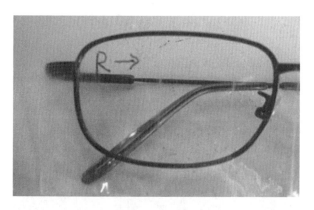

图 3-3-55　贴上胶带并标记眼别和鼻侧方向

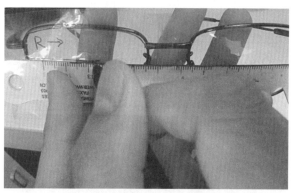

图 3-3-56　在胶带上画出水平基准线

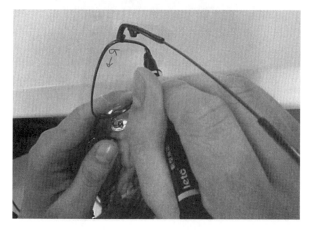

图 3-3-57　用记号笔沿镜圈内缘画出形状

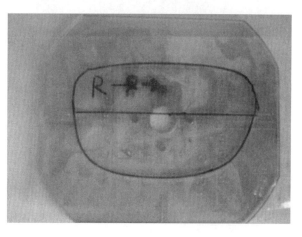

图 3-3-58　将胶带贴在模板上

199

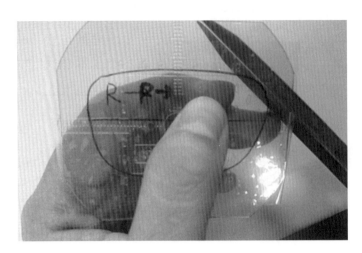

图 3-3-59　沿记号笔外缘剪除多余部分

用宽胶带贴在镜圈上，标记眼别和鼻侧并画出水平参考线(图3-3-55、图3-3-56)	→	用油性笔细端沿镜圈内缘在胶带上描画出镜圈轮廓(图3-3-57)	→	将胶带从镜圈撕下贴在模板上，使模板中心孔与镜圈几何中心重合(图3-3-58)	→	剪刀沿记号笔外缘剪除多余部分，余步骤同前(图3-3-59)

图 3-3-60　无衬镜架手工制作模板流程图

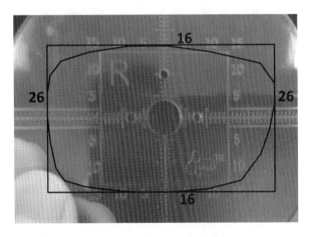

图 3-3-61　中心模板示意图

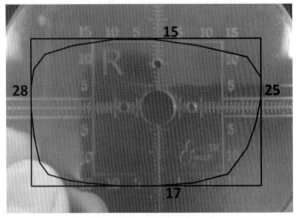

图 3-3-62　偏心模板示意图

模板中心与镜圈几何中心重合的模板(图3-3-61)	→	计算水平移心量确定垂直移心量	→	如向鼻侧移心3mm，则模板颞侧缘切线刻度数比鼻侧多3mm；如向上移心2mm，则模板下缘切线刻度数比上缘多2mm(图3-3-62)

图 3-3-63　制作偏心模板流程图

八、习题

单选题

1. 塑料镜架装片加工的步骤为:检查镜片镜架;预热烘热器;加热镜架;装配镜片(应从鼻侧开始);确认装配情况:( )
   A. 冷却镜片以固定镜架
   B. 紧固锁接管螺丝以固定镜架
   C. 冷却镜架以固定镜片
   D. 紧固锁接管螺丝以固定镜片

2. 使用应力仪检查( )应力时,通常可观察到应力均匀、局部应力过强、应力过强,应力过弱四种情况
   A. 镜片   B. 镜身   C. 镜圈   D. 镜架

3. 用目测法找平凹镜片负散光轴线,在镜片边缘最薄处位置上画一直线,将此直线位置放在定中心板所需要的轴位上,再按定中心板水平中心线画一条加工( )
   A. 垂直基准线
   B. 水平基准线
   C. 45°基准线
   D. 135°基准线

4. 使用应力仪检查镜片应力时,不能观察到( )情况
   A. 局部应力过弱
   B. 应力均匀
   C. 应力过弱
   D. 局部应力过强

5. 因为树脂镜片有弹性,在磨树脂镜片( )时,比磨玻璃镜片的精度要更精确
   A. 尖边角度
   B. 尖边尺寸
   C. 形状尺寸
   D. 尖边角度尺寸

6. 用制模机制作模板的操作步骤不包括( )
   A. 放置模板坯料
   B. 镜架定位与固定
   C. 切割模板
   D. 画出模板中心线

7. 制模机的工作原理是:一台电机带动刀具进行切割模板,另一台电机带动镜架工作座和模板工作座作逆时针旋转,保证模板和镜圈( )
   A. 只是大小相同
   B. 一致性
   C. 只是形状相同
   D. 非一致性

8. 当所测量散光镜片的( )误差较大时,其原因可能是镜片光学中心没有位于顶焦度计的光轴上
   A. 棱镜度   B. 柱镜度   C. 轴位   D. 透光率

9. 将镜架放在制模机上,同时两镜圈上缘顶住水平挡板,按顺序固定( )五点固定
   A. 桩头、鼻梁架、镜圈下缘
   B. 鼻梁架、桩头、镜圈下缘
   C. 镜圈下缘、桩头、鼻梁
   D. 鼻梁、镜圈下缘、桩头

10. 平边适合于( )镜架所组装的镜片

A. 半框、无框 　　　　　　　B. 半框、眉毛

C. 无框、塑料框架 　　　　　　D. 无框、玳瑁框架

（黎莞萍）

任务四　整　形

一、学习目标

能力目标	知识目标	素质目标
• 按配装眼镜的整形要求对板材眼镜架进行整形 • 烘热器的原理和使用方法 • 烘热器的维护与保养	• 烘热器的原理、使用方法和注意事项 • 板材镜架材料的机械特性 • 板材眼镜架的整形及注意事项	• 培养学生独立思考、分析问题、解决问题的能力 • 培养认真细致的工作习惯 • 培养严谨科学的工作态度

二、任务描述

　　某眼镜公司定配工接到板材架装配树脂散光镜片的定配眼镜一副，发现因为装配造成了镜架变形，要用烘热器进行整形，使其符合国家标准的要求，再交付质检。

三、知识准备

（一）各种塑料镜架的整形特性

　　塑料眼镜架按照材料加工工艺分为板材架和注塑架。

　　1. 板材架　大部分以醋酸纤维为主要成分，混合色料、棉絮及其他纤维成分，先通过高温加压形成一定厚度的板状原材料，再进行切削形状与局部弯曲的工艺制作而成。其加工工艺的特点是材料热塑性能较好，对加热整形的效果较好，但不同原材料的热性能不一，整形过程中掌握好加热的温度和时间对保护好镜架很重要（图3-4-1）。

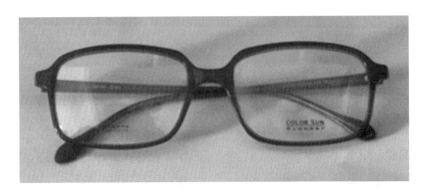

图 3-4-1　板材工艺的塑料镜架

2. 注塑架　以各种不同成分的合成树脂为原材料,常温下呈固态颗粒状,通过高温高压变成液态,注射入钢材模具中,再迅速冷却成型的工艺制作而成。其加工工艺的特点是材料的重量更轻,有较好的弹性和尺寸稳定性,故因装配引起的镜架变形情况通常较少。同时,其可塑性较差,成形后即使加热也较难调整(图3-4-2)。

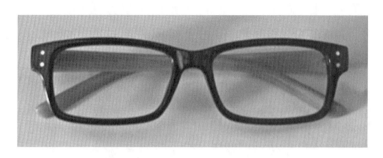

图 3-4-2　注塑工艺的塑料镜架

(二)烘热器的使用

1. 烘热器的结构、工作原理

(1)烘热器的结构:烘热器有多种形式。立式烘热器的外形和结构如图3-4-3、图3-4-4所示。

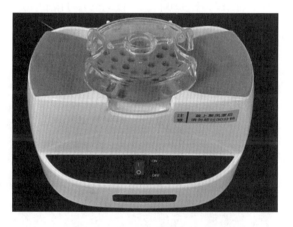

图 3-4-3　立式烘热器

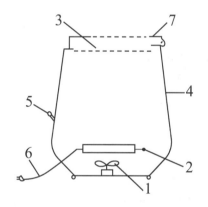

图 3-4-4　立式烘热器的结构示意图
1-电扇　2-电热丝　3-导热板　4-外壳
5-电源开关　6-电源线　7-出风口

(2)烘热器的工作原理:电热元件通电后发热,小电扇将热风吹至顶部,热风通过导热板的小孔吹出,温度在 130~145℃。

2. 烘热器的使用方法

(1)插上电源,接通电源开关。

(2)预热 3 分钟左右,使吹出的气流温度达到 130~145℃。

(3)烘热时需要上下左右翻动使其受热均匀。

3. 烘热器使用时注意事项

(1)勿将水珠滴落在烘热器的导热板上以免损坏仪器。

（2）不要长时间连续使用烘热器。

（三）塑料镜架整形的注意事项

1. 塑料架的校配，尽量不用整形钳，以免留下印痕。

2. 加热前应充分了解被加工镜架材料的加热特性，以免损坏影响外观。

3. 塑料架若装有可调式鼻托，则与金属架鼻托调整方法相同。

4. 加热操作时，注意安全，不过热，保护手指皮肤不被烫伤。

四、实施步骤

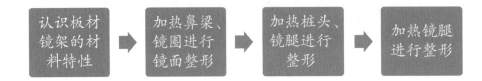

（一）认识板材镜架的材料特性

见前述知识准备——各种塑料镜架的整形特性。

（二）塑料镜架的整形

1. 镜面整形　塑料架板材架用烘热器烘热中梁后，用手调整。使左右两镜面面弯在 170°~180°，并保持相对平整。见以下调整手法（图 3-4-5~ 图 3-4-8）。

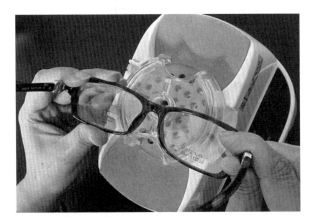

图 3-4-5　烘热中梁

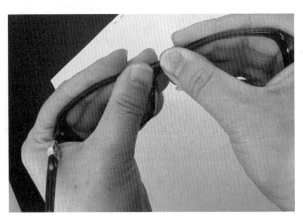

图 3-4-6　镜面面弯的调整手法

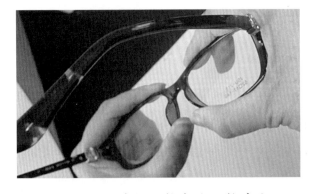

图 3-4-7　镜面平整度的调整手法

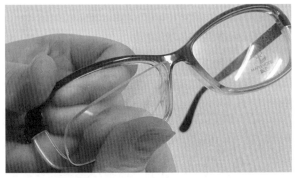

图 3-4-8　拆卸镜片手法

2. 镜身镜腿的调整 塑料架板材架用烘热器烘热桩头与镜腿前端(图3-4-9),调整外张角、身腿倾斜角,见以下调整手法(图3-4-10、图3-4-11)。

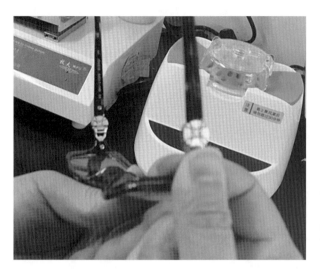

图3-4-9 烘热桩头

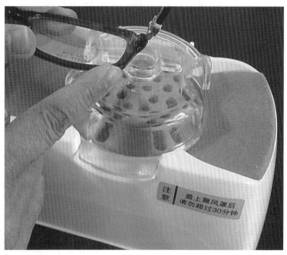

图3-4-10 外张角的调整手法

3. 鼻托的调整 带有可调式鼻托的板材镜架鼻托的调整方法同金属镜架(图3-4-12)。

4. 镜腿的调整 收拢镜腿放置桌面上,基本平稳,正视左右镜腿水平部分重合,镜腿末端与镜圈下缘接触点左右大致一致(图3-4-13、图3-4-14)。可用烘热器烘热镜腿后,调整镜腿的平直度或弯曲度来达到,见以下调整手法(图3-4-15、图3-4-16)。

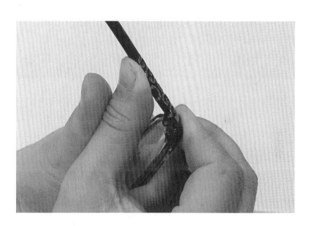

图3-4-11 身腿倾斜角的调整手法

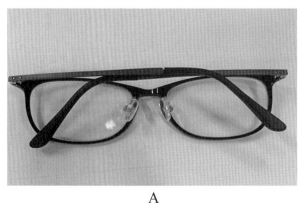

A

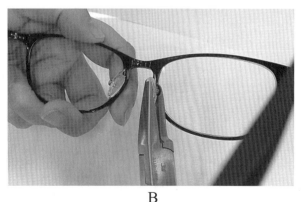

B

图3-4-12 板材镜架的鼻托整形
A.带有可调式鼻托的板材镜架;B.鼻托的调整方法

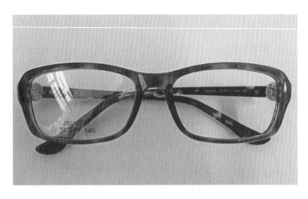

图 3-4-13　左右镜腿水平部分重合

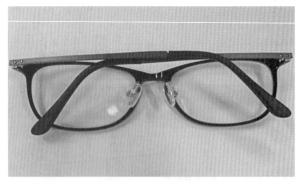

图 3-4-14　左右镜腿末端与镜圈接触点基本一致

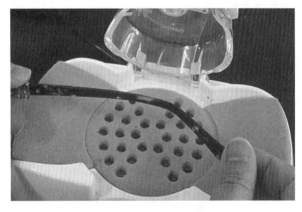

图 3-4-15　烘热镜腿

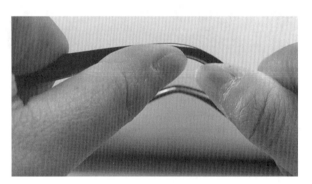

图 3-4-16　调整镜腿弯曲度或平直度

五、实训与评价

实训一　辨认并填写表 3-4-1 中材料名称与结构说明(派发镜架实物让学生辨认)。

表 3-4-1　塑料眼镜架材料区分表

编号	塑料镜架图片	材料名称及结构特点描述	批改
1			
2			

续表

编号	塑料镜架图片	材料名称及结构特点描述	批改
3	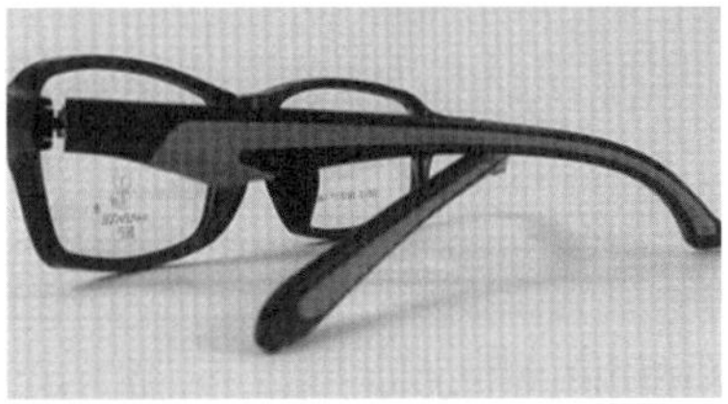		
4	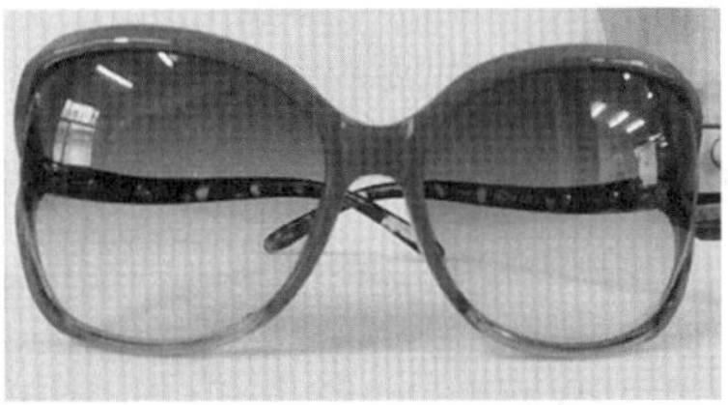		

实训二 上述镜架材料熟悉并体验后,总结归纳各种材料的特性完成表 3-4-2。

表 3-4-2 塑料镜架材料特性表

镜架材料名称	特性
醋酸纤维镜架	
丙酸纤维镜架	
环氧树脂镜架	
碳素纤维镜架	

实训三 正确使用烘热器烘热中梁,按配装眼镜的整形要求用手对塑料眼镜镜面进行调整。

1. 列出镜面调整的要求和操作要领,并尝试按照调整要求调整镜面(要求学生协助完成调整后同学互评,并在小组内选出调整优秀作品进行展示和解说)。

技能提示:按照上述配装眼镜整形要求的提示,正确使用烘热器烘热鼻中梁的要领。用手调整镜面的技巧。

镜面调整的要求:_____

小组调整的问题所在:_____

2. 通过老师讲解,明确烘热器使用方法和镜面调整要领,独立使用烘热器用手调整眼镜镜面(要求学生完成调整后交老师现场评价)。

老师评价记录:(优　　/良　　/中　　/差　　)问题所在:_____

实训四 选择合适的整形工具,按配装眼镜的整形要求对带有鼻托的板材镜架鼻托进行调整。

1. 列出鼻托调整的要求和操作要领,在工具盒中找出调整镜片的工具,并尝试按照调整要求调整鼻托(要求学生协助完成调整后同学互评,并在小组内选出调整优秀作品进行展示和解说)。

小提示:参照上述配装眼镜整形要求的提示,掌握正确使用工具调整鼻梁的操作要领。

鼻托调整的要求:＿＿＿＿＿＿＿＿＿＿＿＿＿＿＿＿＿＿＿＿＿＿＿＿＿

小组调整的问题所在:＿＿＿＿＿＿＿＿＿＿＿＿＿＿＿＿＿＿＿＿＿＿＿

2. 通过老师讲解,明确工具使用方法和调整要领,独立使用工具调整眼镜鼻托(要求学生完成调整后交老师现场评价)。

老师评价记录:(优　　/良　　/中　　/差　　)问题所在:＿＿＿＿＿＿＿＿

实训五　正确使用烘热器烘热桩头,按配装眼镜的整形要求用手对板材眼镜的镜身镜腿进行调整。

1. 列出镜身镜腿调整的要求和操作要领,并尝试按照调整要求调整镜身镜腿(要求学生协助完成调整后同学互评,并在小组内选出调整优秀作品进行展示和解说)。

小提示:按照上述配装眼镜整形要求的提示,正确使用烘热器烘热桩头的要领。用手调整身腿倾斜角、外张角的技巧。

镜身、镜腿调整的要求:＿＿＿＿＿＿＿＿＿＿＿＿＿＿＿＿＿＿＿＿＿＿

小组调整的问题所在:＿＿＿＿＿＿＿＿＿＿＿＿＿＿＿＿＿＿＿＿＿＿＿

2. 通过老师讲解,明确烘热器使用方法和镜身镜腿调整要领,独立使用烘热器用手调整眼镜镜身镜腿(要求学生完成调整后交老师现场评价)。

老师评价记录:(优　　/良　　/中　　/差　　)问题所在:＿＿＿＿＿＿＿＿

实训六　正确使用烘热器烘热镜腿,按配装眼镜的整形要求用手对板材眼镜的镜腿进行调整。

1. 列出镜腿调整的要求和操作要领,并尝试按照调整要求调整镜腿(要求学生协助完成调整后同学互评,并在小组内选出调整优秀作品进行展示和解说)。

小提示:按照上述配装眼镜整形要求的提示,正确使用烘热器烘热镜腿的要领。用手调整镜腿平直度和弯曲度的技巧。

镜腿调整的要求:＿＿＿＿＿＿＿＿＿＿＿＿＿＿＿＿＿＿＿＿＿＿＿＿＿

小组调整的问题所在:＿＿＿＿＿＿＿＿＿＿＿＿＿＿＿＿＿＿＿＿＿＿＿

2. 通过老师讲解,明确烘热器使用方法和镜腿调整要领,独立使用烘热器用手调整眼镜镜腿(要求学生完成调整后交老师现场评价)。

老师评价记录:(优　　/良　　/中　　/差　　)问题所在:＿＿＿＿＿＿＿＿

六、常见问题

(一) 加热的温度和时间控制

1. 如未充分了解被加工镜架材料的加热特性,若加热不够则影响整形效果;若过度加热,则会造成表面焦损或是留下印痕,严重影响外观质量。

2. 如调整时需要烘热镜圈、鼻梁或桩头等部位时,必须先取下镜片再烘热,否则镜片受热,会导致表面膜层受热爆膜,出现裂纹,甚至边缘变形,造成废片(图 3-4-17)。

(二) 板材架的鼻托整形

1. 大部分板材镜架的鼻托是材料粘贴固定不可调的,但不同的镜架设计其鼻托

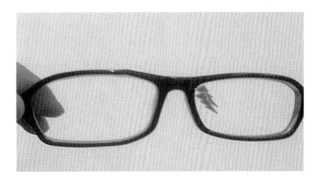

图 3-4-17 因镜片受热导致边缘出现裂纹(示意图)

的高度不一,在选择板材镜架时可根据顾客的鼻梁高度进行合适地挑选(图 3-4-18)。

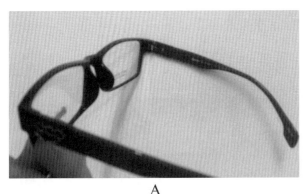

A

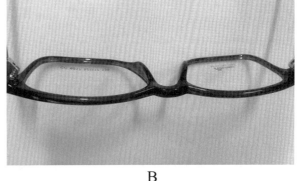

B

图 3-4-18 板材镜架的鼻托高度
A.鼻托较高的设计;B.鼻托较低的设计

2. 也有部分板材镜架设计有可调式鼻托,加工工艺与腿板插芯相似,通过加热金属材料的鼻托支架快速插入加热软化的镜圈内侧,也有的会同时粘贴。因此,在整形时必须注意用力,不能使鼻托支架与镜圈接触点受力,否则很容易导致整个鼻托脱离镜圈,无法修复(图 3-4-19)。

七、知识拓展

如何区分板材架与注塑架?

1. 整体质感 板材架更高档、优质(图 3-4-20)。

2. 镜腿插芯工艺 板材架的脚板有插芯,而注塑镜架没有插芯,因为工艺难而且无调校作用(图 3-4-21)。

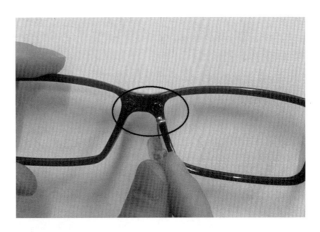

图 3-4-19 因整形时用力不当导致鼻托脱离镜圈

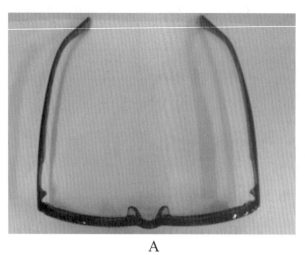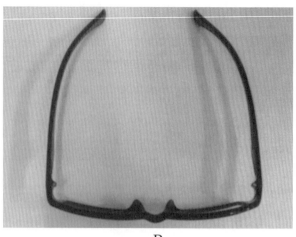

A   B

图 3-4-20 板材架与注塑架表面质感对比

A. 板材架整体图;B. 注塑架整体图

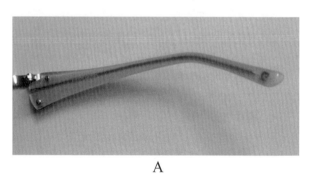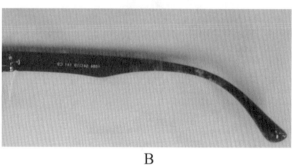

A   B

图 3-4-21 镜腿插芯工艺差别

A. 板材架脚板有插芯;B. 注塑架镜腿无插芯

3. 鼻托颜色 一般情况,板材架的鼻托是透明无色的,而注塑架则会与镜圈同一颜色(图 3-4-22)。

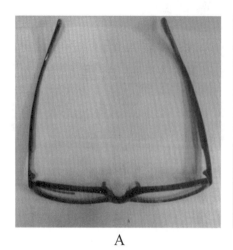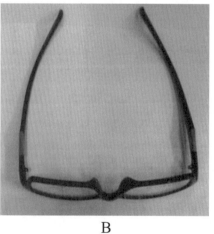

A   B

图 3-4-22 鼻托颜色的差别

A. 板材架的透明鼻托;B. 注塑架的有色鼻托

4. 表面的光亮度　板材架具有抛光的亮泽,而注塑架则是喷漆的效果(见图 3-4-20)。

5. 加工痕迹　板材架有镜圈桩头切削痕迹、镜片槽铣切痕迹等,而注塑架则有射出口、分合模线、镜片槽光滑(注塑成型加喷漆的效果)等的特点(图 3-4-23)。

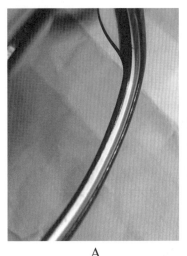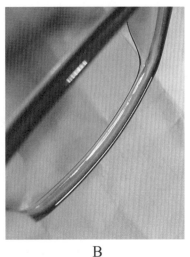

A　　　　　　　　B

图 3-4-23　加工痕迹的差别

A. 板材架的铣切痕迹;B. 注塑架的沟槽光滑

6. 重量　一般板材架比注塑架要重。

7. 饰片工艺　板材架会通过开槽、安装、封油、晾干、打磨、抛光的工序完成,而注塑则通过喷漆后加压固定,明显比前者粗糙(图 3-4-24)。

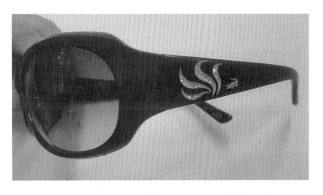

图 3-4-24　板材架的 logo 饰片精美

八、习题

 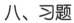

1. 使用烘热器,烘烤镜架、镜腿,上下左右翻动主要是为了(　　　)

　　A. 使镜架、镜腿受热均匀　　　　　　　B. 防止烫手

　　C. 防止镜架变形　　　　　　　　　　　D. 防止镜腿变形

2. 配装眼镜整形要求不包括(　　　)

　　A. 镜眼距离 12mm　　　　　　　　　　B. 左右托叶对称

　　C. 外张角 80°~95°左右对称　　　　　　D. 左、右身腿倾斜角偏差不大于 2.5°

3. 烘热器预热后,温度可达(　　　),就可烘烤镜架、镜腿

　　A. 110~120℃　　　　B. 120~130℃　　　　C. 130~145℃　　　　D. 145~150℃

4. 整形时应注意（   ）

    A. 避免加热调整   B. 不宜使用工具   C. 不需取下镜片   D. 避免反复操作

5. 眼镜整形包括：（   ）；鼻托的调整；镜身镜腿的调整；镜腿的调整

    A. 颞距的调整   B. 镜圈形状的调整   C. 鼻托的调整   D. 镜面的调整

6. 使用烘热器加热塑料镜架时，应使镜身、镜腿（   ）

    A. 局部受热   B. 均匀受热   C. 全部软化   D. 全部硬化

7. （   ）镜架在整形时尽量不用整形钳；注意镜架的加热特性；加热操作时注意安全

    A. 环氧树脂   B. 铜合金   C. 镍合金   D. 钛合金

8. 醋酸纤维镜架的软化温度65℃~75℃，整形温度是（   ），不易燃烧，收缩性小。而且反复加热，材质变脆

    A. 55~75℃   B. 75~80℃   C. 100~120℃   D. 130~140℃

（付子芳）

任务五　配装眼镜质检配送

一、学习目标

能力目标	知识目标	素质目标
• 能对镜片、镜架进行外观检测 • 能用手动焦度计测量眼镜的顶焦度、标记光学中心和基准线，并记录 • 能检测柱镜轴位方向偏差是否合格 • 能检测光学中心水平偏差、垂直互差等是否合格 • 能检测眼镜应力是否合格 • 能对定配眼镜进行包装、填写各标志内容并配送	• 国家标准关于定配眼镜的柱镜轴位方向偏差的规定 • 带散光定配眼镜的手动焦度计测量方法 • 定配眼镜的其他标志项目：特殊使用说明或法律法规等	• 严谨认真的工作态度 • 按规范做事的习惯 • 独立完成的责任意识

二、任务描述

    ××公司定配工利用半自动焦度计、全自动焦度计、瞳距尺等仪器，对带散光的定配眼镜的顶焦度、柱镜轴向、光学中心水平距离、光学中心高度等进行测量，判断镜片顶焦度、柱镜轴向、光学中心水平偏差及光线中心垂直互差是否合格，镜片标准质量、塑料镜框的外观、配装质量、整形要求等是否符合国标要求，并填写记录单（表3-5-1），对检测合格的眼镜完整填写相应标志并进行包装配送。

表 3-5-1 单光球镜检测记录表

顾客姓名	林××	验配日期	2015.7.10	联系方式	138××××××××
镜框品牌及型号	×××	镜片品牌及规格	×××	镜片来源	×××
右眼度数		左眼度数		瞳距（PD）	
−2.00DS/−0.50DC×180		−2.00DS/−0.50DC×180		66mm	

检验项目	标准要求	实测值		偏差值	是否合格
顶焦度偏差（D）	GB 10810.1-2005	R	S:		是□ 否□
			C:		是□ 否□
		L	S:		是□ 否□
			C:		是□ 否□
柱镜轴位偏差	GB 13511.1-2011	R:			是□ 否□
		L:			是□ 否□
光学中心水平偏差	同上				是□ 否□
光学中心单侧水平偏差	不得大于光学中心水平允差的1/2	R:			是□ 否□
		L:			是□ 否□
光学中心垂直互差	GB 13511.1-2011				是□ 否□
镜架外观质量	表面光滑均匀,没有直径超过0.5mm的麻点、颗粒和明显擦伤				是□ 否□
镜片表面质量	表面光洁,透视清晰,两镜片材料色泽一致				是□ 否□
配装质量	镜片无崩边,镜架无焦损、翻边、扭曲、钳痕 镜片装配后不松动,无明显隙缝 无严重的不均匀应力				是□ 否□ 是□ 否□ 是□ 否□
整形要求	两镜片相对平整,镜架无扭曲,平放倒伏均平整				是□ 否□

质检结论:合格□ 不合格□ 质检员: 日期:

三、知识准备

(一)定配眼镜外观质量

塑料镜架在装配和调整过程中,需用烘烤机使镜架变软,若操作不当,易损坏镜架,因此,塑料镜架检查外观时,重点观察有无因过度烘烤导致的镜架焦损、翻边、扭曲或调整过程中使用调整钳留下的钳痕等(图3-5-1)。

(二)配装眼镜光学参数

1. 镜片顶焦度偏差 散光镜检测镜片顶焦度时,需检测球镜顶焦度和柱镜顶焦度,

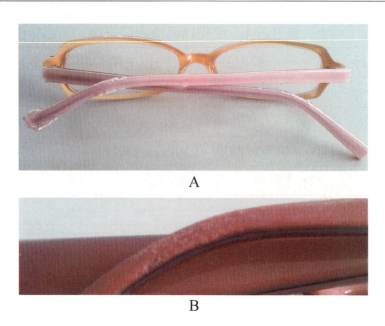

图 3-5-1 塑料镜架外观质量问题

A.左右镜腿弯点处及右镜腿末端翻边,焦损;B.右镜腿弯点处焦损

判断偏差是否小于允差时,需用"顶焦度绝对值最大的子午面上的顶焦度值"(表 3-5-2),若处方为 OU:−2.00DS/−0.50DC×180,画光学十字可知最大顶焦度为 −2.50(图 3-5-2 左),允差为 ±0.12,即检测结果"−2.38~−2.62"均合格,柱镜顶焦度允差为 ±0.09,即检测结果"−0.41~−0.59"均合格,但处方若变为 −2.75DS/−0.50DC×180,因最大顶焦度值超过了 −3.00D(图 3-5-2 右),柱镜顶焦度允差变为 ±0.12,即柱镜检测结果在"−0.38~−0.62"均可。

2. 光学中心水平偏差 定配眼镜左右镜片光学中心水平距离偏差应符合表 3-5-3 的规定。

表 3-5-2 镜片顶焦度允差

单位:屈光度(D)					
顶焦度绝对值最大的子午面上的顶焦度值	每主子午面顶焦度允差	柱镜顶焦度允差			
		≥ 0.00 和 ≤0.75	>0.75 和 ≤4.00	>4.00 和 ≤6.00	>6.00
≥ 0.00 和 ≤3.00	±0.12	±0.09	±0.12	±0.18	±0.25
>3.00 和 ≤6.00		±0.12			
>6.00 和 ≤9.00			±0.18		
>9.00 和 ≤12.00	±0.18			±0.25	
>12.00 和 ≤20.00	±0.25	±0.18			
>20.00	±0.37	±0.25	±0.25	±0.37	±0.37

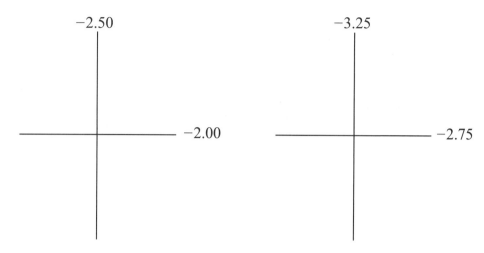

图 3-5-2　处方十字图

表 3-5-3　定配眼镜两镜片光学中心水平距离偏差

顶焦度绝对值最大的子午面上的顶焦度 /D	0.00~0.50	0.75~1.00	1.25~2.00	2.25~4.00	≥ 4.25
光学中心水平距离允差	0.67$^{\triangle}$	± 6.0mm	± 4.0mm	± 3.0mm	± 2.0mm

　　表格中顶焦度也是指"绝对值最大的子午面上的顶焦度"，处方为 –2.00DS/–0.50DC × 180，虽然球镜度为 –2.00，但最大顶焦度为 –2.50，因此，光学中心水平距离允差为 ± 3.0mm 而不是 ± 4.0mm。

　　3. 光学中心单侧水平偏差　光学中心单侧水平距离与 1/2 标称值的差值，光学中心单侧水平距离即从鼻梁正中开始，分别测量到左右光心的距离（AO_1、AO_2）(图 3-5-3)，将测得的数值减去 1/2 瞳距，得到的值即为光心中心单侧水平偏差。

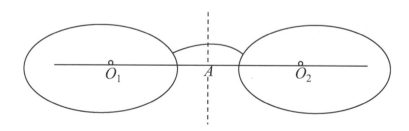

图 3-5-3　光学中心单侧水平距离示意图

　　定配眼镜的水平光学中心与眼瞳的单侧偏差均不应大于表 3-5-3 中光学中心水平距离允差的 1/2（表 3-5-4）。具体示例见表 3-5-5、表 3-5-6。

表 3-5-4　定配眼镜光学中心单侧水平偏差

顶焦度绝对值最大的子午面上的顶焦度 /D	0.00~0.50	0.75~1.00	1.25~2.00	2.25~4.00	≥ 4.25
光学中心单侧水平偏差允差	0.34$^{\triangle}$	± 3.0mm	± 2.0mm	± 1.5mm	± 1.0mm

例一：　　　　表3-5-5　配装眼镜单侧光学距离左右相等

配镜处方：OD：−2.00D　OS：−2.25D　PD：64mm　RPD：32mm　LPD：32mm			
光学中心水平偏差允差：±3.0mm	光学中心单侧水平偏差允差：±1.5mm		
光学中心水平距离：62mm	偏差：2mm	＜允差	合格
光学中心单侧水平距离	右（R）：31mm　偏差：1mm	＜允差	合格
	左（L）：31mm　偏差：1mm	＜允差	合格

例二：　　　　表3-5-6　配装眼镜单侧光学距离左右不等

配镜处方：OD：−2.00D　OS：−2.25D　PD：64mm　1/2PD：32mm			
光学中心水平偏差允差：±3.0mm	光学中心单侧水平偏差允差：±1.5mm		
光学中心水平距离：62mm	偏差：2mm	＜允差	合格
光学中心单侧水平距离	右（R）：30mm　偏差：2mm	＞允差	不合格
	左（L）：32mm　偏差：0mm	无偏差	合格

由上述两例可以看出，光学中心水平偏差合格的情况下，进一步检测单侧光学中心偏差则可能存在不合格的情况，即左右镜片移心量不一，导致配戴者两眼瞳孔到光心的距离不一，若存在偏差时，则两眼需克服不等的棱镜效应，更易导致视疲劳，因此，单侧光学中心偏差的检测是必要的。

4. 光学中心垂直互差（表3-5-7）

表3-5-7　定配眼镜的光学中心垂直互差

顶焦度绝对值最大的子午面上的顶焦度/D	0.00~0.50	0.75~1.00	1.25~2.50	>2.50
光学中心垂直互差	≤0.50△	≤3.0mm	≤2.0mm	≤1.0mm

5. 定配眼镜的柱镜方向偏差应符合表3-5-8的规定。

表3-5-8　定配眼镜的柱镜方向偏差

柱镜顶焦度值/D	0.25~≤0.50	>0.50~≤0.75	>0.75~≤1.50	>1.50~≤2.50	>2.50
轴位允差/°	±9	±6	±4.0	±3	±2

判断柱镜轴位偏差是否小于允差时，只需根据柱镜顶焦度值判断，如表3-5-9所示。因为0°和180°均表示水平方向，因此，当测得散光轴向为5°时，偏差为5°，而不是175°。

表3-5-9　根据处方判断轴位允差

配镜处方：OU：−2.00DS/−0.50DC×180			
柱镜顶焦度值	轴位允差	处方轴向	允许轴向
−0.50DC	±9°	180°	0°~9°或171°~180°

（三）定配眼镜应力检测

塑料全框镜架和金属镜架不同,镜圈没有锁接管,无法通过锁接管处螺丝的松紧调整镜圈大小,且塑料的弹性小于金属,为了避免镜片从镜圈中脱落,镜片通常不会偏小,但若镜片太大,易产生不均匀应力,导致配戴者视物变形等不适的配戴体验,因此,有必要通过应力仪检测镜片应力大小,对应力不均匀的情况予以调整。

（四）定配眼镜的标志、包装、运输和贮存

定配眼镜的标志:除单光球镜要求的所有标识外,散光镜还需标明柱镜度数,柱镜轴位等处方参数。质检时重点检查所有配镜参数是否完整标识。

（五）手动焦度计的应用

手动焦度计使用的前两步均是调焦和校正。

散光眼镜的摆放方式同球镜,由于镜片有柱镜成分,旋转度数手轮时,可发现绿色视标中心的九个小圆点变成了小短线,且两个方向的视标粗细不一,清晰度不同(图 3-5-4)。

度数手轮同时调整载镜台高度和眼镜水平位置,使绿色视标中心与黑色视标大致重叠,能大致辨认中心小短线方向(图 3-5-5),再根据小短线方向旋转焦度计轴向手轮(图 3-5-6),使其中一个方向绿色视标与小短线平行,同时调整度数手轮至此方向视标清晰(图 3-5-7),读取相应数据,为准确读取轴向,可旋转固定分划板的黑色视标,使黑线居两条绿色视标之间,观察其对应刻度为 81°,记录为 -2.00×81。

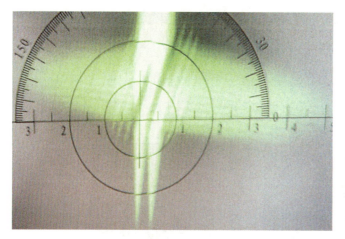

图 3-5-4　测带散光镜片所见视标

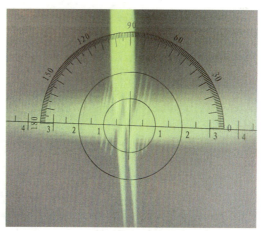

图 3-5-5　较清晰小短线

然后,不动轴向手轮,仅旋转度数手轮至另一方向视标变清晰(图 3-5-8),记录为 -2.50×171,处方转换为 $-2.00DS/-0.50DC \times 171$,即与处方要求偏差为 9°。并打点标记光心进行进一步测量。此为手动焦度计操作基本方法,在实际操作中,亦可在测量中通过计算省略处方转换步骤,待实际操作时进一步了解。

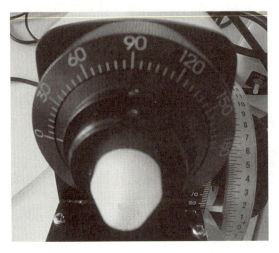

图 3-5-6　焦度计轴向手轮

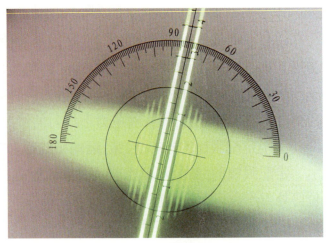

图 3-5-7　一方向视标清晰

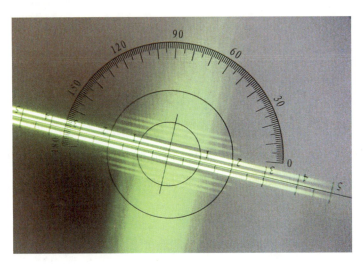

图 3-5-8　另一方向视标清晰

四、实施步骤

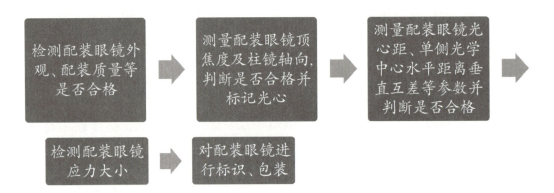

(一) 测量镜片顶焦度及柱镜轴向

用自动焦度计进行镜片顶焦度及轴向检测时,需注意柱镜符号的仪器设置,同一镜片,设置不同测量结果不同(图3-5-9),因此测量时要根据处方进行柱镜符号设置。

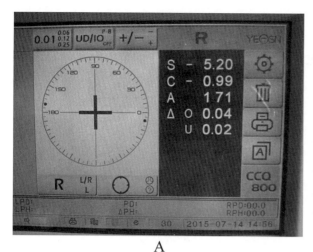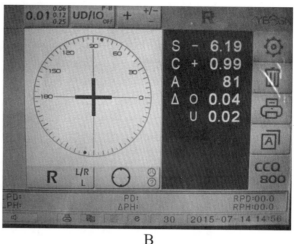

图 3-5-9　同一镜片不同设置所测结果不同

A. 负柱镜形式;B. 正柱镜形式

(二)光学中心单侧水平距离测量

光学中心单侧水平距测量是以鼻梁中点为起点分别测量右眼、左眼单侧光学中心水平距离,测量时左右调整瞳距尺位置,找到鼻梁中点所对刻度(图 3-5-10),右镜圈鼻侧外缘刻度为 3.6cm,左镜圈鼻侧外缘刻度为 4.4cm,距 4cm 均为 0.4cm,则刻度"4"为鼻梁中点,以此为起点,分别测量至右眼、左眼光心的水平距离,即为光学中心单侧水平距离。

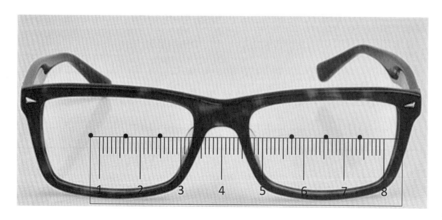

图 3-5-10　光学中心单侧水平距测量

(三)填写相应产品标识并包装

将配镜处方中的球镜度数、散光度数、轴向、瞳距等内容完整填入各公司自行设计的带有公司名称、地址等信息的产品合格证(图 3-5-11)中,根据国标要求包装眼镜并进行配送。

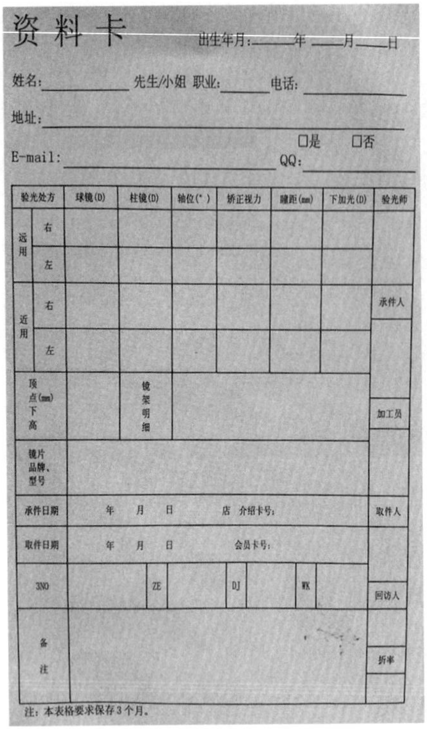

资料卡　出生年月：____年____月____日

姓名：________先生/小姐 职业：____ 电话：________

地址：

E-mail：________ ☐是 ☐否 QQ：________

验光处方		球镜(D)	柱镜(D)	轴位(°)	矫正视力	瞳距(mm)	下加光(D)	验光师
远用	右							
	左							
近用	右							承件人
	左							
顶点(mm)下高			镜架明细					加工员
镜片品牌、型号								
承件日期		年 月 日		店 介绍卡号：				取件人
取件日期		年 月 日		会员卡号：				
3NO			ZE	DJ	WK			回访人
备注								折率

注：本表格要求保存3个月。

A

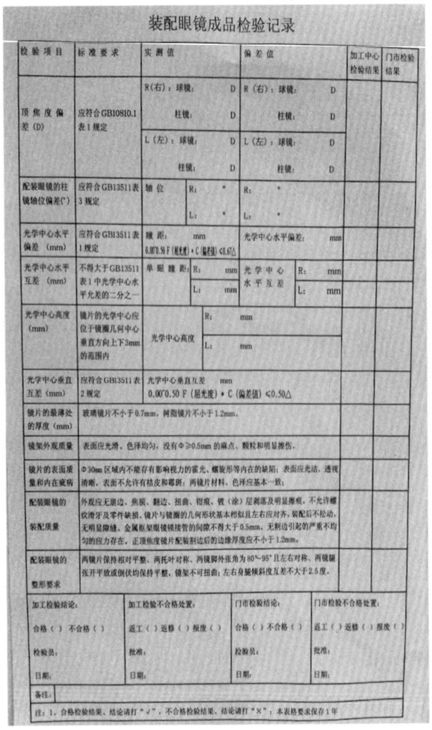

装配眼镜成品检验记录

检验项目	标准要求	实测值		偏差值		加工中心检验结果	门市检验结果
顶焦度偏差(D)	应符合GB10810.1表1规定	R(右)：球镜： D 柱镜： D		R(右)：球镜： D 柱镜： D			
		L(左)：球镜： D 柱镜： D		L(左)：球镜： D 柱镜： D			
配装眼镜的柱镜轴位偏差(°)	应符合GB13511表3规定	轴位	R： ° L： °	R： ° L： °			
光学中心水平偏差(mm)	应符合GB13511表1规定	瞳距： mm 0.00°0.50 F(屈光度)·C(偏差值)≤0.67△		光学中心水平偏差： mm			
光学中心水平互差(mm)	不得大于GB13511表1中光学中心水平允差的二分之一	单眼瞳距：	R： mm L： mm	光学中心水平互差	R： mm L： mm		
光学中心高度(mm)	镜片的光学中心应位于镜圈几何中心垂直方向上下3mm的范围内	光学中心高度	R： mm L： mm				
光学中心垂直互差(mm)	应符合GB13511表2规定	光学中心垂直互差 mm 0.00°0.50 F(屈光度)·C(偏差值)≤0.50△					
镜片的最薄处的厚度(mm)	玻璃镜片不小于0.7mm，树脂镜片不小于1.2mm。						
镜架外观质量	表面应光滑、色泽均匀，没有Φ≥0.5mm的麻点、颗粒和明显擦伤。						
镜片的表面质量和内在疵病	Φ30mm区域内不能存有影响视力的霍光、螺旋形等内在的缺陷；表面应光洁，透视清晰，表面不允许有桔皮和霉斑；两镜片材料、色泽应基本一致；						
配装眼镜的装配质量	外观应无崩边、焦损、翻边、扭曲、钳痕、镀（涂）层剥落及明显擦痕，不允许螺纹滑牙及零件缺损，镜片与镜圈的几何形状基本相似且左右应对齐，装配后不松动，无明显隙缝，金属框架眼镜锁接管的间隙不得大于0.5mm，无割边引起的严重不均匀的应力存在，正顶焦度镜片配装割边后的边缘厚度应不小于1.2mm。						
配装眼镜的整形要求	两镜片保持相对平整、两托叶对称、两镜脚外张角为80°~95°且左右对称、两镜腿张开平放或倒伏均保持平整，镜架不可扭曲；左右身腿倾斜度互差不大于2.5度。						
加工检验结论：合格（ ） 不合格（ ） 检验员： 日期：	加工检验不合格处置：返工（ ）返修（ ）报废（ ） 批准： 日期：		门市检验结论：合格（ ） 不合格（ ） 检验员： 日期：		门市检验不合格处置：返工（ ）返修（ ）报废（ ） 批准： 日期：		
备注：							

注：1、合格检验结果、结论请打"√"，不合格检验结果、结论请打"×"；本表格要求保存1年

B

图 3-5-11　某公司眼镜产品资料卡及检测记录单

A. 资料卡；B. 检测记录单

五、实训及评价

实训一　若处方为 R：−5.25DS/−1.00DC × 175，写出球镜度、柱镜度及轴向的国标允差，根据图 3-5-9 所示信息计算各参数偏差并判断是否合格。

老师评价：结果正确（　　）结果有误（　　）错误原因________________

实训二　自行设计一份完整检测记录单（表 3-5-10），检测任务三中加工好的眼镜，将数据填入表格并判断是否合格，将填写完整的表格交予老师评价。

表 3-5-10　检测记录单

检测单设计是否完整美观		好（　　）中（　　）差（　　）原因：
检测数据是否准确		好（　　）中（　　）差（　　）原因：
结果判断是否正确		好（　　）中（　　）差（　　）原因：
所用时间		熟练程度：
总体评价		

实训三　用手动焦度计对眼镜进行检测，比较所测结果与自动焦度计有无差别，若有，分析差别产生的原因。

老师评价：检测方法是否正确：________________存在问题：________________

检测结果是否正确：________________存在问题：________________

实训四 三个学生一组,两个模拟老师,一个模拟质检员,要求质检员口述眼镜检测的实施步骤,并在讲述之后回答模拟老师提出的问题,模拟老师根据质检员的表现给予打分(表3-5-11)。

表 3-5-11 老师评分表

打分项目	模拟老师1	模拟老师2	平均分
描述的完整性(50%)			
描述的流利性(20%)			
回答问题的准确性(30%)			
总分			

老师评价记录:(优　　/良　　/中　　/差　　)问题所在:_____

实训五 三人一组,一人担任质检员,另两位扮演老师,由模拟老师发放一副眼镜给质检员,要求质检员在规定时间内完成检测并将检测结果口述给模拟老师,由模拟老师打分评价质检员完成情况并填写表3-5-12。

表 3-5-12 学生互评参考表

评分人:　　　　　　　　　　　　　　　质检员:

项目	要求	配分	得分和备注
操作步骤	操作步骤顺序正确	5	
操作方法	操作方法准确	5	
结果判断	能准确说出国标要求及该眼镜是否合格	5	
熟练程度	操作中无顺序颠倒,方法错误且在规定时间完成	5	

老师评价记录:(优　　/良　　/中　　/差　　)问题所在:_____

实训六 两人一组,一人将国标表格适当挖空后让对方填出空格中的数值,如表3-5-13、表3-5-14所见,挖空数量以3、5、7……逐渐增加,两人互换比赛答题时间,用时短,正确率高者为胜。至熟练掌握所有表格数据为止。

表 3-5-13 国标表格 A

顶焦度绝对值最大的子午面上的顶焦度 /D	光学中心水平距离允差
0.00~0.50	0.67 △
0.75~1.00	
1.25~2.00	±4.0mm
	±3.0mm

续表

顶焦度绝对值最大的子午面上的顶焦度 /D	光学中心水平距离允差
	± 2.0mm
0.00~0.50	
1.25~2.50	
	≤1.0mm

表 3-5-14　国标表格 B

柱镜顶焦度值 /D	0.25~≤0.50	>0.50~≤0.75			≥2.50
轴位允差 /°			± 4.0	± 3	± 2

老师评价记录:(优　　/良　　/中　　/差　　)问题所在:＿＿＿＿＿＿＿＿＿＿

六、常见问题

1. 检测散光镜顶焦度和轴向时,一定要保证镜圈符合标准整形要求,测量时保证两镜圈下缘靠着挡板,否则可能导致所测轴向不准确(图 3-5-12),出现偏差,影响结果判断。

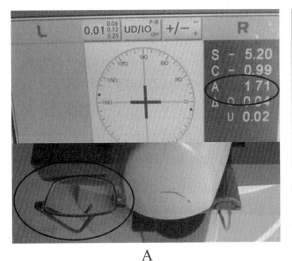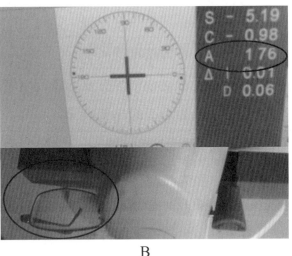

图 3-5-12　测量时镜架摆放不平的影响

A. 左右镜圈下缘靠挡板;B. 左镜圈下缘未靠挡板

2. 对应的允差值　散光镜片在不同子午线方向有不同的顶焦度,因此,对照国标的顶焦度允差、光学中心水平允差和垂直互差允差时,要记得算出镜片最大子午线上的顶焦度,才能进行准确的判断。

3. 在光学中心水平距离允差和光学中心垂直互差中,可以看到 0.00~0.50 度数对应

的允差值不是 ××mm,而是棱镜度,分别为 $0.67^{\triangle}$ 和 $0.50^{\triangle}$,若检测眼镜顶焦度不超过 0.50D,如平光镜,如何判断呢,方法是将测得的偏差值(单位取 cm)乘以镜片顶焦度,得到棱镜度后和国标允差比对。如配镜处方:OU:$-0.50DC \times 180$,PD 66mm,测得 OCD 70mm,偏差 4mm,即 0.4cm,乘以最大顶焦度,得 $0.2^{\triangle}$,未超过,则为合格(表 3-5-3、表 3-5-7)。

七、知识拓展

屈光不正眼戴上矫正眼镜后,看到的物体大小和不戴眼镜时看到的不同,这种不同可用眼镜放大率表示,当放大率大于 1 时,表示看到的物体较不戴眼镜时看到的大,为凸透镜;放大率小于 1 时,表示看到的物体较不戴眼镜时看到的小,为凹透镜。放大倍率的大小和眼镜屈光度及镜片的片形设计有关。

散光镜片不同方向屈光度不同,眼镜放大率也不同,即配戴散光镜片视物会发生形状变异,如下图,散光轴向在垂直或水平时,由于两方向放大倍率不同,会将圆形看成椭圆形、方形看成长方形(图 3-5-13)等。

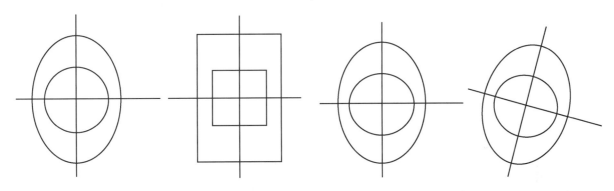

图 3-5-13 散光镜成像变形示意图　　　　图 3-5-14 轴向偏差的视物变化示意图

散光配装眼镜散光轴向若与处方有较大偏差,配戴者所见物体的变形情况发生变化(图 3-5-14),配戴者视觉中枢无法接受,则会出现头晕甚至恶心、想吐等配戴不适,散光越高,轴向偏差导致的视物变形越明显,因此,散光配装眼镜不仅要求镜片光心距与瞳距一致,左右等高,还要求散光轴向与配镜处方一致,散光度数越高允许的轴向偏差越小。

八、习题

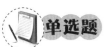单选题

1. 配镜处方 OU:$-8.50DS/-1.50DC \times 5$,根据国标,其球镜和柱镜顶焦度允差分别为(　　　)
   A. ±0.12D、±0.12D　　　　　　　　B. ±0.18D、±0.12D
   C. ±0.12D、±0.18D　　　　　　　　D. ±0.18D、±0.18D

2. 配镜处方 OU:$-1.75DS/-0.50DC \times 175$,根据国标,光学中心水平距离允差为(　　　)mm
   A. 6.0　　　　　　B. 4.0　　　　　　C. 3.0　　　　　　D. 2.0

3. 配镜处方 OU：−2.75/−0.75×10，根据国标，光学中心单侧水平偏差的允差为（　　　）mm

　　A. 2.0　　　　　　　　B. 1.5　　　　　　　　C. 1.0　　　　　　　　D. 0.5

4. 配镜处方为 OU：−1.50/−0.50×20，光学中心垂直互差允许偏差为≤（　　　）mm

　　A. 3.0　　　　　　　　B. 2.0　　　　　　　　C. 1.0　　　　　　　　D. 0.5

5. 配镜处方 OU：−2.75/−0.75×106，柱镜轴向允差为（　　　）

　　A. ±9°　　　　　　　　B. ±6°　　　　　　　　C. ±4°　　　　　　　　D. ±3°

6. 板材镜架外观检测时不需检测（　　　）

　　A. 有无颗粒　　　　　　　　　　　　　　B. 有无麻点

　　C. 有无钳痕　　　　　　　　　　　　　　D. 有无镀层剥落

7. 处方为 OU：−2.00/−0.75×30 的眼镜，其球镜顶焦度允差、柱镜顶焦度允差及轴向偏差分别为（　　　）

　　A. ±0.12D、±0.12D、±6°　　　　　　　B. ±0.12D、±0.09D、±6°

　　C. ±0.12D、±0.12D、±4°　　　　　　　D. ±0.18D、±0.12D、±4°

8. 处方为 OU：−2.75/−0.50×106 的眼镜，自动焦度计检测结果为 S：−2.82、C：−0.62、A：101，判断球镜顶焦度、柱镜顶焦度及轴向偏差为（　　　）

　　A. 球镜顶焦度不合格　　　　　　　　　　B. 柱镜顶焦度不合格

　　C. 轴向偏差不合格　　　　　　　　　　　D. 均合格

9. 散光配装眼镜在填写合格证时配镜参数需填写（　　　）

　　A. 球镜度　　　　B. 柱镜度　　　　C. 轴向　　　　D. ABC 均要

10. 手动焦度计测量带散光眼镜时，关于绿色视标的描述以下不正确的是（　　　）

　　A. 中心小圆点变小短线　　　　　　　　　B. 两个方向视标无法同时清晰

　　C. 两个方向视标粗细不一　　　　　　　　D. 两个方向视标同时清晰

（唐　洁）

••• 情 境 小 结 •••

学习情境三是对眼镜定配中关于全框板材架树脂球柱镜半自动定配这一代表性工作任务的教学实施。

学生进行了核对订单、商品检测、半自动加工制作、整形、配装镜质检等五个学习任务的学习与实训，要求能通过以下考核要求。

考核内容

全框板材架散光镜定配（半自动磨边）

以教学班内已配戴眼镜的同学的处方单（开具配镜处方）、指定板材全框眼镜架、树脂散光镜片为工作对象，独立完成半自动磨边装配流程，包括核对配镜单、镜片、镜架检测、半自动加工装配、配装镜整形清洁、质检交镜。

具体要求

1. 能审核散光配镜处方,并根据处方要求核对镜架、镜片参数,确定加工要求和流程,能检测镜架、镜片外观、尺寸、顶焦度等参数判断是否合适定配。

2. 能按加工要求规范使用半自动磨边机(及配套工具)、自动焦度计等仪器设备进行加工镜片、正确装配,符合国家质量标准要求。

3. 能使用烘热器进行板材镜架的整形,符合国家标准要求。

4. 能对装配复性散光眼镜进行光学参数和装配质量的检测和包装配送。

5. 安全生产遵守纪律,爱护和正确使用工具、仪器,进行实训室场地而设备的日常维护与保养。

情境四
半框架定配

情境描述

　　××眼镜公司定配工接到门店送来的一份配镜订单及金属半框眼镜架一副,散光树脂镜片一副,要求定配加工。定配加工好的眼镜必须完全符合配镜订单的处方要求和加工要求,并符合单光定配眼镜的国家标准的各项规定。

　　定配的工作流程如下:

　　1. 核对处方、配镜单,镜架、镜片的商品参数,明确加工要求。

　　2. 检测镜片顶焦度和外观质量,根据处方轴向要求标记镜片光心及水平加工基准线,检测镜架尺寸和外观质量,根据尺寸与加工参数审核镜片、镜架是否合适定配。

　　3. 标记衬片水平加工基准线,用模板打孔机制作衬片模板。

　　4. 按照配镜单加工参数计算移心量,对镜片进行移心,并上吸盘定位。

　　5. 完成镜片磨边、抛光、开槽,对半框架进行装配,清洁眼镜,按标准进行半框镜架整形。

　　6. 对照国标对定配眼镜进行质检,填写结果报告,并完成眼镜包装配送工作。

　　7. 遵守半自动加工场地安全生产要求,对开槽机、抛光机、模板打孔机进行维护保养和故障排除。

任务一　核对加工单据

一、学习目标

能力目标	知识目标	素质目标
• 核对订单与半框架的商品参数 • 核对订单与镜片包装标记的商品参数 • 明确半框架定配要求	• 复性散光处方中各项的含义及分析 • 半框架的结构部件和材料特性	• 认真仔细的工作习惯 • 安全生产的意识

二、任务描述

××公司加工中心接到门店销售部门送来的一份配镜订单及金属半框镜架一副,近视散光树脂镜片一副,要求定配加工,首先要对单据进行核对(图4-1-1)。

×××眼镜公司								
配镜订单								
客户	王×		电话	×××			年龄	
住址						接单日期		
配镜处方		DS	DC	AX	VA	PD	备注/PH	
远用	R	−2.00	−1.00	180	1.2	33		
	L	−3.00	−0.50	180	1.2	32		
配镜商品资料								
	品牌产地		型号或材料			单价	数量	总价(订金)
镜架	×××		金属半框 54 □ 18-140			298.00	1	556.00
镜片	×××		1.61 绿膜防辐射散光 树脂镜片			258.00	1	
加工要求	按半框架 加工要求		特殊 加工	全框□		开槽☑	钻孔□	抛光☑
				染单色□		双色□	改形□	胶架□
			客户签名			取镜时间		

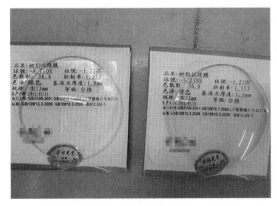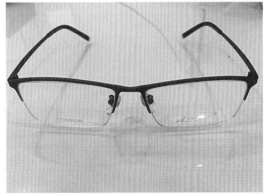

图 4-1-1　配镜订单及待加工镜片、镜架

三、知识准备

(一) 各种散光处方案例

1. 复性近视散光订单(图4-1-2)。

×××眼镜公司	复性近视散光,球柱镜矫正,球镜柱镜同为负号					
配镜订单						
客户		电话				年龄
住址					接单日期	
配镜处方	DS	DC	AX	VA	PD	备注/PH
远用 R	−4.00	−1.00	180	1.2	33	
远用 L	−3.00	−0.50	180	1.2	32	

图 4-1-2 配镜订单案例 1

2. 复性远视散光订单(图 4-1-3、图 4-1-4)。

×××眼镜公司	复性远视散光,球柱镜矫正,球镜柱镜同为正号					
配镜订单						
客户		电话				年龄
住址					接单日期	
配镜处方	DS	DC	AX	VA	PD	备注/PH
远用 R	+4.00	+1.00	180	1.2	33	
远用 L	+3.00	+0.50	180	1.2	32	

图 4-1-3 配镜订单案例 2

×××眼镜公司	复性远视散光,柱镜以负度数形式书写,柱镜度数绝对值小于球镜度数					
配镜订单						
客户		电话				年龄
住址					接单日期	
配镜处方	DS	DC	AX	VA	PD	备注/PH
远用 R	+5.00	−1.00	90	1.2	33	
远用 L	+3.50	−0.50	90	1.2	32	

图 4-1-4 配镜订单案例 3

3. 单纯近视散光(图 4-1-5)。

×××眼镜公司	单纯近视散光,负柱镜矫正,处方只有负柱镜度数,没有球镜度数					
配镜订单						
客户		电话				年龄
住址					接单日期	
配镜处方	DS	DC	AX	VA	PD	备注/PH
远用 R		−2.00	170	1.2	33	
远用 L		−2.50	10	1.2	32	

图 4-1-5 配镜订单案例 4

4. 单纯远视散光(图4-1-6、图4-1-7)。

×××眼镜公司						单纯远视散光,正柱镜矫正,处方只有正柱镜度数,没有球镜度数	
配镜订单							
客户		电话				年龄	
住址					接单日期		
配镜处方	DS	DC	AX	VA	PD	备注/PH	
远用	R		+1.00	90	1.2	33	
	L		+1.50	90	1.2	32	

图 4-1-6　配镜订单案例 5

×××眼镜公司						单纯远视散光,柱镜以负度数形式书写,球镜度数与柱镜度数绝对值相等	
配镜订单							
客户		电话				年龄	
住址					接单日期		
配镜处方	DS	DC	AX	VA	PD	备注/PH	
远用	R	+1.00	−1.00	180	1.2	33	
	L	+1.50	−1.50	180	1.2	32	

图 4-1-7　配镜订单案例 6

5. 混合散光(图4-1-8)。

×××眼镜公司						混合散光,球柱镜矫正,柱镜和球镜的符号恒为异号,柱镜度数绝对值大于球镜度数	
配镜订单							
客户		电话				年龄	
住址					接单日期		
配镜处方	DS	DC	AX	VA	PD	备注/PH	
远用	R	+1.50	−2.00	180	1.2	33	
	L	+1.00	−2.50	180	1.2	32	

图 4-1-8　配镜订单案例 7

(二) 半框镜架的结构部件(图4-1-9)

1. 半框眼镜的结构特点　半框眼镜又称拉丝眼镜,上半部分为金属或者塑料材料构成,内部有开槽镶嵌尼龙丝,下半部分用一根很细的拉丝作为镜圈。拉丝大多数为尼龙丝,在加工制作时要根据拉丝的直径选择开槽的宽度和深度,一般拉丝一半嵌入到镜片中,一部分暴露在外面,才可以更加稳固的固定镜片。

2. 半框眼镜的定配适用性　由于半框眼镜下方为拉丝结构,对比全框眼镜有更加广

229

阔的视野。但是半框眼镜在镜片顶焦度上有一定的要求,在加工制作时,要求割边后的镜片具有一定的边缘厚度,以保证镜片在开槽上拉丝的过程中足够安全,不会崩边。同时,由于下半部分镜片会暴露在外,边缘厚度也不能太厚,否则影响美观。所以屈光度数过小、屈光度数过大以及左右眼度数差别较大的镜片,都不适用半框镜架定配。

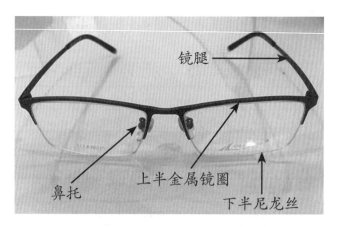

图 4-1-9 半框镜架的结构特点

另外,如果半框眼镜的上半部镜圈是圆形的,由于其下半部分为拉丝,对镜片的固定不如全框镜架,因此散光镜片不适合此类半框镜架定配,以免配戴过程导致轴位偏转影响矫正效果(图 4-1-10)。

(三) 球柱面透镜的联合

1. 两个球柱面透镜联合

(1) 两个球柱面同轴位的透镜联合,以代数和方法计算即可。

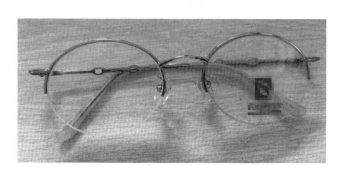

图 4-1-10 上半部镜圈为圆形的半框眼镜

例: $-0.75DS/-1.25DC \times 180$ 联合 $-1.50DS/-2.00DC \times 180$

$-0.75DS$ 联合 $-1.50DS \rightarrow -2.25DS$

$-1.25DC \times 180$ 联合 $-2.00DC \times 180 \rightarrow -3.25DC \times 180$

结果: $-2.25DS/-3.25DC \times 180$

(2) 两个球柱面轴位正交的透镜联合,先进行恒等变换为同轴位,仍按照求代数和方法进行计算。

例: $-0.75DS/-1.25DC \times 180$ 联合 $+1.50DS/-2.00DC \times 90$

先进行恒等变换: $+1.50DS/-2.00DC \times 90 \rightarrow -0.50DS/+2.00DC \times 180$

$-0.75DS$ 联合 $-0.50DS \rightarrow -1.25DS$

$-1.25DC \times 180$ 联合 $+2.00DC \times 180 \rightarrow +0.75DC \times 180$

结果: $-1.25DS/+0.75DC \times 180 \rightarrow -0.50DS/-0.75DC \times 90$

同理也可以先进行 $-0.75DS/-1.25DC \times 180$ 恒等变换为 $-2.00DS/+1.25DC \times 90$ 再进行代数和,联合结果相同。

2. 多个球柱面透镜联合

例: 求 $+0.75DC \times 90/-1.25DC \times 180$ 联合 $+2.50DS/-1.25DC \times 180$ 联合 $-1.25DS/+3.75DC \times 90$ 的结果。

先合并同类项,再按照光学十字线或恒等变换的方法求得,联合步骤如下:

（1）分析同类项：DS：+2.50DS、-1.25DS

DC×90：+0.75DC×90、+3.75DC×90

DC×180：-1.25DC×180、-1.25DC×180

（2）合并同类项：DS：+2.50DS 联合 -1.25DS → +1.25DS

DC×90：+0.75DC×90 联合 +3.75DC×90 → +4.50DC×90

DC×180：-1.25DC×180 联合 -1.25DC×180 → -2.50DC×180

（3）正交柱面透镜联合：+4.50DC×90 联合 -2.50DC×180 → +4.50DS/-7.00DC×180

（4）得球柱面透镜结果：+1.25DS 联合 +4.50DS/-7.00DC×180 → +5.75DS/-7.00DC×180 或恒等变换得：-1.25DS/+7.00DC×90

（四）半框眼镜的加工要求

1. 抛光　可以去除磨边机砂轮留下的磨削沟痕，使光学树脂镜片或玻璃镜片边缘表面平滑光洁（图4-3-11），半框眼镜镜片下半部分暴露在外，在倒棱之后需抛光使镜片边缘美观。

2. 开槽　半框眼镜装配，需要使用开槽机在镜片平边加工一条适合的凹槽，用以嵌入尼龙丝线固定镜片（图4-3-52）。

3. 改形　半框镜架由于下半部分没有镜圈的限制，靠拉丝固定镜片，而拉丝的长度可以调整。因此，在加工时，可以根据客户要求或实际需要，对镜片下半部分的形状进行修改，称之为改形（图4-1-11）。

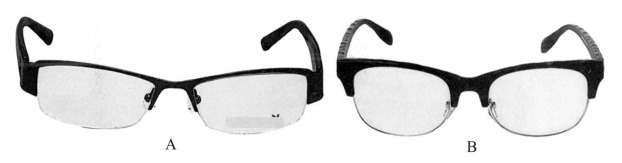

A　　　　　　　　　　　　　B

图 4-1-11　半框眼镜改形加工要求示意图

比如顾客喜欢 A 图镜架的上方镜圈，但喜欢 B 图镜架的衬片形状，要求镜片下方加工成 B 图的形状，就要改形加工。另一种情况是，顾客脸较长或特殊镜片需要较大的框高，而 A 图款式框高较小，也可通过改形增加框高以满足顾客需要。

四、实施步骤

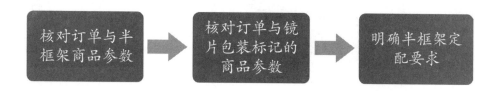

核对订单与半框架商品参数 ➡ 核对订单与镜片包装标记的商品参数 ➡ 明确半框架定配要求

五、实训与评价

实训一 在表4-1-1中填写图片的镜架属于哪种类型,包括材料和款式,交换批改。

表4-1-1　各种类型眼镜架材料及款式列表

序号	镜架图片	类型(材料、款式)	批改
1	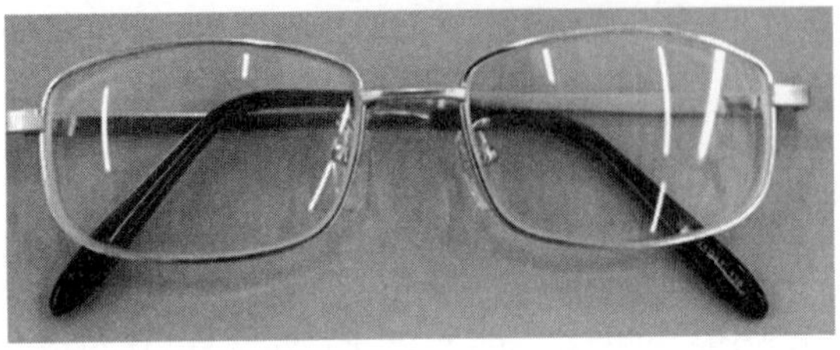		
2	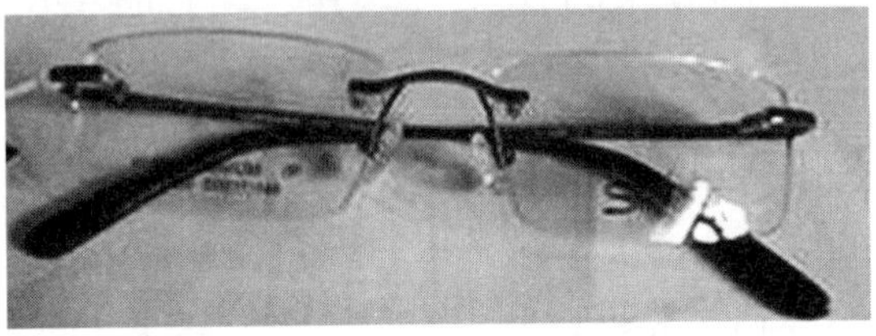		
3	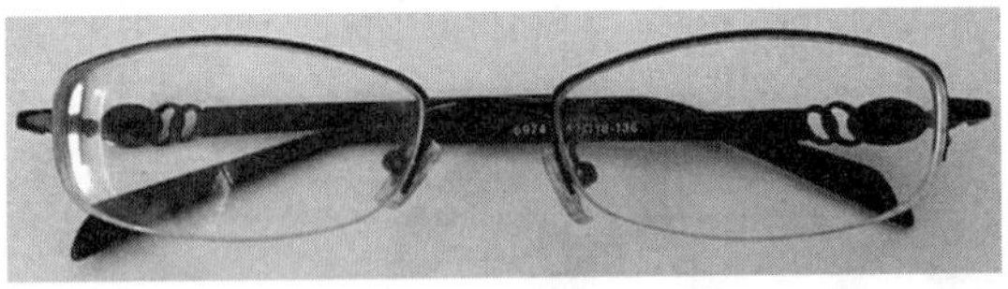		
4	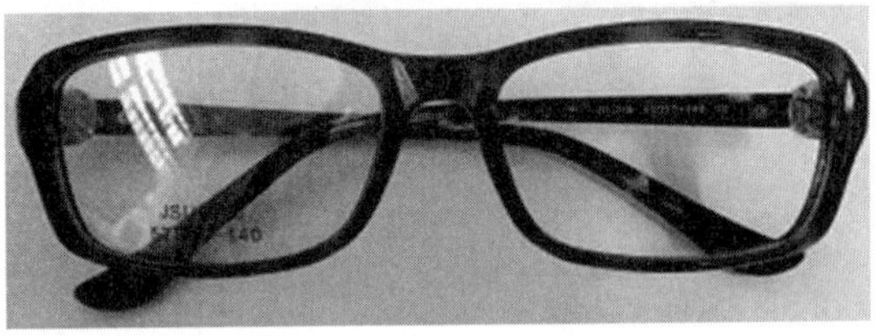		
5	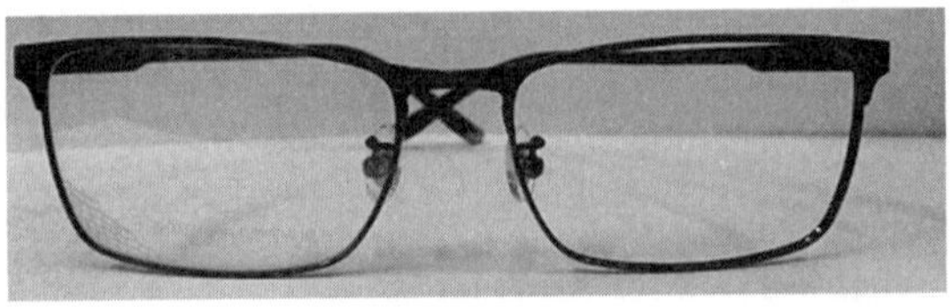		
6	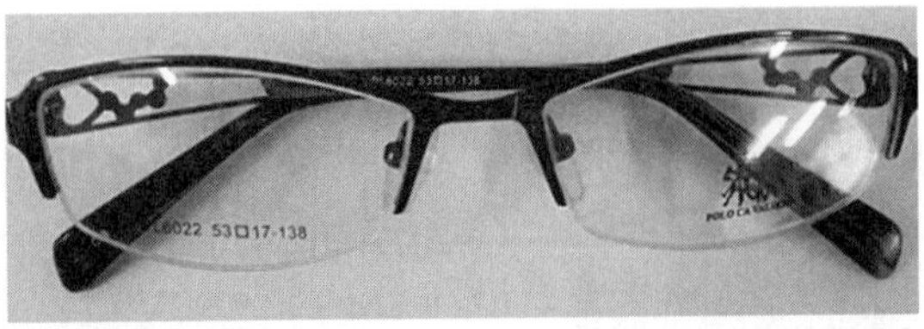		

实训二 准确标注图片镜架的各部分结构名称(图 4-1-12)

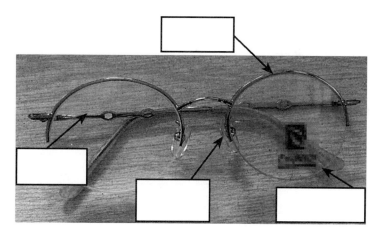

图 4-1-12 半框眼镜结构填空题

老师评价:＿＿＿＿＿＿＿＿

实训三 准备不同的散光处方订单,考核学生能否说出是哪种类型的散光(图 4-1-13~ 图 4-1-15)。

××× 眼镜公司							
配镜订单							
客户		电话				年龄	
住址					接单日期		
配镜处方		DS	DC	AX	VA	PD	备注 /PH
远用	R	+2.00	−1.00	180	1.2	33	
	L	+2.50	−1.50	180	1.2	32	

图 4-1-13 配镜订单练习 1

该订单中的处方属于:＿＿＿＿＿＿＿＿类型,矫正应用的透镜是:＿＿＿＿＿＿＿。

××× 眼镜公司							
配镜订单							
客户		电话				年龄	
住址					接单日期		
配镜处方		DS	DC	AX	VA	PD	备注 /PH
远用	R	+2.00	−2.00	180	1.2	33	
	L	+2.50	−2.50	180	1.2	32	

图 4-1-14 配镜订单练习 2

该订单中的处方属于:＿＿＿＿＿＿＿＿类型,矫正应用的透镜是:＿＿＿＿＿＿＿。

×××眼镜公司						
配镜订单						
客户		电话				年龄
住址					接单日期	
配镜处方	DS	DC	AX	VA	PD	备注/PH
远用 R	+1.00	−3.00	180	1.2	33	
远用 L	+1.50	−3.50	180	1.2	32	

图 4-1-15　配镜订单练习 3

该订单中的处方属于：＿＿＿＿＿＿＿＿类型,矫正应用的透镜是：＿＿＿＿＿＿＿＿。

六、常见问题

(一) 关于散光的标准处方

虽然每种类型的柱镜通过恒等变换,处方书写都可以相互转换成不同的形式,但要会识别标准处方的写法。

1. $-3.00DS/-1.00DC \times 180 \equiv -4.00DS/+1.00DC \times 90 \equiv -3.00DC \times 90/-4.00DC \times 180$ 其中 $-3.00DS/-1.00DC \times 180$ 符号同为负的球柱面处方为复性近视散光的标准处方。

2. $+3.00DS/-1.00DC \times 180 \equiv +2.00DS/+1.00DC \times 90 \equiv +3.00DC \times 90/+2.00DC \times 180$ 其中 $+2.00DS/+1.00DC \times 90$ 符号同为正的球柱面处方为复性远视散光的标准处方。

3. $+1.00DS/-1.00DC \times 180 \equiv 0.00DS/+1.00DC \times 90$　其中只有正柱面镜度的处方 $+1.00DC \times 90$ 为单纯远视散光的标准处方。

4. $-1.00DS/+1.00DC \times 180 \equiv 0.00DS/-1.00DC \times 90$　其中只有负柱面镜度的处方 $-1.00DC \times 90$ 为单纯近视散光的标准处方。

5. $+1.00DS/-3.00DC \times 180 \equiv -2.00DS/+3.00DC \times 90 \equiv +1.00DC \times 90/-2.00DC \times 180$ 其中前两个符号相反的球柱面处方都为混合性散光的标准处方。

(二) 关于散光处方的镜片包装上散光顶焦度的书写方式 (图 4-1-16)

由于散光镜片的设计原因,散光顶焦度设计在内表面(内散片)比设计在外表面(外散片)的成像质量更好,视觉更清晰,镜片也更美观。因此,绝大部分的散光镜片都是内散设计,镜片包装的顶焦度参数也大多以负柱镜的形式标注(图 4-1-16)。在核对远视散光镜片标注时,尤其要注意包装袋上的柱镜符号与标准处方中是否一致,若不一致,应进行处方转换后再核对(图 4-1-16B~ 图 4-1-16D)。

但在国外,也会有些订片客户要求近视性散光标注为正柱镜形式,如 $-3.00DS/-1.00DC \times 180$ 处方的订片顶焦度标注为"DS:−4.00　DC:+1.00",这样标注可以更容易识别镜片最大的顶焦度,方便质检标准的判断。

球镜（S）：-0.00DS 柱镜(C)：-2.00DC

直径：72mm 中心厚度：2.0mm

A

球镜：+3.75D 柱镜：+0.75D 直径：65mm
基片颜色：白色 膜层颜色：绿色多层膜 折射率 N₀=1.551
色散系数：Vd=35.5 中心（边缘）厚度：1.1
透射比：UV-1 生产许可证号：XK16-003-00369 生产日期：07242012

B

1.553非球面老视镜片
SPH:+1.50 CYL:-0.75

C

品名:1.553翡翠膜中薄抗辐射树脂镜片
球镜:+4.00DS 柱镜:-0.50DC
+3.50DS +0.50DC
规格:Φ65mm 色泽:绿色
基准点厚度:5.0mm

D

1.553非球面老视镜片
SPH:+0.50 CYL:-0.75

E

图 4-1-16 散光处方镜片包装上的参数

A.单纯近视散光处方参数;B.复性远视散光处方参数(正柱镜形式);C.复性远视散光处方参数(负柱镜形式);D.复性远视散光处方参数(正负柱镜两种形式);E.混合散光处方参数(负柱镜形式)

七、习题

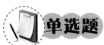 单选题

1. 镜片边缘开槽,采用尼龙丝镶入槽沟固定镜片的眼镜架,称为( )

  A. 全框架 B. 半框架 C. 无框架 D. 组合架

2. 具备完整镜圈的眼镜,称为( )

  A. 全框架 B. 半框架 C. 无框架 D. 组合架

3. +2.00DS/+3.00DC×180 联合 +3.00DS/+2.00DC×180=( )

  A. +5.00DS/+5.00DC×90 B. +5.00DS/+5.00DC×180

  C. +5.00DS/-5.00DC×180 D. -5.00DS/+5.00DC×180

4. -3.00DS/-1.00DC×180 联合 +2.00DS/+2.50DC×90=( )

  A. +1.50DS/-3.50DC×180 或 -2.00DS/+3.50DC×90

  B. -1.50DS/-3.50DC×180

  C. +2.00DS/+3.50DC×90

  D. +1.50DS/-3.50DC×90 或 -2.00DS/+3.50DC×180

5. 处方 –2.00DS/–0.50DC×90 的类型是（   ）

    A. 单纯近视散光　　　　　　　　　　B. 复性近视散光

    C. 复性远视散光　　　　　　　　　　D. 混合性散光

6. 处方 +2.00DS/–2.50DC×180 的类型是（   ）

    A. 单纯近视散光　　B. 复性近视散光　　C. 复性远视散光　　D. 混合性散光

7. 处方 +2.00DS/–1.00DC×90 的类型是（   ）

    A. 单纯近视散光　　B. 复性近视散光　　C. 复性远视散光　　D. 混合性散光

8. 不适合装配半框镜架的情况是（   ）

    A. 低度远视　　　　B. 中度近视　　　　C. 中度近散　　　　D. 高度远视

9. 散光度数较高不适合配半框镜架的原因是（   ）

    A. 镜片边缘太厚　　　　　　　　　　B. 镜片边缘太薄

    C. 镜片定位不好　　　　　　　　　　D. 镜片太重

10. 下列哪项是标准处方书写（   ）

    A. +2.00DS/–1.50DC×90　　　　　　B. +2.00DS/–2.00DC×90

    C. –2.00DS/–0.50DC×90　　　　　　D. –3.00DS/+0.50DC×90

（武麟添）

任务二　商品质检核对

一、学习目标

能力目标	知识目标	素质目标
• 能对镜片外观检测 • 能对镜架尺寸检测 • 能用手动焦度计测定球柱镜片顶焦度,标记光心及加工基准线 • 能检测半框架的外观质量并判断是否合格	• 镜片折射率与厚度的关系 • 镜片屈光度、轴向与镜片边缘厚度的关系 • 顶焦度计计量检定周期	• 科学严谨 • 责任感强 • 勤于思考 • 钻研精神

二、任务描述

    ××公司加工中心接到门店销售部门送来的一份配镜订单及金属半框眼镜架一副,近视散光镜片一副,要求定配加工(图 4-2-1)。定配前要求测定镜片顶焦度、核对镜片尺寸,检测半框镜架的外观质量及镜架尺寸,判断半框镜架是否适合装配,填写定配前质检单(图 4-2-2)。

×× 商贸眼镜公司配镜单							
客户	王××		电话	135×××××××		年龄	28
住址	广州市越秀区				接单日期	2014 年 8 月 30 日	

配镜处方		DS	DC	AX	VA	PD	PH	备注
远用	R	−1.00	−1.50	150		62mm		
	L	−1.75	−2.00	30				

配镜商品资料							
	品牌	产地	型号或材料		单价	数量	总价
镜架	×		金属半框 54 □ 18-140		258.00	1	556.00
镜片	×		1.61 绿膜防辐射 散光树脂片		298.00	1	
加工要求			加工项目	美薄□	开槽□	钻孔□	抛光□
				刀锋边□	染色□	改形□	胶架□
			客户签名： ×××（草签）		取镜时间： 即取		

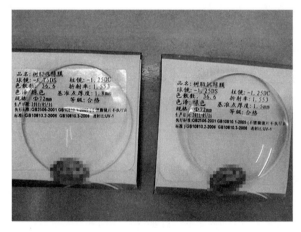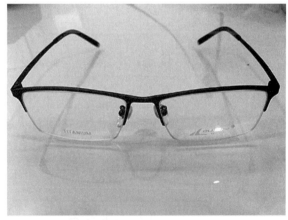

图 4-2-1 配镜单及待加工镜架镜片

三、知识准备

1. 镜片折射率与厚度的关系 折射率是衡量镜片材料特性的一个重要参数，目前市场上常见镜片折射率有 1.49、1.56、1.61、1.67、1.74 等多种。在相同屈光力以及镜片直径情况下，镜片折射率越高，镜片厚度越薄；镜片折射率越低，镜片厚度越厚（图 4-2-3）。

顾客姓名		年龄		验配时间			联系方式	
镜片品牌 及规格			镜片顶焦 度标称值	OD	S:		PD	
					C:			
				OS	S:			
					C:			
镜架品牌 及规格								
定配前质量检测项目								
右片顶焦度			国标允差		S:	是否合格		是☐ 否☐
					C:			
左片顶焦度			国标允差		S:	是否合格		是☐ 否☐
					C:			
镜片外观质量	在以基准点为中心,直径为30mm的区域内,镜片的表面或内部都不应出现可能有害视觉的各类疵病					是否合格		是☐ 否☐
镜片尺寸						是否合格		是☐ 否☐
镜架外观质量	镜架表面无镀层脱落、明显擦痕、零件缺失等疵病,镜圈、鼻托对称					是否合格		是☐ 否☐
镜架规格尺寸	镜圈:		国标允差			是否合格		是☐ 否☐
	鼻梁:		国标允差					
	镜腿:		国标允差					
移心量	水平:					能否装配		能☐ 否☐
	垂直:							
质检人员签名:						日期:		

图 4-2-2　定配前质检单

2. 镜片屈光度、轴向与镜片边缘厚度的关系　对于近视散光镜片而言,相同折射率和镜片直径的情况下,镜片屈光度越高,镜片边缘厚度就越厚。而同一散光镜片而言,其负性散光轴向部位边缘厚度最薄,偏离轴向部位边缘厚度逐渐增厚,与轴向垂直的部位边缘厚度最厚。在半框眼镜定配过程中,通常以镜片最薄处作为开槽起始部位。

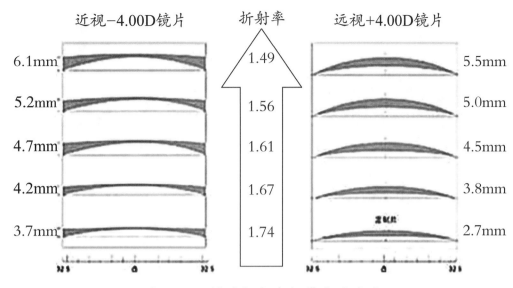

图 4-2-3 镜片折射率与厚度的关系

四、实施步骤

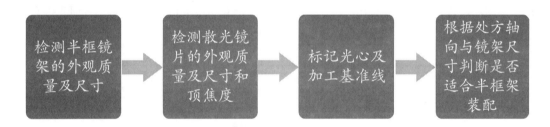

（一）检测半框镜架的外观质量及测量镜架尺寸

1. 半框镜架外观质量要求参照国家标准 GB/T14214—2003《眼镜架基本要求和试验方法》中5.4款规定：在不借助于放大镜或其他类似装置的条件下目测检查眼镜架的外观，其表面应光滑、色泽均匀、没有 $\phi \geq 0.5mm$ 的麻点、颗粒和明显擦伤（图4-2-4）。

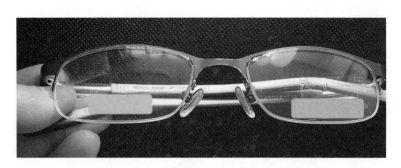

图 4-2-4 检测半框镜架的外观质量

2. 根据镜架尺寸标注方法用方框法测量半框镜架规格尺寸（图 4-2-5）。

3. 填写定配前质检单 对照国家标准 GB10810.1—2005 规定判断镜架是否合格（图 4-2-6）。

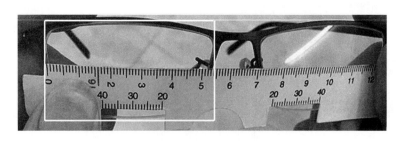

图 4-2-5 半框镜架的规格尺寸测量

顾客姓名		年龄		验配时间		联系方式	
镜片品牌 及规格		镜片顶焦 度标称值	OD:			PD	
			OS:				
镜架品牌 及规格	××品牌 半框镜架 54□18-140						
定配前质量检测项目							
镜架外观质量	镜架表面无镀层脱落、明显擦痕、零件缺失等疵病,镜圈、鼻托对称				是否合格	是☑否□	
镜架规格尺寸	镜圈:54mm	国标允差	±0.5mm		是否合格	是☑否□	
	鼻梁:18mm	国标允差	±0.5mm				
	镜腿:140mm	国标允差	±2.0mm				
质检人员签名:					日期:		

图 4-2-6 填写定配前质检单并判断镜架是否合格

(二)检测散光镜片的外观质量及镜片尺寸测量

1. 不借助放大装置 在光照度约为 200lx 的明视场照明条件下,将散光镜片置于暗背景,目测检查散光镜片外观质量和内在疵病(图 4-2-7)。

2. 利用瞳距尺测量散光镜片直径(图 4-2-8)。

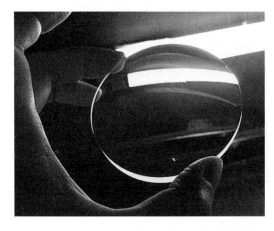

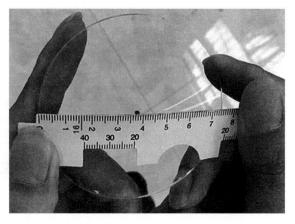

图 4-2-7 检测散光镜片的外观质量   图 4-2-8 镜片尺寸测量

3. 填写定配前质检单,对照国家标准 GB10810.1—2005 规定判断待测镜片是否合格(图 4-2-9)。

顾客姓名		年龄		验配时间		联系方式		
镜片品牌及规格	1.61绿膜树脂镜片 直径75mm	镜片顶焦度标称值	OD	S:		PD		
				C:				
			OS	S:				
				C:				
定配前质量检测项目								
镜片外观质量	在以基准点为中心,直径为30mm的区域内,镜片的表面或内部都不应出现可能有害视觉的各类疵病					是否合格	是☑ 否☐	
镜片尺寸	74mm					是否合格	是☑ 否☐	
质检人员签名:				日期:				

图 4-2-9 填写定配前质检单并判断镜片是否合格

(三)自动焦度计测定镜片顶焦度,标记光心及加工基准线(表 4-2-1)

表 4-2-1 用自动焦度计检测待加工镜片顶焦度和标记

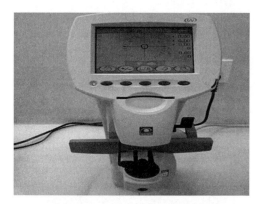

1. 打开电源开关,仪器自检

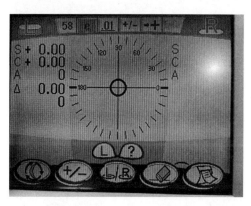

2. 进入初始测量界面

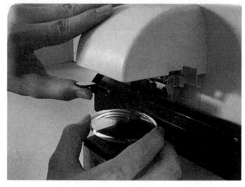

3. 镜片放置在测量支座上并移动镜片

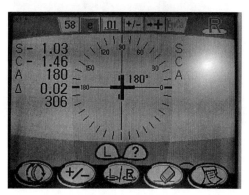

4. 镜片接近光心,微调至对准光心

续表

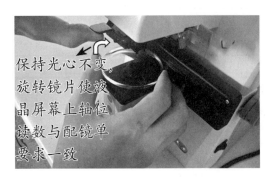 保持光心不变，旋转镜片使液晶屏幕上轴位读数与配镜单要求一致 5. 保持镜片光学不变旋转镜片	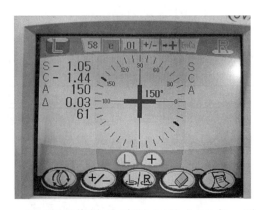 6. 液晶屏幕轴位读数与处方要求一致
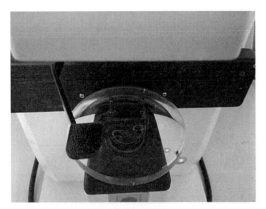 7. 固定镜片	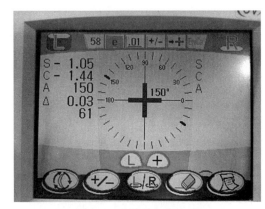 8. 记录镜片光学参数
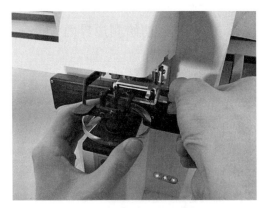 9. 旋转印点旋钮	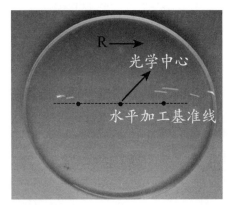 10. 印点上方标注眼别及鼻侧箭头

续表

顾客姓名		年龄		验配时间			联系方式	
镜片品牌及规格	1.61绿膜树脂镜片 直径75mm	镜片顶焦度标称值		OD	S:-1.00DS		PD	62mm
					C:-1.50DC			
				OS	S:-1.75DS			
					C:-2.00DC			
定配前质量检测项目								
右片顶焦度	S:-1.05DS	国标允差		S:±0.12	是否合格		是☑ 否□	
	C:-1.44DC			C:±0.12				
左片顶焦度		国标允差		S:	是否合格		是□ 否□	
				C:				
质检人员签名:					日期:			

11. 填写定配前质检单,对照国家标准 GB10810.1—2005 规定顶焦度允差,判断待测镜片顶焦度是否合格

(四) 根据处方轴向与镜架尺寸判断是否适合半框镜架装配

半框镜架装配需要在镜片边缘利用开槽机开一沟槽,为了防止开槽后镜片边缘太窄造成崩边,因此槽位的设定必须在被加工镜片最薄边缘部位设定,原则上要求镜片边缘处厚度不应低于 2mm,镜片沟槽位置与镜片前表面距离不应小于 1mm。

由于近视镜片越靠近中心厚度越薄,而且散光镜片的负性轴向部位边缘厚度是最薄的,可根据镜圈尺寸及瞳距预测移心磨边后的镜片边缘位置,再利用镜片测厚仪(图 4-2-10)测量预测磨边后边缘处负性轴向部位的厚度,从而判断磨边后是否适合半框架的装配。

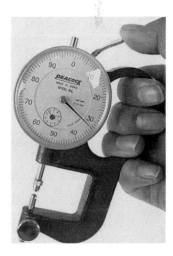

图 4-2-10 镜片测厚仪

五、实训及评价

实训一 准备五个不同散光镜片,利用手动焦度计测定散光镜片顶焦度并标记镜片光学中心 / 轴向(表 4-2-2)。

表 4-2-2 散光镜片顶焦度测定并标记光心 / 轴向

项目	顶点焦度	标记光心	配分	得分和备注
散光镜片 1			10	
散光镜片 2			10	
散光镜片 3			10	
散光镜片 4			10	
散光镜片 5			10	
操作者:			评分人:	

实训二 ××公司加工中心接到门店销售部门送来的一份配镜订单及半框镜架一副,近视散光树脂镜片一副,要求定配加工,定配单如图4-2-11所示,定配前请按相应要求进行配前检测并填写质检单(图4-2-12)。

<table>
<tr><td colspan="9" align="center">×××眼镜公司</td></tr>
<tr><td colspan="9" align="center">配镜订单</td></tr>
<tr><td>客户</td><td colspan="2">张××</td><td>电话:</td><td colspan="3">135×××××××</td><td>年龄</td><td>28</td></tr>
<tr><td>住址</td><td colspan="4">广州市越秀区</td><td colspan="2">接单日期</td><td colspan="2">2015.04.25</td></tr>
<tr><td>配镜处方</td><td></td><td>DS</td><td>DC</td><td>AX</td><td>VA</td><td>PD</td><td colspan="2">备注/PH</td></tr>
<tr><td rowspan="2">远用</td><td>R</td><td>−1.50</td><td>−0.50</td><td>170</td><td>1.0</td><td rowspan="2">32/33</td><td colspan="2"></td></tr>
<tr><td>L</td><td>−2.00</td><td>−0.50</td><td>180</td><td>1.0</td><td colspan="2"></td></tr>
<tr><td rowspan="2">近用</td><td>R</td><td></td><td></td><td></td><td></td><td></td><td colspan="2"></td></tr>
<tr><td>L</td><td></td><td></td><td></td><td></td><td></td><td colspan="2"></td></tr>
<tr><td rowspan="2">原镜度</td><td>R</td><td></td><td></td><td></td><td></td><td></td><td colspan="2"></td></tr>
<tr><td>L</td><td></td><td></td><td></td><td></td><td></td><td colspan="2"></td></tr>
<tr><td colspan="9" align="center">配镜商品资料</td></tr>
<tr><td></td><td colspan="2">品牌产地</td><td colspan="3">型号或材料</td><td>单价</td><td>数量</td><td>总价(订金)</td></tr>
<tr><td>镜架</td><td colspan="2"></td><td colspan="3">半框镜架
56 □ 16-140
镜圈最大径57mm</td><td>158.00</td><td>1</td><td rowspan="2">256.00</td></tr>
<tr><td>镜片</td><td colspan="2"></td><td colspan="3">1.523加硬树脂散光
镜片 直径70mm</td><td>98.00</td><td>1</td></tr>
<tr><td rowspan="3">加工
要求</td><td colspan="2" rowspan="2">特殊加工</td><td colspan="2">全框□</td><td>开槽□</td><td>钻孔□</td><td colspan="2">抛光□</td></tr>
<tr><td colspan="2">染单色□</td><td>染双色□</td><td>改形□</td><td colspan="2">胶架□</td></tr>
<tr><td colspan="3">客户签名:</td><td colspan="5">取镜时间:</td></tr>
</table>

图4-2-11 配镜订单

顾客姓名		年龄		验配时间		联系方式	
镜片品牌及规格		镜片顶焦度标称值	OD	S:		PD	
				C:			
			OS	S:			
				C:			
镜架品牌及规格							

定配前质量检测项目

右片顶焦度		国标允差	S:	是否合格	是□ 否□
			C:		
左片顶焦度		国标允差	S:	是否合格	是□ 否□
			C:		
镜片外观质量	在以基准点为中心,直径为30mm的区域内,镜片的表面或内部都不应出现可能有害视觉的各类疵病			是否合格	是□ 否□
镜片尺寸				是否合格	是□ 否□
镜架外观质量	镜架表面无镀层脱落、明显擦痕、零件缺失等疵病,镜圈、鼻托对称			是否合格	是□ 否□
镜架规格尺寸	镜圈:	国标允差		是否合格	是□ 否□
	鼻梁:	国标允差			
	镜腿:	国标允差			
移心量	水平:			能否装配	能□ 否□
	垂直:				

质检人员签名: 日期:

图 4-2-12 定配前质检单

1. 镜片外观质量及尺寸检测（表4-2-3）。

表4-2-3　镜片外观质量及尺寸检测评价标准

项目	要求	配分	得分和备注
内容	检测方法规范、准确	10	
表达	表达清晰有条理	5	
熟练	流利熟练完成操作	5	
操作者：		评分人：	

2. 检测半框镜架外观质量并进行规格尺寸测量（表4-2-4）。

表4-2-4　半框镜架外观质量及尺寸检测评价标准

项目	要求	配分	得分和备注
内容	检测方法规范、测量准确	10	
表达	表达清晰有条理	5	
熟练	流利熟练完成操作	5	
操作者：		评分人：	

3. 自动焦度计测定散光镜片顶焦度、标记光心并按照处方要求确定加工基准线（表4-2-5）。

表4-2-5　镜片顶焦度检测、标记光心并确定加工基准线评价标准

项目	顶点焦度		标记光心	确定加工基准线	配分	得分和备注
	S	C				
R					10	
L					10	
操作者：				评分人：		

4. 根据镜架规格尺寸和顾客瞳距确定移心量并判断镜架尺寸是否合适装配，要求列出具体计算过程（表4-2-6）。

表4-2-6　相关公式运用并计算评价标准

项目	要求	配分	得分和备注
内容	计算水平移心量和确定常规垂直移心量	15	
表达	公式运用得当,表达清晰有条理	10	
熟练	移心方向正确,装配状态判断准确	15	
操作者：		评分人：	

六、常见问题

(一) 关于单纯性散光镜片确定光心和加工基准线的做法

在眼镜定配工作中,遇到单纯散光镜片定配加工时,由于单纯散光镜片的轴向对光均无屈折力,无棱镜效应,理论上轴向任一点均能作为光心。故无论是通过目测还是焦度计的测量,都只能确定轴线而无法确定光心点的位置。

加工此类镜片重点是散光轴向与处方一致,同时还要避免因移心较大而不能完成眼镜定配。通常的做法是先旋转镜片至处方要求的散光轴向,然后保持轴向不变,移动镜片并观察屏幕的棱镜值,当水平垂直棱镜值均为零或接近零且散光轴向与处方要求一致时,进行打印标记点。其中间印点加工时用作光心,三个印点连线即加工基准线。

(二) 自动焦度计检测结果异常的原因

1. 检查镜头表面是否存在异物。
2. 检查测量支座是否平稳。
3. 检查焦度计阿贝数设置是否正常。
4. 检查印点位置是否准确。
5. 检测打印机构是否正常归位。

(三) 焦度计检定

焦度计属于眼镜行业依法强制检定计量器具,检定周期为一年。使用者应定期将仪器送至当地计量部门进行检定,取得检定合格证书后方可使用,使用时应把合格证书中顶焦度修正值叠加至仪器读数值上。

七、习题

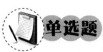 **单选题**

1. 用顶焦度计测单光镜片时,镜片凹面的朝向为( )

   A. 背向测量支座　　　B. 朝向测量支座　　　C. 向左　　　　　　D. 向右

2. 已知一位顾客选择一副规格为 52-18 的镜架,其左右眼瞳距为 32/33mm,左眼镜片光学中心水平移心量( )mm

   A. 1　　　　　　　　B. 2　　　　　　　　C. 3　　　　　　　　D. 4

3. 用目测法找平凹镜片负散光轴线,在镜片边缘最薄处位置上画一直线,将此直线位置放在定中心板所需的轴位上,再按定中心板( )画一条加工水平基准线

   A. 水平线　　　　　　　　　　　　　B. 中心线

   C. 垂直中心线　　　　　　　　　　　D. 水平中心线

4. 要求用负柱镜确定散光轴时,测得一个顶焦度值为 $C+2.00 \times 120°$,另一顶焦度值为 $C-2.00 \times 30°$,则散光轴应为( )

A. 150°　　　　　B. 60°　　　　　C. 120°　　　　　D. 30°

5. 镜片表面光洁,透视清晰,表面不允许有(　　)
　　A. 橘皮和霉斑　　　　　　　　B. 结石和砂路
　　C. 结石和麻点　　　　　　　　D. 条纹和变形

6. 顶焦度计使用(　　)必须送到计量部门鉴定
　　A. 半年　　　　　B. 二年　　　　　C. 一年半　　　　　D. 一年

7. 用标准镜片在顶焦度计上打印出镜片中心 A,转镜片180°打印出镜片光学中心 B,(　　),表明打印镜片中心的并无偏移
　　A. 两心偏1mm　　B. 两心不重合　　C. 两心偏2mm　　D. 两心重合

8. (　　)得计算值为负数时,说明需向颞侧移心
　　A. 水平移心量　　B. 垂直移心量　　C. 移心量　　　　D. 移心

9. 在以基准点为中心,直径30mm的区域内,不能存有影响视力的(　　)螺旋形等内在的缺陷
　　A. 霍光　　　　　B. 钳痕　　　　　C. 缝隙　　　　　D. 扭曲

10. 使用瞳距尺测量镜架几何中心水平距时,一定要以镜圈(　　)为基准
　　A. 水平中心线　　　　　　　　B. 垂直中心线
　　C. 斜向45°经线　　　　　　　D. 斜向135°经线

(王海营)

任务三　加 工 制 作

一、学习目标

能力目标	知识目标	素质目标
• 能应用模板打孔机制作衬片模板 • 能设定半框架磨边加工参数 • 能对镜片抛光 • 能对镜片开槽 • 能装配半框镜架和更换尼龙丝	• 模板打孔机的结构 • 抛光机的结构材料及用途 • 抛光机的原理及注意事项 • 槽弧的类型和适用镜片 • 开槽机的技术性能	• 细心严谨 • 安全生产 • 勤于思考

二、任务描述

　　××眼镜公司定配工接到质检员送来一份配镜单(图4-3-1),已经标记左右眼及光心水平基准印点的近视散光树脂镜片一副(图4-3-2),已经完成质检的金属半框镜架一副(图4-3-3),要求按照配镜单对镜片进行加工和装配半框镜架。

248

×××眼镜公司							
配镜订单							
客户	张××		电话	131××××××××		年龄	19
住址	济南市历城区				接单日期	2014年9月16日	
配镜处方		DS	DC	AX	VA	PD	备注/PH
远用	R	−2.00	−0.75	180	1.0	65mm	
	L	−1.75	−1.00	180	1.0		
近用	R						
	L						
原镜度	R						
	L						
配镜商品资料							
	品牌产地		型号或材料		单价	数量	总价(订金)
镜架	×××品牌，丹阳		51□20-136半框合金		×××	1	×××
镜片	×××品牌，广州		1.56,绿膜减反射树脂镜片,φ70		×××	1	
加工要求		特殊加工	全框□	开槽☑	钻孔□	抛光☑	
			染单色□	染双色□	改形□	胶架□	
		客户签名:×××(草签)			取镜时间:即取		

图 4-3-1 半框架配镜单

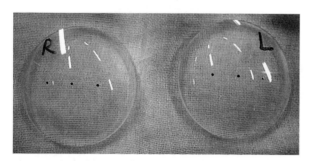

图 4-3-2 待加工近视散光镜片

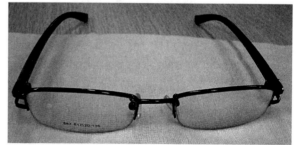

图 4-3-3 待装配金属半框镜架

三、知识准备

(一)模板打孔机的结构和性能

如前述,制作模板是眼镜半自动加工的一道重要工序,模板形状与尺寸决定着磨边加工镜片的形状与尺寸,模板的质量关系着眼镜制作的质量。

模板可以手工制作或利用制模机制作,后者制作的模板形状比较精准,但其使用范围仅限于全框眼镜。

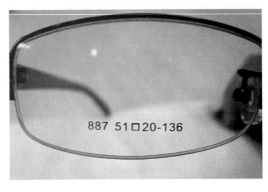

而对于半框镜架的模板制作,由于镜架原有衬片的形状和大小与原半框镜圈形状和尼龙丝长度完全吻合,是最理想的模板材料(图4-3-4)。只需要利用模板打孔机在衬片上加工三个模板定位孔,即可用于半自动磨边加工。

图4-3-4 安装在半框镜架上的衬片

1. 模板打孔机的结构 目前行业中常用的模板打孔机主要由操纵手柄、机头、大小钻头、固定针和刻度面板组成,以刻度面板上有无水平衬片挡板分为两种(图4-3-5)。

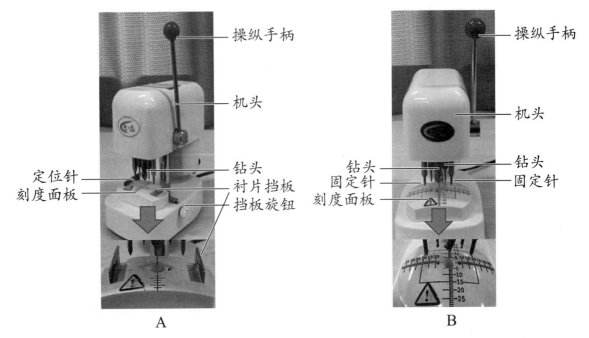

图4-3-5 模板打孔机的结构

A. 有衬片水平挡板的模板打孔机;B. 无衬片水平挡板的模板打孔机

(1) 机头:机头壳体内部安装有1台电动机,电动机工作时可以带动下方三个钻头转动。

(2) 钻头与固定针:机头下方的钻头和固定针共五根并排,中央一根是直径为8mm的大钻头,两侧是两根直径为2mm的小钻头,边上两端则是两根固定针,如图4-3-6。

(3) 刻度面板:有水平和垂直参考线,无衬片挡板的打孔机刻度面板上水平和垂直参考线上均有刻度,而且有方框标志线;有衬片挡板的打孔机水平参考线上无刻度,其两侧有垂直挡板各一,可根据衬片大小调整位置以固定衬片(图4-3-7)。

2. 打孔衬片的安装方法 有挡板的打孔机只适用于方框法测量的镜架,无挡板的打孔机既适用于方框法也适用于基准线法测量的镜架。

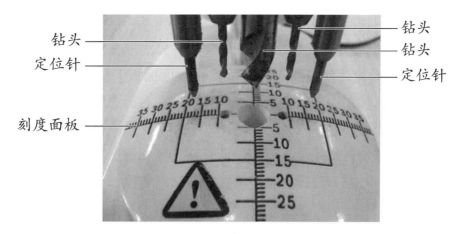

图 4-3-6 钻头和固定针的排列位置

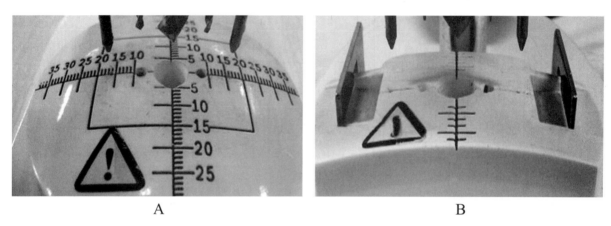

图 4-3-7 模板打孔机的刻度面板

A. 无衬片挡板的水平参考线有刻度;B. 有衬片挡板的水平参考线无刻度

(1) 有挡板的打孔机衬片安装步骤(图 4-3-8)

扭松挡板旋钮→放置带有水平参考线标记的衬片→上下移动衬片使最高点和最低点在刻度面板上垂直刻度线的相切数值相等→扭紧挡板旋钮将衬片夹住→完成。这时,刻度面板上的水平刻度线和垂直刻度线分别是衬片水平与垂直切线间的等分线。

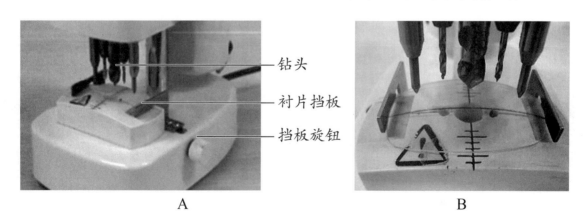

图 4-3-8 有衬片挡板打孔机的衬片安装方法

A. 挡板旋钮位置;B. 旋紧挡板夹住衬片

（2）无衬片挡板的打孔机衬片安装步骤

1）方框法测量的镜架衬片安装步骤（图4-3-9A）：放置带有水平参考线标记的衬片在刻度面板上→上下移动衬片使最高点和最低点在刻度面板上垂直刻度线的相切数值相等→水平移动衬片使衬片左边与右边最宽点延出方框左右标志线数值相等→完成。

2）基准线法测量的镜架衬片安装步骤（图4-3-9B）：放置带有水平参考线标记的衬片在刻度面板上→上下移动衬片使最高点和最低点在刻度面板上垂直刻度线的相切数值相等→水平移动衬片使衬片左右边缘与水平刻度线的交点数值相等→完成。

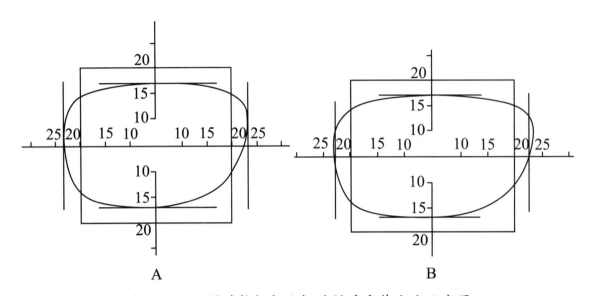

图4-3-9 无衬片挡板打孔机的衬片安装方法示意图

A. 方框法测量镜架的衬片安装方法；B. 基准线法测量镜架的衬片安装方法

（3）安装时的注意事项：无论有无衬片挡板，衬片的上水平参考线必须时刻保持与刻度面板上水平刻度线平行或重合，使模板的三孔连线与衬片上水平基准线的方向平行或重合（图4-3-10A），以保证散光轴向的准确。否则模板的三孔连线与衬片上水平基准线的方向出现偏差，会导致散光轴位偏差（图4-3-10B）。

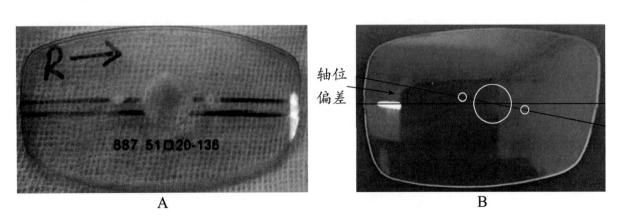

图4-3-10 三孔连线与水平基准线

A. 三孔连线与水平基准线平行；B. 三孔连线与水平基准线出现偏差

（二）抛光机的结构和性能

1. 抛光机的用途　抛光机是对磨边后的镜片进行边缘平整度处理的小型设备。通过抛光,可以去除磨边机砂轮留下的磨削沟痕,使光学树脂镜片或玻璃镜片边缘表面平滑光洁(图 4-3-11),半框眼镜镜片下半部分暴露在外,在倒棱之后需抛光使镜片边缘美观。

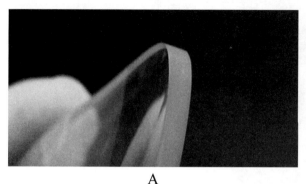 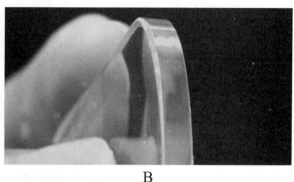

A　　　　　　　　　　　　B

图 4-3-11　抛光后的镜片边缘光亮度提升

A. 抛光前的镜片边缘;B. 抛光后的镜片边缘

2. 抛光机的结构和原理　抛光机由电动机和一个或两个抛光轮所组成。工作时启动电动机,带动抛光轮高速旋转,将镜片需抛光部位与涂有抛光蜡或抛光剂的抛光轮接触产生摩擦,即可将镜片边缘表面抛至平滑光亮。

3. 抛光机的类型、常见抛光轮材料　抛光机根据电机轴方向分为立式和卧式两种类型,两种抛光机又以工作时是手持镜片或仪器夹持镜片进一步分为手动和自动两种类型。

（1）立式抛光机:其电机轴为水平设置,特点是抛光接触面大,镜片抛光时容易将非抛光的部分意外磨伤,因此操作前都需要先在镜片两面贴上保护贴纸。

1）立式手动抛光机(图 4-3-12):左右各有一个叠层抛光布轮或棉丝布轮,用于粗抛和细抛。抛光剂分为粗抛光剂和细抛光剂两种,其优点是粗抛和细抛是分开的,不仅可以抛光镜片,还可以对眼镜架进行抛光。

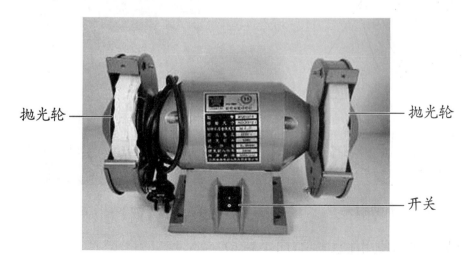

抛光轮　　　　　　　　　　　　　抛光轮

开关

图 4-3-12　立式手动抛光机

2）立式自动抛光机（图4-3-13）：使用的抛光轮为专用抛光布轮，配有专用抛光剂。其优点是：抛光时间可以设定，夹持镜片的机头压力可以调整，配有防尘罩，抛光时可以有效减少噪音、抑制粉尘。

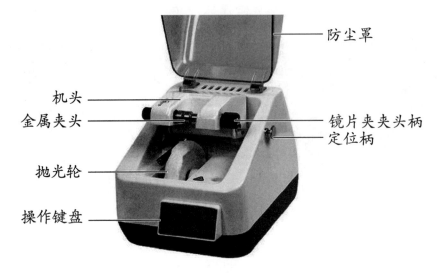

图4-3-13　立式自动抛光机

（2）卧式抛光机：电机轴为垂直设置，自动型较常用。特点是在镜片抛光时，镜片与抛光轮面呈直角接触，免除了对非抛光部分产生的意外磨伤。

1）卧式手动抛光机（图4-3-14）：抛光轮面与操作台面呈45°角倾斜，便于加工操作。抛光轮材料有两种，超细砂纸用于粗抛，薄细毛毡用于细抛，配有专用抛光剂。

2）卧式自动抛光机（图4-3-15）：抛光轮材料选用的是薄细毛毡，配有专用抛光剂。

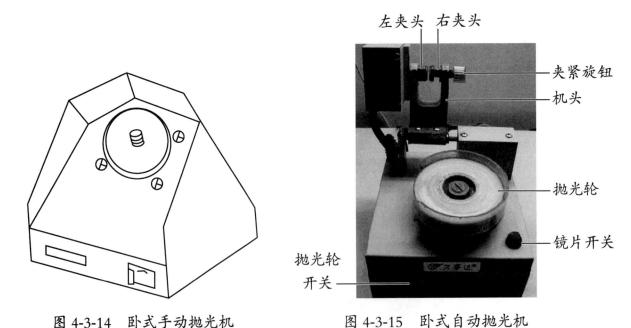

图4-3-14　卧式手动抛光机　　图4-3-15　卧式自动抛光机

4.手动抛光机的使用注意事项（图4-3-16）

（1）操作时应双手拿住镜片，以免镜片被打飞。

（2）操作时镜片和抛光轮不能在同一位置长时间接触，以免将镜片抛焦。

（3）操作时应配戴防护眼镜和防尘面具。

（4）不使用时应拔掉电源插头。

（5）对于立式抛光机，镜片的两面应贴上抛光纸，以免将非抛光的部分意外磨伤。

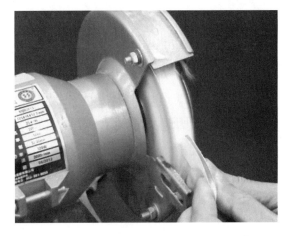

图 4-3-16 手动抛光机使用注意事项

（三）开槽机的结构和性能

半框眼镜装配，需要使用开槽机在镜片平边加工一条适合的凹槽，用以嵌入尼龙丝线固定镜片。

1. 开槽机的结构 开槽机，由机头、调节台和壳体三大部分组成，各部位细节如图 4-3-17。

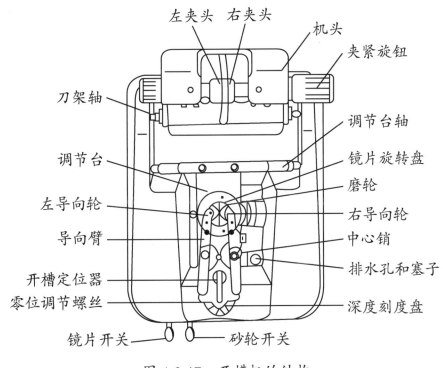

图 4-3-17 开槽机的结构

机头内有两台电动机，一台用于带动镜片夹头缓慢匀速转动，另一台用于带动切割磨轮相对于镜片夹头反向快速转动，从而在镜片边缘一周切割出一条有一定宽度和深度要求的沟槽。

2. 开槽机的性能

（1）槽弧的类型和适用镜片：镜片开槽的类型有三种：中心槽、前弧槽、后弧槽（图 4-3-18）。

1）中心槽：适用于边缘厚度相同的薄镜片，如平光镜片、轻中度远视镜片或近视镜片。

2）前弧槽：适用于镜片边缘较厚的镜片，如高度近视镜片、高度近视合并高度散光镜片。

3）后弧槽：适用于高度远视镜片、双光镜片。

（2）设置槽型的方法

1）中心槽的设置方法（图4-3-19）：①提起调节台，将弹簧挂钩两端插入下面标有"C"记号的两个联结点孔中；②将中心销插入两导向臂之间的中心孔；③将开槽定位器旋到中心位置。

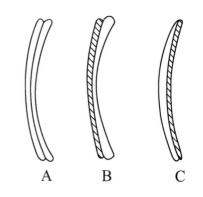

图 4-3-18　镜片开槽的槽型
A. 中心槽；B. 前弧槽；C. 后弧槽

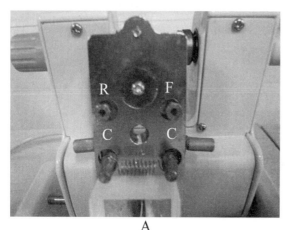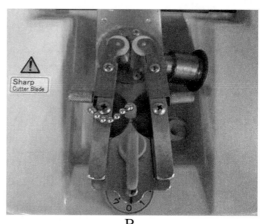

图 4-3-19　中心槽的设置方法
A. 弹簧挂钩两端"C"固定；B. 中心销插入中心孔和定位器位置

2）前弧槽的设置方法（图4-3-20）：①提起调节台，将弹簧挂钩插入标有"F"和"C"记号的两个联结点孔中；②使中心销悬空，勿使其插入两导向臂之间的中心孔中；③将开槽

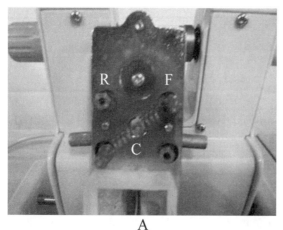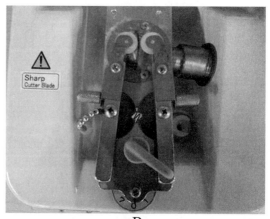

图 4-3-20　前弧槽的设置方法
A. 弹簧挂钩两端"C""F"固定；B. 中心销悬空和定位器位置

定位器旋到前导向臂位置。

注意:为了保证装配的牢固度,要求前弧槽与镜片前表面的距离不小于1.0mm。

3)后弧槽的设置方法(图4-3-21):①提起调节台,将弹簧挂钩插入标有"R"和"C"记号的两个联结点孔中;②使中心销悬空,勿使其插入两导向臂之间的中心孔中;③将开槽定位器旋到后导向臂位置。

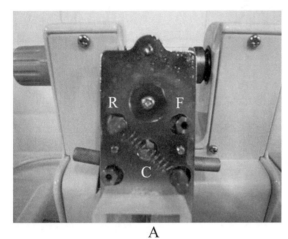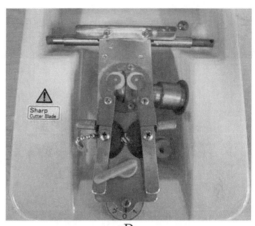

A   B

图 4-3-21 后弧槽的设置方法

A.弹簧挂钩两端"C""R"固定;B.中心销悬空和定位器位置

(3)设置开槽的深度:开槽深度调节旋钮(图4-3-22),开槽深度一般调节至3~4位置。

3. 开槽机使用注意事项

(1)开槽机必须安装在结实的工作台上。保持平整稳定,不能倾斜,使用前应给各转动轴部位上润滑油,并经常保持清洁。

(2)开槽机的切割轮后方有一固定排水口(图4-3-23A),防止过多的积水使轴承锈蚀,排水口底部需接塑料软管(图4-3-23B),如不接塑料软管,也可在排水口放一稍大的干海绵(图4-3-24),防止排出的水积存在工作台上,海绵需经常清理。

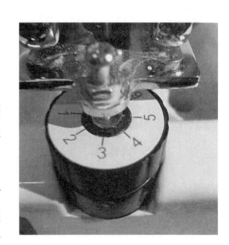

图 4-3-22 开槽深度设置

(3)要经常取出切割轮下海绵清洗干净,使用前需注入水充分浸湿海绵,当海绵用旧后及时更换(图4-3-25)。

(4)槽位的设定:应以被加工镜片最薄边缘部位设定。镜片沟槽位置与镜片前或后边缘距离不应小于1mm(图4-3-26)。

(5)槽的深度一般为宽度的一半,槽的宽度为0.5~0.6mm,槽的深度一般为0.3mm。槽的深度若过浅,尼龙丝线易脱落,若过深,镜片边缘易崩裂。

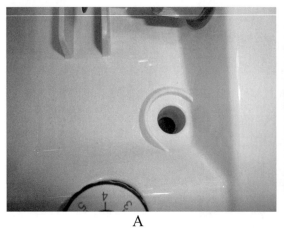
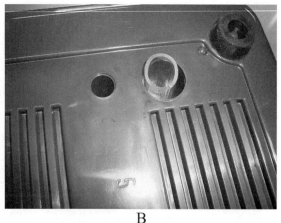

A B

图 4-3-23 开槽机排水口装管位置

A.排水口上部;B.排水口底部

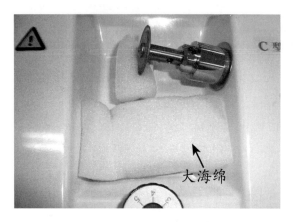

图 4-3-24 用干的大海绵吸水

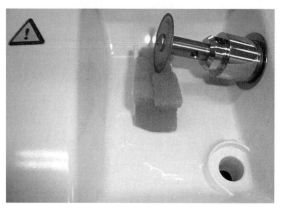

图 4-3-25 开槽机刀轮下海绵

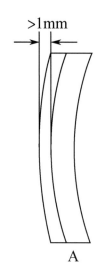
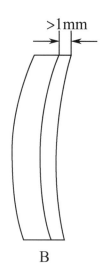

A B

图 4-3-26 沟槽位置与镜片前或后边缘距离示意图

A.沟槽位置与镜片前边缘距离;B.沟槽位置与镜片后边缘距离

(6) 更换切割轮时,应先断开电源插头,然后在轴的小孔中插入一细棒,再旋开轮盘的十字槽头螺丝钉(图 4-3-27)。

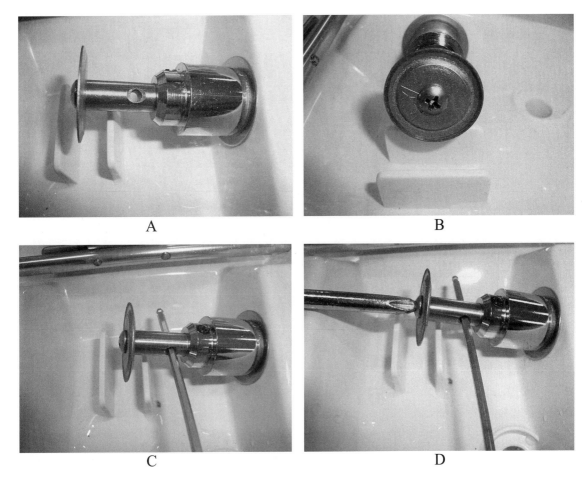

图 4-3-27　更换切割轮

A. 刀轮轴部小孔；B. 刀轮螺丝；C. 刀轮轴部小孔穿一小铁棍；D. 螺丝刀卸下刀轮

四、实施步骤

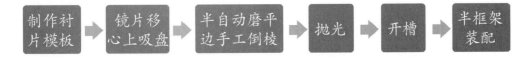

制作衬片模板 → 镜片移心上吸盘 → 半自动磨平边手工倒棱 → 抛光 → 开槽 → 半框架装配

（一）制作衬片模板

半框眼镜加工时，如厂家无自带模板的，需要定配工制作模板，如前述最理想的模板材料就是镜架的衬片。利用模板打孔机在衬片上打定位孔，做好标记即可用作半自动加工。

1. 作水平基准线

（1）作水平参考线：将带衬片的半框眼镜架放到焦度计测量支架上，焦度计不需要开电源，左右镜框均与镜片台的水平挡板接触，调整挡板位置使测量孔接近衬片中心位置并固定（图 4-3-28A），打印三个标记点（图 4-3-28B、图 4-3-28C），用油性笔和瞳距尺将三个印点连成直线，此线即为水平参考线（图 4-3-28D）。

（2）作水平基准线：以水平参考线为参照，用直尺测量衬片垂直方向最大尺寸，标记其中点（图 4-3-29A），过该中点用油性笔和瞳距尺作一与水平参考线平行的水平线，该水

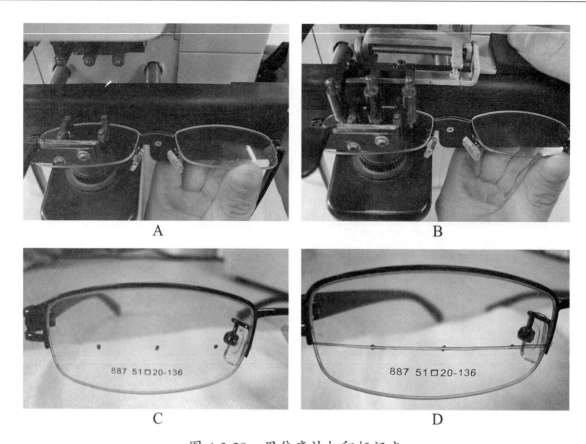

图 4-3-28 用焦度计打印标记点

A. 左右镜圈同时接触水平挡板；B. 固定镜架打印；C. 打印标记点后；D. 标记点连线

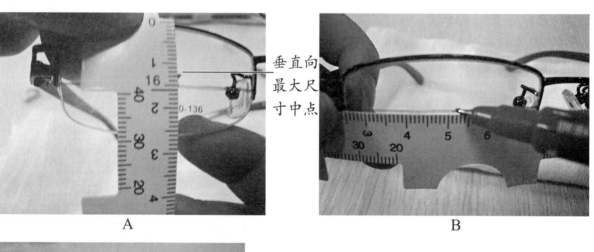

垂直向最大尺寸中点

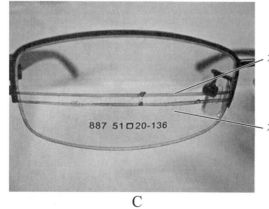

水平基准线

水平参考线

图 4-3-29 测量衬片垂直向最大尺寸并标记其中点

A. 测量垂直向最大尺寸中点并标记；B. 过中点作水平线；C. 水平参考线和水平加工基准线

平线即为水平基准线(图4-3-29B、图4-3-29C)。

2.拆卸衬片 半框镜架上半部分金属或塑料材料的镜圈内镶嵌有固定的尼龙丝,与下半部可活动的尼龙丝形成完整圈形,完全嵌入镜片(衬片)周边的沟槽内,即可稳固镜片(衬片)。

标记好水平加工基准线的衬片要从镜架上拆卸下来,需要使用专门的金属拉钩工具(图4-3-30),使下半部活动尼龙丝离开衬片沟槽。

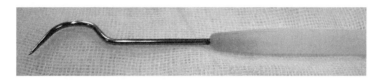

图4-3-30 拆卸衬片专用工具拉钩

通常在外侧尼龙丝线穿入镜圈丝孔的部位,衬片与尼龙丝线之间会有小缝隙,拆卸时,可将拉钩针头从此处的后方插入缝隙,稍用力向外拉开,再沿衬片边缘移动,把尼龙丝逐渐脱离衬片边缘沟槽,即可卸下衬片(图4-3-31)。

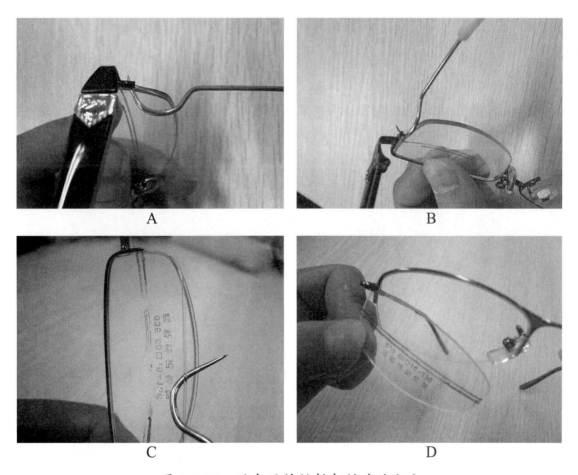

图4-3-31 用专用钩针拆卸衬片的方法

A.外侧尼龙丝线穿入镜圈丝孔部位;B.拉钩针头从后方插入缝隙向外用力;C.拉开尼龙丝线使其脱离衬片边缘沟槽;D.取下衬片

3. 衬片打孔制成模板

(1) 安装、固定衬片：按照前面知识准备的安装步骤，根据不同打孔机类型安装好衬片，进行定位。用左手扶住衬片，右手缓慢按下操纵手柄，使左右两定位针头同时抵压在衬片的水平基准线上(图4-3-32)。

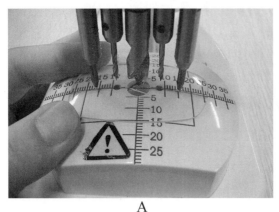 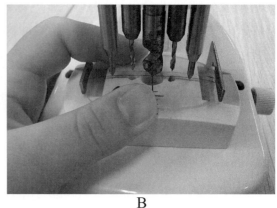

A   B

图 4-3-32　安装固定衬片

A. 无衬片挡板打孔机的衬片安装；B. 有衬片挡板打孔机的衬片安装

安装、固定衬片时要注意：

1) 安装和操纵手柄在下压定位过程，都要用一手扶住衬片(图4-3-32)，始终保持衬片的水平加工基准线与刻度面板上的水平线重合，避免发生偏移。

2) 按压操纵手柄的力量应适中，过大易将衬片压裂压碎。

(2) 衬片打孔：接通模板打孔机电源，再次确认衬片固定位置正确，一只手扶住衬片，另一手继续按下操作手柄，进行打孔(图4-3-33)。

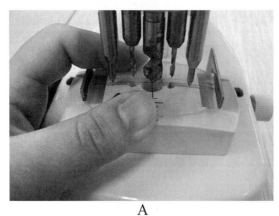 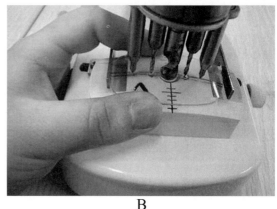

A   B

图 4-3-33　衬片打孔

A. 无衬片挡板打孔机的衬片打孔；B. 有衬片挡板打孔机的衬片打孔

衬片打孔时要注意：

1) 手按操纵手柄的压力和速度要掌握好，过大过快易将衬片压裂压碎，过小过慢，则无法钻通，树脂衬片也可能被高速转动的钻头熔化。

2）钻头在向下钻通的过程中,会产生一些碎屑,应及时将其吹掉,以免钻头温度较高碎屑熔化附着在上面。

（3）衬片标记:打孔结束后,取下衬片,在衬片上标注左右眼"R""L"标记及鼻侧箭头,至此衬片模板制作完毕(图4-3-34)。

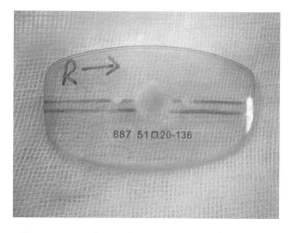

图4-3-34　标注左右眼及近眉鼻侧箭头

（二）镜片移心、上盘固定

1. 根据处方确定移心量　根据配镜订单的处方参数及镜架尺寸数据(见图4-3-1),水平移心量 =（几何中心水平距 – 瞳距）/2=（51+20–65）/2=3mm,向内移心;远用处方的垂直移心向上移 2mm。

2. 在定中心仪上进行移心,上吸盘　由于陈旧的真空吸盘容易在磨边时漏气导致镜片打滑,导致散光镜片的轴位偏差,可选用粘贴吸盘替代真空吸盘,其上盘固定方法基本与真空吸盘相同(图4-3-35)。

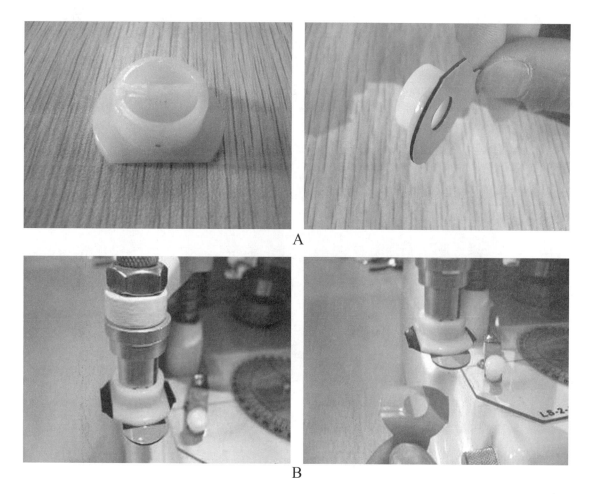

A

B

图 4-3-35　安装粘贴吸盘的方法

A. 安装粘贴吸盘;B. 放入粘贴吸盘,撕开保护膜

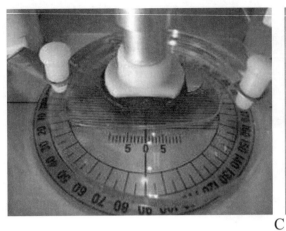
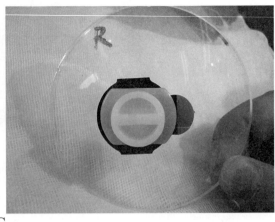

C

图 4-3-35（续）

C.下压支架,固定完成

（三）半自动磨边加工

1. 开机,接通电源,打开仪器开关,设备自检。

2. 装夹模板(图 4-3-36A)与装夹镜片(图 4-3-36B)的操作与全框架加工相同。

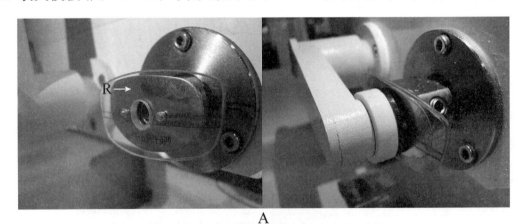

A

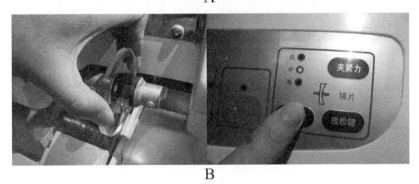

B

图 4-3-36 装夹模板和镜片

A.装夹模板;B.装夹镜片

3. 设置各项磨边参数(图 4-3-37)

（1）磨边形态参数设置:选择"无框",即平边设置[图 4-3-37A(1)]。

（2）镜片材料参数设置:选择树脂镜片[图 4-3-37A(2)]。

（3）镜架材料参数设置：选择金属材料［图4-3-37A（3）］。

（4）镜片尺寸调整参数设置：依据镜架材质、模板大小、砂轮的磨损情况及机器的个体因素，设置适合的尺寸修正值（图4-3-37B）。

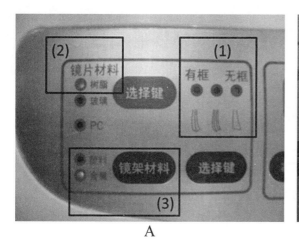
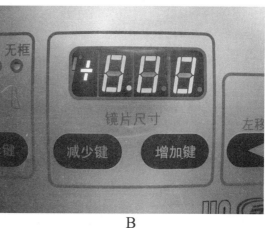

A   B

图4-3-37　设置各项磨边参数

A.设置边形、镜片材料、镜架材料；B.设置镜片尺寸调整参数

4. 完成磨边　确认上述磨边参数设置无误后，按磨边启动键，待冷却水正常出水后关好防护盖，开始磨边（图4-3-38）。

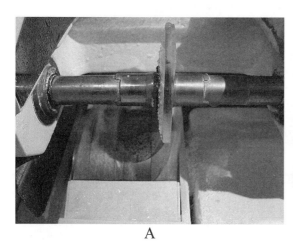
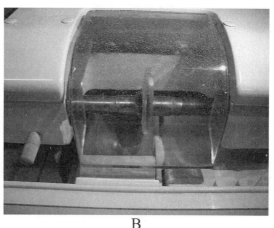

A   B

图4-3-38　磨边

A.冷却水正常出水；B.盖上防护盖开始磨边

5. 磨边结束后，取下镜片，比对尺寸大小和形状（图4-3-39）。由于半框镜架下半部为活动尼龙丝结构，比对关键是镜片上半部与镜圈（或模板上半部）是否完全吻合，如果镜片的尺寸和形状吻合，则完成磨边，可取下吸盘。

如果镜片的尺寸偏大，要将镜片重新安装到磨边机进行重磨修正，差别不大时，也可使用手工磨边机进行手工修正；如镜片的尺寸偏小，若上半部分无明显漏缝可以调整下半部分拉丝，继续装配；如上半部有漏缝，则镜片作废。

(四) 倒边去棱

使用手工磨边机对镜片进行倒边去棱(图4-3-40)。

(五) 抛光(以卧式自动抛光机操作为例)

1. 抬起机头启动电源,抛光轮快速旋转,将抛光蜡放在抛光轮上,使其均匀涂布抛光蜡(图4-3-41)。

2. 将倒棱后的镜片安装到机头镜片夹中(图4-3-42)。

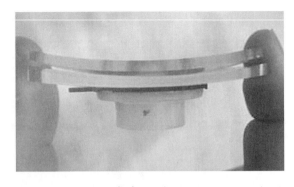

图 4-3-39 将带有吸盘的镜片与衬片模板比对

3. 将夹紧镜片的机头支架轻轻放在抛光轮上,进行镜片抛光(图4-3-43)。

4. 抛光完成后,抬起机头镜片支架,关闭电源,取下镜片(图4-3-44)。

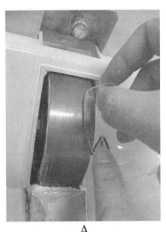
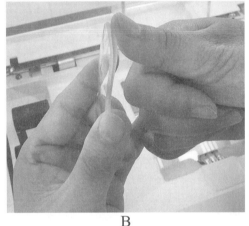

A   B

图 4-3-40 手工倒棱

A.手工倒边;B.检查倒边圆滑程度

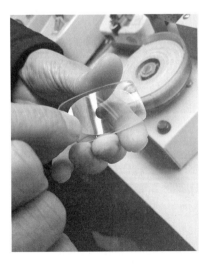
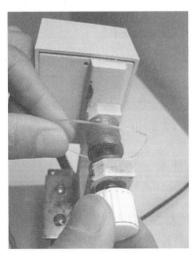
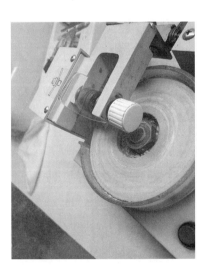

图 4-3-41 双面贴上防滑保护膜   图 4-3-42 安装镜片   图 4-3-43 镜片抛光

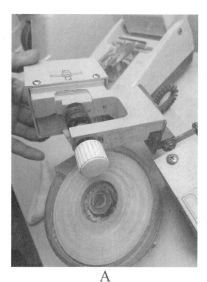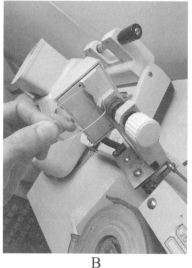

图 4-3-44 抛光完成后取下镜片

A. 抬起镜片支架;B. 取下镜片

(六) 镜片开槽

1. 装夹镜片(图 4-3-45) 松开右侧夹紧旋钮,右夹头打开,按仪器机头上提示的镜片安装图安装镜片,拧紧右侧夹紧旋钮,右夹头关闭,固定镜片。

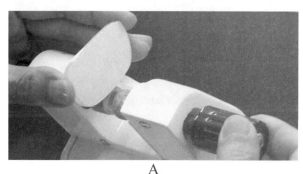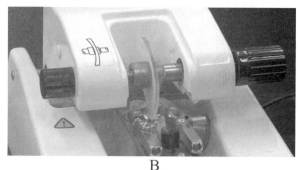

图 4-3-45 装夹镜片到开槽机的机头上

A. 松开右侧夹紧旋钮,右夹头打开,安装镜片;B. 拧紧右侧夹紧旋钮,右夹头关闭,固定镜片

2. 根据镜片度数(图 4-3-1 配镜订单) 为低度近视散光,选择开中心槽,设置具体操作同知识准备所述(图 4-3-46)。

3. 将切割轮下方的海绵充分润湿,在开槽过程起到防尘降温的作用(图 4-3-47)。

4. 装夹镜片 一手将装好镜片的机头慢慢放下,另一手打开导向臂,将镜片夹在两导向轮之间,镜片边缘放在切割轮上。调整镜片位置,使镜片边缘最薄处接触切割轮(图 4-3-48)。

5. 调整开槽位置 将开槽深度调节旋钮转至 0~1 之间的位置(图 4-3-49A),将镜片转动开关拨至"ON",使镜片在刀轮上旋转一周,关闭镜片转动开关。观察槽痕位置是否正确,如位置不对,应调节导向臂上的调节旋钮(图 4-3-49B),直至槽痕位置合适。

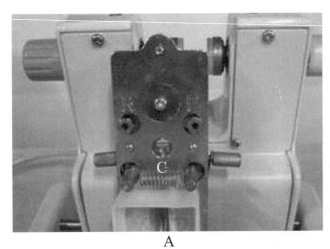 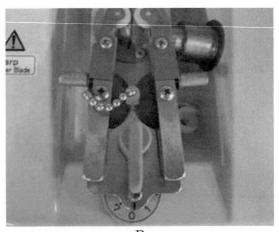

A B

图 4-3-46　设置中心槽

A. 弹簧挂钩插入两个"C"孔;B. 中心销插入中心孔和定位器调至中间

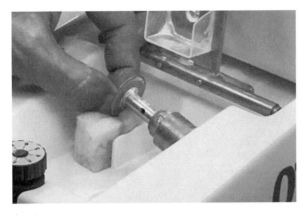 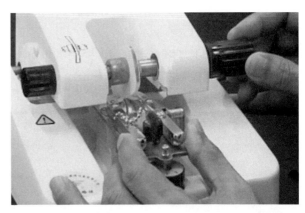

图 4-3-47　充分湿润切割轮下方海绵　　图 4-3-48　装夹镜片使最薄处落在切割轮上

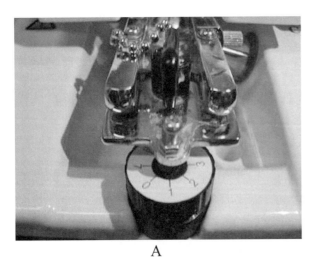 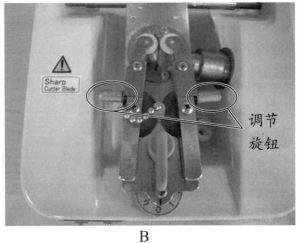

A B

调节
旋钮

图 4-3-49　调整开槽位置

A.设置开槽深度为 0~1 试转;B. 可调节槽位的调节旋钮

6. 开槽 位置调整合适后,将开槽深度调节旋钮转至 3~4 位置,同时开启镜片转动开关和切割轮转动开关,拨至"ON",对镜片进行开槽(图 4-3-50)。

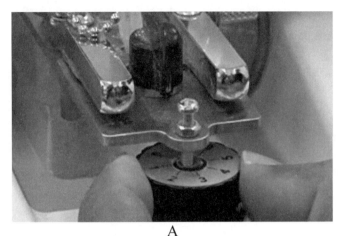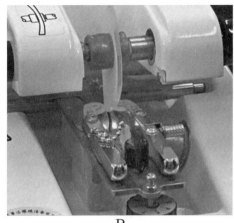

A   B

图 4-3-50 镜片开槽

A.将开槽深度调节旋钮转至 3~4 的位置;B.同时开启镜片转动开关和切割轮转动开关,对镜片进行开槽

7. 待镜片旋转一周或听到开槽声音发生突变后,先关闭切割轮开关,再关闭镜片转动开关。

8. 打开导向臂,抬起机头,左手拿住镜片边缘,右手打开镜片右夹头,取出镜片(图 4-3-51)。

9. 检查开槽深度是否符合要求,如深度不够,则增加开槽深度设置数值,其他设置不变,重新开槽,直至深度合适(图 4-3-52)。

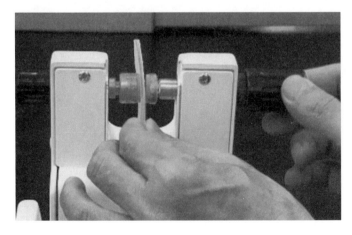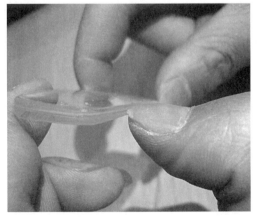

图 4-3-51 取出镜片   图 4-3-52 检查开槽深度

(七)半框镜架装配镜片

半框镜架以上部镜圈内的固定尼龙丝和下部活动的尼龙丝共同固定镜片,其装配方法与全框镜架的装配方法不同。

269

1. 将镜片上缘沟槽嵌装入半框镜架上方镜圈内的尼龙丝上,确认镜片与镜圈配合良好,尤其鼻侧和颞侧的上丝位置与镜片沟槽配合正确(图4-3-53)。

2. 用一手扶住固定镜片和镜圈,另一手用一根辅助丝带穿过下方尼龙丝,将其向外拉开,从镜片颞侧拉向鼻侧,直至尼龙丝完全嵌入镜片下半部分的沟槽内(图4-3-54)。

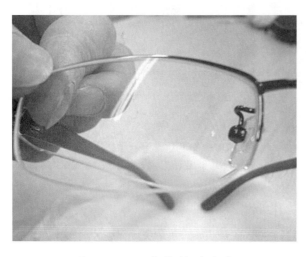
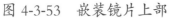

图 4-3-53 嵌装镜片上部

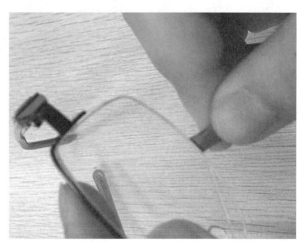

图 4-3-54 拉丝嵌装镜片下部

3. 用辅助丝带在镜片下缘向外拉,若出现1.5~2.0mm的缝隙为松紧度适宜(图4-3-55)。

4. 抽出辅助丝带,检查并清理沟槽内有无遗留丝带线等杂物(图4-3-56)。

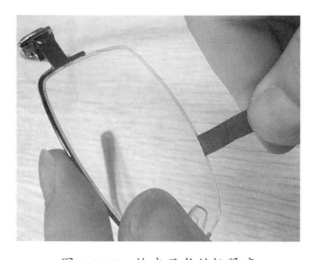

图 4-3-55 检查尼龙丝松紧度

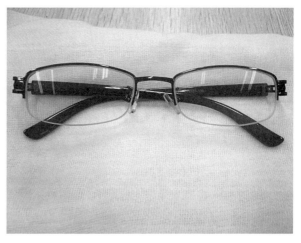

图 4-3-56 完成镜片装配的半框眼镜

五、实训及评价

实训一 拆卸及安装衬片

具体要求:发放全新有衬片的半框眼镜架和拆装工具,练习拆装尼龙丝的操作,直至能够按要求在指定时间内熟练完成半框眼镜衬片的拆装操作(老师巡查并示范讲解半框眼镜衬片拆卸、安装的技术要领）。

老师评价记录:(优　　/良　　/中　　/差　　)问题所在:＿＿＿＿＿＿＿＿＿＿

实训二　标记衬片水平基准线

具体要求:在指定时间内,完成半框眼镜衬片水平基准线的画线任务(标识完成学生互评,有疑问的老师巡查并指导)。

学生互评记录:(优　　/良　　/中　　/差　　)问题所在:＿＿＿＿＿＿＿＿＿＿

实训三　打孔制作衬片模板展示

具体要求:按照模板打孔机制作模板的要求,小组讨论完成一副眼镜的模板制作任务,每组完成制作后,要展示说明制作的方法和步骤(老师评价并示范讲解利用模板打孔机制作模板的方法)。

老师评价记录:(优　　/良　　/中　　/差　　)问题所在:＿＿＿＿＿＿＿＿＿＿

实训四　独立完成衬片模板制作

具体要求:按照模板打孔机制作模板的要求,在指定时间内利用衬片完成制作模板的任务并上交(老师评分)。

老师评分记录:(优　　/良　　/中　　/差　　)问题所在:＿＿＿＿＿＿＿＿＿＿

实训五　移心及上粘贴吸盘固定镜片

具体要求:根据配镜订单的要求,计算水平移心量,确定垂直移心量,在中心定位仪上完成镜片的移心任务,并确认所发镜片的直径是否满足加工要求(老师巡查并指导)。完成练习并符合要求的学生完成上吸盘操作。

老师评价记录:(优　　/良　　/中　　/差　　)问题所在:＿＿＿＿＿＿＿＿＿＿

实训六　磨边机参数的设置

具体要求:在半自动磨边机上完成模板和镜片的装夹任务,并在控制面板上练习设置①磨边类型的设置;②镜片材料的设定;③镜架材料的设定;④镜片尺寸的调整等加工半框眼镜的技术参数(老师巡查并指导)。

老师评价记录:(优　　/良　　/中　　/差　　)问题所在:＿＿＿＿＿＿＿＿＿＿

实训七　熟练口述抛光机的结构

具体要求:小组讨论说出各部件的名称和作用,并口述抛光的操作流程(小组向老师汇报,老师评分再进行小结示范)。

老师评价记录:(优　　/良　　/中　　/差　　)问题所在:＿＿＿＿＿＿＿＿＿＿

实训八　抛光

具体要求:完成口述练习的小组,开始练习抛光操作,完成后由老师巡查评价。

老师评价记录:(优　　/良　　/中　　/差　　)问题所在:＿＿＿＿＿＿＿＿＿＿

实训九　口述开槽机结构,设置不同开槽类型的操作

具体要求:小组讨论说出开槽机各部件的名称和作用,每个学生口述不同开槽类型的使用镜片后,独立完成中心槽、前弧槽、后弧槽的设置任务(小组向老师汇报,老师评分再进行小结示范)。

老师评价记录:(优　/良　/中　/差　　)问题所在:_____

实训十　开槽操作

具体要求:首先要求组内讨论开槽操作流程,并每组完成一份操作流程图,老师巡查指点;再用不同度数的镜片选择开槽类型,完成中心槽、前弧槽和后弧槽的操作任务,每组将开槽后的镜片展示(小组向老师汇报,老师评分再进行小结)。

老师评价记录:(优　/良　/中　/差　　)问题所在:_____

实训十一　半框镜架装配镜片

具体要求:按要求完成将加工好的镜片进行装架的任务(装架完成学生互评,有疑问的老师巡查并指导)。

学生互评记录:(优　/良　/中　/差　　)问题所在:_____

实训十二　完成近视散光半框眼镜的加工定配全程实训

具体要求:发放配镜订单、半框眼镜架和近视镜片,按要求核对订单,对镜架与镜片进行质检,并计算定配参数,完成定配加工装架,将眼镜上交老师评分。

注意:整个定配工作流程任务都要求完成,如还不能独立完成的学生,建议先重做上面较差的步骤直至过关再进行这项实训。

老师评价记录:(优　/良　/中　/差　　)问题所在:_____

六、常见问题

(一) 更换尼龙丝线的方法

半框镜架的尼龙丝线与镜片沟槽容易积藏脏污杂质,使用时间较长后,即使超声波清洗也难以完全清除。同时,尼龙丝线也会因老化变黄变脆而弹性下降,需要更换新的尼龙丝线。

1. 卸下镜片后,用圆嘴钳将旧尼龙丝从上丝孔处拆下来。

2. 取一根新的尼龙丝线,先用圆嘴钳将一端固定在鼻侧的上丝孔处(图4-3-57)。

3. 一手持镜片,将其上边缘嵌入半框镜架上方的镜圈内扶稳,另一手将新尼龙丝从鼻侧开始嵌入镜片沟槽内,至内向外完全嵌入镜片下缘,再向上拉直至镜腿,剪断(图4-3-58)。

4. 取下镜片,将新尼龙丝的另一端固定在镜圈颞侧的上丝孔处(图4-3-59)。

5. 用辅助丝带将镜片重新装配到更换好尼龙丝的半框镜架上,并检查尼龙丝的松紧度是否适宜(图4-3-60)。

(二) 半框眼镜与全框眼镜在加工技术上的异同点

球镜半框眼镜定配与球镜全框眼镜定配在加工技术上有相同之处,也有不同之处。

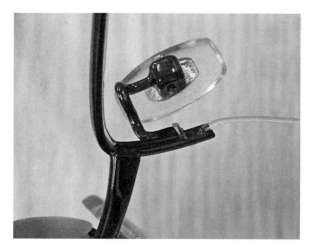

图 4-3-57 新尼龙丝线在鼻侧安装好

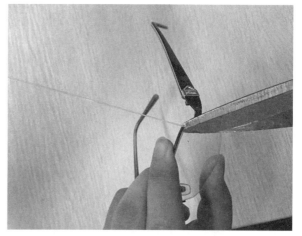

图 4-3-58 剪取尼龙丝线所需长度

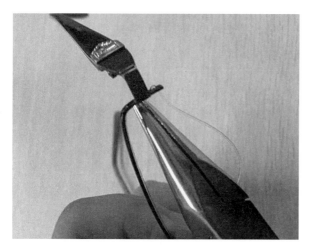

图 4-3-59 新尼龙丝线在颞侧安装好

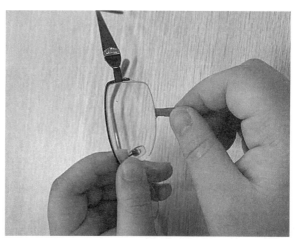

图 4-3-60 安装镜片并检查尼龙丝线松紧度

1. 相同处 都要通过镜片的移心,使配戴者的视线穿过镜片的光学中心。

2. 不同处 由于镜框的构造不同,镜片的磨边类型和安装方法也不相同。①全框镜架磨尖边;而半框镜架磨平边,还要经过抛光和开槽加工;②在安装时,金属全框镜架需要松、紧锁接管螺丝来安装镜片,塑料全框镜架需要烘热软化镜圈再将镜片装入镜架;而半框镜架利用上半部的镜圈和下半部的尼龙丝线共同固定镜片,安装时要先将镜片装入上部,再拉下部尼龙丝线嵌入镜片下方沟槽,才能固定好。

（三）镜片开槽时,遇到镜圈形状太扁而有些部位开不到的处理

在半框眼镜加工制作过程中,镜片开槽有时会出现某些部位开不到的情况,这种现象多发生在小镜圈的镜架,开不到的部位通常是镜片的上部或下部边缘,即镜片的最小直径的上缘和下缘位置。为了解决这一问题,可以采取两次(或多次)开槽法,即分两次(或多次)装夹镜片不同位置进行开槽(图 4-3-61)。

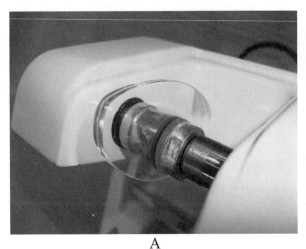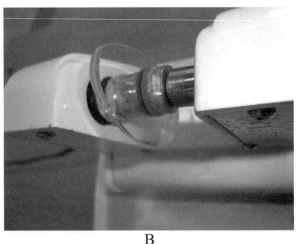

A B

图4-3-61 镜片装夹不同位置进行两次开槽
A.装夹镜片下部开上半部槽位;B.装夹镜片上部开下半部槽位

七、习题

 单选题

1. 使用半自动磨边机进行磨边,模板安装在机器左侧,磨右片时,模板的鼻侧相对于操作者来说应朝向( )侧

   A. 里 B. 外 C. 上 D. 下

2. 拉丝眼镜定配中,( )适宜加工中心槽

   A. 低度数镜片 B. 高度数远视镜片

   C. 高度数近视镜片 D. 双光镜片

3. 拉丝眼镜定配中,( )适宜加工前弧槽

   A. 低度数镜片 B. 高度数远视镜片

   C. 高度数近视镜片 D. 双光镜片

4. 拉丝眼镜定配中,( )适宜加工后弧槽

   A. 低度数镜片 B. 高度数远视镜片

   C. 高度数近视镜片 D. 平光镜片

5. 设置后弧槽时,将弹簧挂钩插入标有( )记号的两个联结点孔中

   A. C C B. R C C. F C D. B C

6. 设置前弧槽时,将弹簧挂钩插入标有( )记号的两个联结点孔中

   A. C C B. R C C. F C D. B C

7. 设置中心槽时,将弹簧挂钩插入标有( )记号的两个联结点孔中

   A. C C B. R C C. F C D. B C

8. 半框眼镜上丝时,用辅助丝带在镜片下缘向下拉尼龙丝,若出现(　　)的缝隙为松紧度适宜

  A. 0.5~1.0mm   B. 1.0~1.5mm   C. 1.5~2.0mm   D. 2.0~2.5mm

9. 设置中心槽时,中心销应(　　),开槽定位器应旋到(　　)

  A. 悬空,中心位置

  B. 插入两导向臂之间的中心孔,中心位置

  C. 插入两导向臂之间的中心孔,前导向臂位置

  D. 插入两导向臂之间的中心孔,后导向臂位置

10. 设置前弧槽时,中心销应(　　),开槽定位器应旋到(　　)。

  A. 悬空,中心位置

  B. 插入两导向臂之间的中心孔,中心位置

  C. 悬空,前导向臂位置

  D. 悬空,后导向臂位置

(闫 伟)

任务四　整　　形

一、学习目标

能力目标	知识目标	素质目标
• 按配装眼镜的整形要求对金属半框眼镜架进行整形 • 能用烘热器加热对板材镜腿调整	• 半框金属镜架的材料整形特征 • 半框镜架的整形注意事项	• 培养学生独立思考、分析问题、解决问题的能力 • 培养认真细致的工作习惯

二、任务描述

某眼镜公司定配工接到金属半框镜架装配树脂散光镜片的定配眼镜一副,发现因为装配造成了镜架变形,要用整形工具和烘热器进行整形,使其符合国家标准的要求,再交付质检。

三、知识准备

金属半框镜架材料的整形特性

1. 半框镜架是由上半部的镜圈与下半部的尼龙丝线共同固定镜片的,由于尼龙丝形态完全受镜片下缘沟槽形态决定,因此整形时受力点集中在镜架上半部。

2. 上半部镜圈的金属也有普通金属合金、钛合金及金合金等不同材料制作而成,其材料本身的机械性能基本与全框镜架一样,但由于半框镜架的镜圈仅有一半,尺寸稳定性对比相同材料的全框镜架要差,也就是受外力更容易变形。

3. 部分镜架设计镜圈为金属材料,镜腿为塑料,同理塑料特性也与前一情境中描述的特性一样,故整形特性也相同。

四、实施步骤

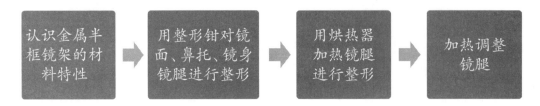

（一）镜面调整

用平口钳在镜架鼻梁位置作镜面角调整。

1. 镜面角小于170°时,用鼻梁钳反向钳在鼻梁上向外用力并左右扩大调整镜面角(图4-4-1A)。也可用手进行调整(图4-4-3)。

2. 镜面角大于180°时,可用鼻梁钳正向钳在鼻梁上向内用力缩小调整镜面角(图4-4-1B);也可使用两把平口钳辅助钳住鼻梁向镜面内用力缩小镜面角(图4-4-2);也可用手进行调整(图4-4-4)。

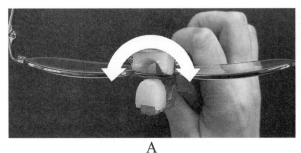
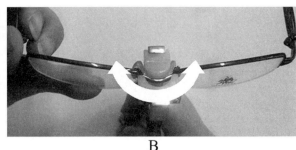

A   B

图4-4-1 鼻梁钳调整镜面角

A.鼻梁钳扩大镜面角;B.鼻梁钳缩小镜面角

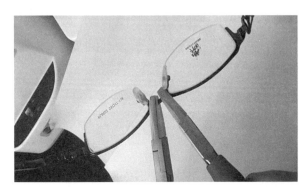
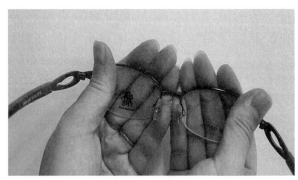

图4-4-2 平口钳调整镜面角   图4-4-3 增大镜面角的手法

3. 检查镜面角在 170°~180° 范围内，且左右两镜面平整对称。

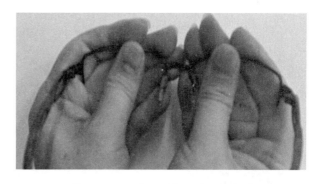

图 4-4-4　减小镜面角的手法

（二）鼻托调整

从正面观察，左右鼻托的前角（鼻托长轴与水平面的垂线的夹角为前角，一般为 20°~35°）是否一致是否对称，俯视看鼻托斜角（鼻托平面与镜圈平面的法线的夹角，一般为 35°）是否一致，侧视看鼻托顶角（鼻托长轴与镜圈背平面的夹角，一般为 10°~15°）是否一致。如不合适，用圆嘴钳和 / 或托叶钳调整鼻支架和托叶（图 4-4-5、图 4-4-6）。

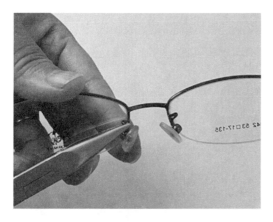

图 4-4-5　圆嘴钳调整鼻托支架

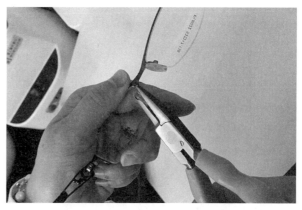

图 4-4-6　托叶钳调整托叶

（三）镜身镜腿的调整

1. 用平口钳、镜腿钳或用手使镜身与镜腿位置左右一致，并且左右身腿倾斜角偏差小于 2.5°（图 4-4-7）。

2. 用镜腿钳弯曲桩头部分，使镜腿的外张角为 80°~95°，并使左右镜腿对称（图 4-4-8）。

3. 用手弯曲镜腿，使左右镜腿的水平部分长度和弯曲部分长度基本一致，镜腿弯曲度也一致（图 4-4-9、图 4-4-10）。如镜腿套裤较厚较长，可用烘热器先加热软化再进行调整，

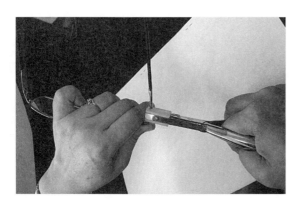

图 4-4-7　镜腿钳调整镜身镜腿

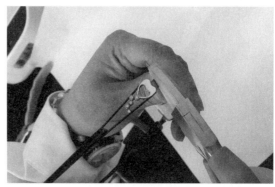

图 4-4-8　调整镜腿张角

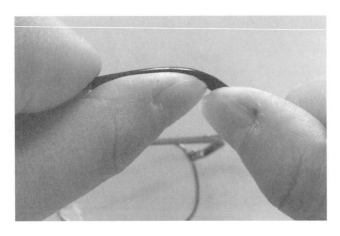
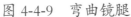

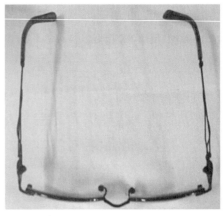

图 4-4-9　弯曲镜腿　　　　　图 4-4-10　镜腿弯曲度一致

方法如板材架镜腿整形。

4. 两镜腿张开平放和倒伏于桌面上,检查镜圈与镜腿平整性。若正放不平整,可通过调整镜腿弯点和弯曲度的左右对称性来达到;若倒伏不平整,可通过调整镜身倾斜度来达到(图 4-4-11)。

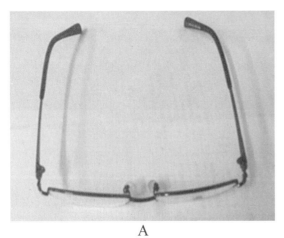

A

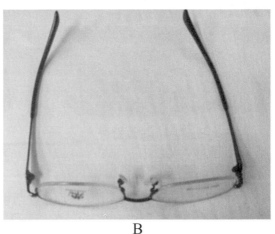

B

图 4-4-11　检查镜架平整性的做法

A.张开镜腿正放在桌面;B.张开镜腿倒伏在桌面

(四) 镜腿调整(图 4-4-12)

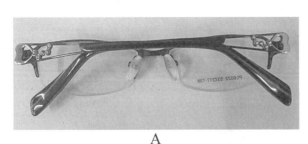

A

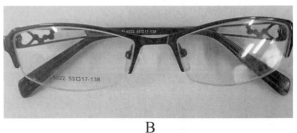

B

图 4-4-12　镜腿调整标准

A.镜腿水平部分重合;B.收拢镜腿放置平稳

1. 镜腿收拢,左右镜腿的水平部分应基本重合,放置桌面上基本平稳,如不符合则可通过调整镜腿平直度来达到。

2. 镜腿收拢,左右镜腿接触镜圈下缘,左右对称一致,若不符合,可通过调整镜腿的弯曲度来达到。左右末端与镜圈下缘接触点一致。

五、实训与评价

实训一 整形的项目和要求示范练习

1. 小组讨论 将金属半框架整形项目和方法口述出来,并写成流程图,每组选派一位组员示范一个整形项目的操作要领和标准,其他组评价和提问,并讨论完成对其他组的评分,填写表4-4-1。

表4-4-1 组员代表示范整形项目评分表(每评一个组一张表)

整形的项目		完成小组	
评分内容	配分	得分	备注
使用的工具正确	10		
表述的方法正确	10		
操作的方法正确	10		
表达清晰有条理	10		
整形能达到标准	10		

2. 老师派发特意调整至变形扭曲的镜架到每个小组,小组合作将变形镜架完成标准整形,并展示小组互评,由组员代表点评其他组的整形效果,并对其他组评分,填写表4-4-2。评分备注:总分为50分,其中镜面平整、鼻托对称、身腿倾斜角、外张角、镜腿弯点和弯曲度对称五项分别各占10分,要在表格中具体记录镜架的各个项目整形情况,抽查对照整形有问题的镜架进行解说。

表4-4-2 小组合作完成变形镜架整形评分表

镜架编号	完成小组	整形情况	评分

实训二 整形实操练习

1. 每组总结示范练习的问题,个别项目进行完善和改正,互相将镜架调整至一定的变形量,然后交换整形(老师巡查,解决学生问题并示范纠正错误)。

老师评价记录:(优　　/ 良　　/ 中　　/ 差　　)问题所在:＿＿＿＿＿＿＿＿＿＿

2. 通过老师再次讲解注意事项和学生的常见问题,继续进行交换练习,加快速度和提高整形标准(学生相互评价并讨论,老师巡查对有争议的学生进行指正)。

学生互评记录:(优　　/ 良　　/ 中　　/ 差　　)问题所在:＿＿＿＿＿＿＿＿＿＿

＿＿

老师评价记录:(优　　/ 良　　/ 中　　/ 差　　)问题所在:＿＿＿＿＿＿＿＿＿＿

＿＿

3. 随机抽取两个学生为一组,其中一个将镜架调整至适当的扭曲变形,拍照记录;另一个使用工具进行整形,同时调整变形的学生要文字和照相记录其整形过程使用工具、方法和整形效果是否正确,尤其在错误时要描写更详细些,整形完成后再拍照记录,按照表4-4-3完成作业(要求向老师提交整形过程和记录的照片,老师通过图片和文字表述,对两位学生同时评价)。

表4-4-3　整形评价表

评价学生		被评价学生	

六、常见问题

半框镜架的整形注意事项

1. 由于半框架的镜片加工为平边,而且下半部靠尼龙丝固定而全部外露,整形时要处处预防镜片崩边。

2. 辅助用力时可用手持镜片边缘,当需要使用辅助钳时,一定要使用有胶头保护的工具钳,或者用眼镜布或纸隔离保护镜片和镜架,否则会造成镜架压痕掉漆或镜片崩边而报废。

3. 在对桩头和鼻托整形时,由于位置非常接近镜片边缘,最好先将镜片拆卸,调整好再重新装回去,以免调整过程工具钳触碰镜片导致崩边。

4. 不同金属材料的镜架弹性模量相差较大,须在实际操作时积累经验。

七、习题

1. 金属半框镜架调整时、右手握平圆钳夹在桩头位上起作用力,左手手指在镜架桩头位起作辅助力,手腕向外扭(　　　　)

　A. 增大外张角　　　B. 减小外张角　　　C. 增大前倾角　　　D. 减小前倾角

2. 调整两侧镜腿的身腿倾斜角至(　　　　),使两镜腿从侧面看相互平行

A. 8°~12°　　　　　B. 8°~15°　　　　　C. 10°~15°　　　　　D. 12°~15°

3. 镜腿收拢,左右镜腿的水平部分应基本重合,放置桌面上基本平稳,如不符合,则可通过调整镜腿(　　)来达到

　　A. 平直度　　　　　B. 弯曲度　　　　　C. 倾斜度　　　　　D. 垂直度

4. 镜架整形时不宜(　　)以免损坏镜架

　　A. 取下镜片　　　　B. 使用工具　　　　C. 反复调整　　　　D. 加热调整

5. 使用(　　)调整镜圈及鼻梁,使镜面保持相对平整,镜面角要求在170°~180°范围。非金属镜架加热后用手调整

　　A. 平口钳及圆嘴钳　　　　　　　　　　　B. 紧固钳及鼻梁钳

　　C. 紧固钳及平口钳　　　　　　　　　　　D. 平口钳及鼻梁钳

6. 镜腿收拢,左右镜腿接触镜圈下缘,左右对称一致,若不符合,可通过调镜腿的(　　)来达到,左右末端与镜圈下缘接触点一致

　　A. 平直度　　　　　B. 弯曲度　　　　　C. 倾斜度　　　　　D. 垂直度

7. 两镜腿张开平放和倒伏于桌面上,检查镜圈与镜腿平整性。若倒伏不平整,可通过调整镜身(　　)来达到

　　A. 平直度　　　　　B. 弯曲度　　　　　C. 倾斜度　　　　　D. 垂直度

8. 用(　　)可进行鼻梁或桩头的调整

　　A. 圆嘴钳　　　　　B. 平口钳　　　　　C. 平圆钳　　　　　D. 托叶钳

(付子芳)

任务五　配装眼镜质检配送

一、学习目标

能力目标	知识目标	素质目标
• 能检测半框定配眼镜配装质量是否符合国家标准 • 能根据要求设计定配眼镜包装和标志 • 能检测定配眼镜的包装贮存是否合格 • 对眼镜进行配送	• 定配半框眼镜外观质量要求 • 不同的包装对运输和贮存的要求	• 严谨的工作态度 • 按规范做事的习惯 • 独立完成的责任感

二、任务描述

××公司质检员通过目测,对定配半框眼镜的外观和配装质量进行检测,利用全自动焦度记、瞳距尺等仪器,判断配装眼镜的光学参数是否合格,并对眼镜的标志、包装和贮

存方式进行检测,判断是否合格,并将经检测合格后的眼镜配送至门店。

三、知识准备

(一)半框眼镜的外观及配装要求

半框眼镜镜圈由上半部分的边框和下半部分的拉丝组成,在外观及配装质量检查时,除观察镜架表面是否光滑,镜圈和镜片间有无缝隙,镜面是否平整,鼻托是否对称之外,还需检查拉丝松紧度、开槽位置、开槽宽度和深度以及开槽部分镜片外观。

(二)定配眼镜光学参数国标要求

1. 镜片顶焦度(表 4-5-1) 使用自动焦度计测量定配眼镜左右镜片顶焦度,即镜片后顶点度。

表 4-5-1 镜片顶焦度允差

单位:屈光度(D)

顶焦度绝对值最大的子午面上的顶焦度值	每主子午面顶焦度允差	柱镜顶焦度允差			
		≥0.00 和 ≤0.75	>0.75 和 ≤4.00	>4.00 和 ≤6.00	>6.00
≥0.00 和 ≤3.00	±0.12	±0.09	±0.12	±0.18	±0.25
>3.00 和 ≤6.00		±0.12			
>6.00 和 ≤9.00			±0.18		
>9.00 和 ≤12.00	±0.18			±0.25	
>12.00 和 ≤20.00	±0.25	±0.18	±0.25		±0.37
>20.00	±0.37	±0.25		±0.37	±0.37

2. 光学中心水平偏差 定配眼镜左右镜片光学中心水平距离偏差应符合表 4-5-2 的规定。

表 4-5-2 定配眼镜两镜片光学中心水平距离偏差

顶焦度绝对值最大的子午面上的顶焦度 /D	0.00~0.50	0.75~1.00	1.25~2.00	2.25~4.00	≥4.25
光学中心水平距离允差	0.67△	±6.0mm	±4.0mm	±3.0mm	±2.0mm

定配眼镜的水平光学中心与眼瞳的单侧偏差均不应大于上表中光学中心水平距离允差的 1/2。

3. 光学中心垂直互差 定配眼镜左右镜片光心高度的差值应符合表 4-5-3 的规定。

表 4-5-3 定配眼镜的光学中心垂直互差

顶焦度绝对值最大的子午面上的顶焦度 /D	0.00~0.50	0.75~1.00	1.25~2.50	>2.50
光学中心垂直互差	≤0.50△	≤3.0mm	≤2.0mm	≤1.0mm

当左右镜片度数不一时,判断光学中心水平偏差及垂直互差是否合格,应以最大度数为依据进行判断,如处方 R:-3.00DS/-1.00DC×180,L:-3.25DS/-1.00DC×175,绘制光学十字后发现,最大子午面顶焦度为 -4.25D(图 4-5-1),因此,其光学中心水平距离允差为 ±2.0mm,垂直互差允差为不超过 1mm。

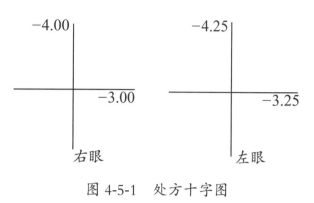

图 4-5-1　处方十字图

(三)半框眼镜的包装、运输

包装根据其所起作用不同,可分为销售包装和运输包装,销售包装又称内包装,主要作用是保护商品、方便使用、促进销售,内包装还应符合销售地国家的法律和法规。对定配眼镜而言,销售包装即指根据国标将每副眼镜单独放入镜盒内并加镜布防止其刮花、磨损(图 4-5-2)。

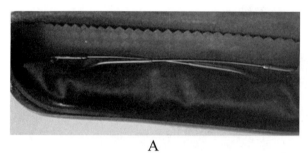
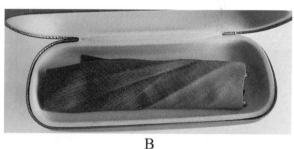

图 4-5-2　眼镜销售包装(内包装)

A.软镜盒加镜布包装;B.硬镜盒加镜布包装

运输包装又称外包装,其主要作用是保护商品、方便储存、运输,并且要尽可能节省运输费用。定配眼镜经加工中心质检合格后,通过物流配送到各门店时,需进行相应的外包装。通常采用质量坚固的纸箱,将镜盒按层摆放,逐层摆满,并用软质材料隔垫填实,确保镜盒不晃动(图 4-5-3A)。纸箱上下全部密贴粘合,再用胶条封严(图 4-5-3B)。

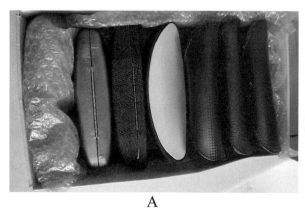
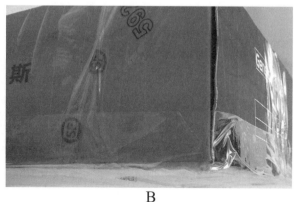

图 4-5-3　眼镜运输包装(外包装)

A.镜盒在装箱时的处理;B.纸箱贴合并用胶条封严

四、实施步骤

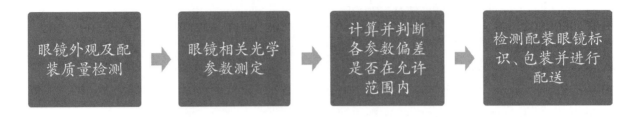

外观及配装质量检测

1. 半框眼镜拉丝松紧度检测　左手拿住镜架,右手拇指和示指夹住镜片并旋转,不易旋转,说明松紧合适,若能转动,则需适当缩短拉丝长度。

2. 开槽位置检测　开槽部分镜片暴露在外,需观察镜片边缘倒棱、抛光效果倒棱要求宽度不超过 0.5mm,超过 0.5mm 会影响外观的美观(图 4-5-4),有无崩边(图 4-5-5),观察槽的宽度与拉丝是否匹配,深度是否将大部分拉丝纳入。

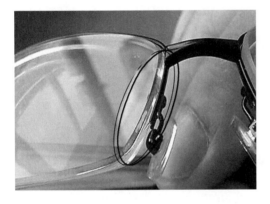

图 4-5-4　倒棱不美观

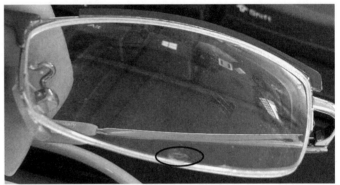

图 4-5-5　镜片崩边

五、实训及评价

实训一　完成之前任务所加工眼镜的检测,记录相应数据并判断装配眼镜是否合格。

老师评价:操作方法准确与否(　　　)结果准确与否(　　　)操作是否熟练(　　　)

存在问题_____

实训二　按要求在规定时间内完成一副散光半框配装眼镜的检测,并将检测结果填入自行设计的检测单中交给老师(老师评分)。

老师评分记录:(优　　/良　　/中　　/差　　)问题所在:_____

实训三　两人一组,轮流模拟老师和学生,由学生边检测边向老师说明检测内容及判断标准,老师可随机提问,根据学生表现进行打分并填写表 4-5-4。

表 4-5-4　老师评分表

评分项目	得分
检测顺序正确,无前后颠倒(20%)	
检测内容完整,无遗漏(20%)	
检测方法正确无误(20%)	
判断标准正确(20%)	
回答提问正确(20%)	
总分	
评分人	

实训四　四人一组,将学生分为若干小组,一人模拟老师,其他三人模拟学生,进行国标知识竞赛,老师随机出题,三个学生以抢答形式作答,答对十分,答错不得分,十题后根据得分评出名次,各小组第一名再比赛角逐冠军。

实训五　三人一组,假设要创业开一家眼镜店,请自行设计带有本店品牌商标的镜盒、镜布等产品包装。

老师评分记录:(优　　/良　　/中　　/差　　)问题所在:＿＿＿＿＿＿＿＿＿

＿＿＿＿＿＿＿＿＿＿＿＿＿＿＿＿＿＿＿＿＿＿＿＿＿＿＿＿＿＿＿＿＿＿

六、常见问题

半框眼镜下半部分无镜圈,由拉丝固定,拉丝具有一定弹性,对镜片形状要求低于全框眼镜,故可能出现左右镜片装反的现象,若检测光学中心水平距离时发现偏差很大,要注意观察是否左右镜片装反(图 4-5-6),尤其是镜片形状较对称时。通常镜片颞侧较宽大,角度较钝,若镜片鼻侧较宽大或角度较钝(图 4-5-7),提示可能装反,应拆卸镜片左右对换以证实。

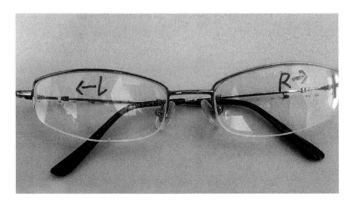

图 4-5-6　镜片左右装反

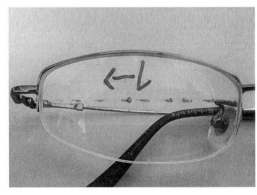

图 4-5-7　右镜片鼻侧部分较宽大

国标中关于眼镜配装质量并未提及对倒棱、开槽及拉丝的要求,但通常半框眼镜检测配装质量时,需观察镜片边缘倒棱及开槽情况,检测拉丝松紧度,以保证配装眼镜的美观及日后配戴过程中不易发生镜片崩边或镜片脱出的现象。

七、知识拓展

(一)定配眼镜处方棱镜度偏差(表 4-5-5)

配装眼镜国标有一个表格是针对处方棱镜度的偏差,其中棱镜度包含"0"度,即所有没有棱镜处方的配装眼镜,在检测时还应关注光心处的棱镜量是否合格。

表 4-5-5 定配眼镜处方棱镜度偏差

棱镜度 /D	水平棱镜允差 /$^\triangle$	垂直棱镜允差 /$^\triangle$
≥0.00~≤2.00	对于顶焦度≥0.00~≤3.25D:0.67$^\triangle$ 对于顶焦度 >3.25D:偏心 2mm 所产生的棱镜效应	对于顶焦度≥0.00~≤5.00D:0.50$^\triangle$ 对于顶焦度 >5.00D:偏心 1mm 所产生的棱镜效应

我们目前所加工的眼镜均不含棱镜处方,即棱镜度为零。

根据国标要求,当镜片顶焦度不超过 3.25D 时,水平方向棱镜度不超过 0.67$^\triangle$,大于 3.25D 时,则不超过(镜片顶焦度 ×0.2)棱镜度,如镜片顶焦度为 –4.00D,则光心处水平棱镜量不能超过 0.80$^\triangle$。

垂直方向则以 5.00D 为界,不超过 5.00D 时,垂直方向棱镜度不超过 0.50$^\triangle$。若超过 5.00D,则不超过(顶焦度 ×0.1)棱镜度。

检测时,可根据自动焦度计的不同机型将棱镜设置为"X-Y"(图 4-5-8A)或"UD/IO"(图 4-5-8B)模式,X 表示水平向,Y 表示垂直向。UD 是英文"上、下"的缩写,表示垂直向,IO 是因为"内、外"的缩写,表示水平向。

根据检测结果(图 4-5-8C)判断棱镜度偏差是否合格。

图 4-5-8C 中"△ O 0.05 表示水平方向有底朝外棱镜量 0.05$^\triangle$,U 0.01 表示垂直方向有底朝上的棱镜量 0.01$^\triangle$,均合格。

(二)配装眼镜标志

国标关于配装眼镜标志最后一点要求为"需要让消费者事先知晓的其他说明及其他法律法规规定的内容",目前还没有明确的内容需要标志,主要是预备未来相关部门出台相应法规要求在配装眼镜上标志的可能。

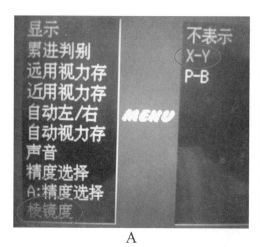
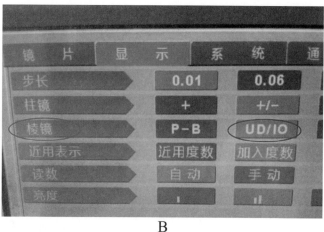

A　　　　　　　　　　B

C

图 4-5-8　棱镜测量参数设置及结果显示

A.焦度计棱镜设置"X-Y"模式;B.焦度计棱镜设置"UD/IO"模式;C.棱镜测量显示
方式

八、习题

单选题

1. 以镜圈的两下缘的切线为水平基准线,来测定眼镜的光学中心(　　　)

   A. 位置　　　　　　　B. 大小　　　　　　　C. 垂直互差　　　　　D. 水平偏差

2. 半框眼镜外观检测时,镜片(　　　)不应有明显的磨削接痕而应平整光滑

   A. 周边　　　　　　　B. 中心　　　　　　　C. 凸面　　　　　　　D. 凹面

3. 严格按(　　　)加工制作,通过国家配装眼镜标准检测的眼镜,称为合格眼镜

   A. 轴向偏差允许范围　　　　　　　　　　B. 光学中心水平偏差允许范围

   C. 屈光度数　　　　　　　　　　　　　　D. 配镜处方

4. 使用(　　　)测量镜架几何中心水平距时,一定要以镜圈水平中心线为基准

   A. 顶焦度计　　　　　B. 定中心仪　　　　　C. 瞳距尺　　　　　　D. 瞳距仪

5. 顶焦度计可以测量镜片顶焦度,测定散光轴向,(　　　),确定测定棱镜度及棱镜基底方向

    A. 确定镜片的光学中心　　　　　　　B. 确定镜片的几何中心

    C. 测量光学中心水平偏差　　　　　　D. 测量光学中心垂直互差

6. (　　　)就是两镜片光学中心高度的差值

    A. 几何中心垂直互差　　　　　　　　B. 几何中心垂直偏差

    C. 光学中心水平互差　　　　　　　　D. 光学中心水平偏差

7. 配装眼镜左、右托叶应(　　　)

    A. 整齐　　　　　B. 工整　　　　　C. 对称　　　　　D. 一致

8. (　　　)称为合格眼镜

    A. 按配镜处方加工制作

    B. 严格按配镜处方加工制作,通过国家配装眼镜标准检测的眼镜

    C. 被检者配戴后矫正视力达到 1.0 的眼镜

    D. 被检者配戴舒适、习惯的眼镜

9. 从(　　　)到鼻梁中心线之间的距离称为单眼瞳距

    A. 右眼瞳孔中心　　　　　　　　　　B. 左眼瞳孔中心

    C. 镜片光学中心　　　　　　　　　　D. 右眼瞳孔中心或左眼瞳孔中心

10. 舒适眼镜要求镜片光学中心与配戴者(　　　)重合

    A. 瞳孔　　　　　B. 瞳距　　　　　C. 视轴　　　　　D. 视角

（唐　洁）

●●● 情 境 小 结 ●●●

学习情境四是对眼镜定配中关于半框金属镜架树脂球柱镜半自动定配这一代表性工作任务的教学实施。

学生进行了核对订单、商品检测、半自动加工制作、整形、配装镜质检等五个学习任务的学习与实训,要求能通过以下考核要求。

考核内容

半框镜架散光眼镜定配(半自动磨边、抛光、开槽)

以教学班内已配戴眼镜的同学的处方单(开具配镜处方)、指定金属半框眼镜架、树脂近视散光镜片为工作对象,独立完成半自动磨边装配流程,包括核对配镜单、镜片检测、镜架检测、半自动磨边、抛光、开槽、配装镜整形清洁、质检交镜。

具体要求

1. 能读懂审核配镜处方,并根据订单核对镜架、镜片参数,确定加工流程,检测镜片、镜架是否合适定配。

2. 能按加工要求规范使用半自动磨边机(及配套设备打孔制模机、抛光机、开槽机等)、自动焦度计等仪器设备进行加工镜片、正确装配,符合国家质量标准要求。

3. 能使用整形工具进行金属半框镜架整形,符合国家标准要求。

4. 能对装配复性散光眼镜进行光学参数和装配质量的检测和包装配送。

5. 安全生产遵守纪律,爱护和正确使用工具、仪器,进行实训室场地内设备的日常维护与保养。

情境五 双光镜定配

情 境 描 述

××眼镜公司定配工接到门店送来的两份配镜订单及金属全框眼镜架两副,平顶双光树脂镜片一副,圆顶双光树脂镜片一副,要求定配加工。定配加工好的眼镜必须完全符合配镜订单的处方要求和加工要求,并符合多焦点定配眼镜的国家标准的各项规定。

定配的工作流程如下:

1. 核对处方、配镜单、镜架、镜片的商品参数、加工要求,标记主镜片光心,测量镜架尺寸。

2. 检测镜片远用顶焦度、ADD和外观质量、镜架外观质量,按照配镜单装配的要求计算加工参数。

3. 标记衬片水平参考线,模板打孔机制作衬片模板,标记衬片水平加工基准线。

4. 按照加工参数对镜片进行移心,并上粘贴吸盘定位。

5. 半自动磨边机磨边,倒棱,安装镜片,清洁眼镜,按标准进行镜架整形。

6. 对照国标对定配眼镜进行质检,填写结果报告,并完成眼镜包装配送工作。

7. 遵守半自动加工场地安全生产要求,对使用的仪器和工具进行维护保养和故障排除。

任务一 核对加工单据

一、学习目标

能力目标	知识目标	素质目标
• 核对双光配镜处方 • 核对订单与镜架标的参数 • 核对订单与双光镜片包装的参数 • 明确双光镜加工要求	• 双光配镜处方中各项的含义(包括近用瞳距、子镜片顶点高度) • 双光镜分类、光学特点 • 老视眼的屈光特点和矫正原理	• 认真仔细的工作习惯 • 安全生产的意识

二、任务描述

××公司加工中心接到门店销售部门送来的一份配镜订单(图 5-1-1)及金属全框眼镜架一副,树脂双光镜片一副(图 5-1-2),要求定配加工,首先要对单据进行核对。

×××眼镜公司配镜订单						
客户	张某		电话	138××××××××	年龄	50
住址:	天津市和平区×××××			接单日期		
配镜处方	DS	DC	AX	VA	PD	备注/PH
远用 R	+0.50			1.2	64mm	
远用 L	+0.50			1.2		
近用 R	+2.00				60mm	ADD:+1.50
近用 L	+2.00					子镜片顶点高度:15mm
原镜度 R						
原镜度 L						

配镜商品资料					
	品牌产地	型号或材料	单价	数量	总价(订金)
镜架	丹阳	Titanium 52□18-135,框高34mm	398	1	
镜片	上海	1.56 树脂圆顶双光镜片	138	1	
加工要求	特殊加工	全框☑ 染单色□	开槽□ 染双色□	钻孔□ 改形□	抛光□ 胶架□
	客户签名:		取镜时间		

图 5-1-1　配镜单据

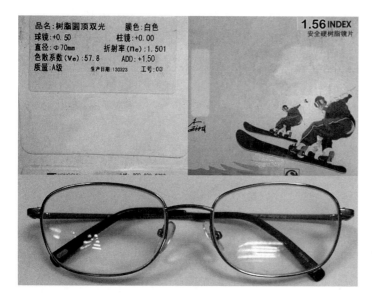

图 5-1-2　待加工镜架和带包装的镜片

三、知识准备

(一) 双光镜的结构特点、分类及常用参数

1. 定义 在同一个镜片上既有远用部分也有近用部分,具有两个不同的顶焦度,既能看远又能看近的镜片称为双光镜片,又称双焦点镜片。视远的部分称之为主镜片,视近的部分称为子镜片(图 5-1-3)。

2. 双光眼镜的分类

(1) 根据制造工艺可分为:胶合双光、熔合双光和整体双光(图 5-1-4)。

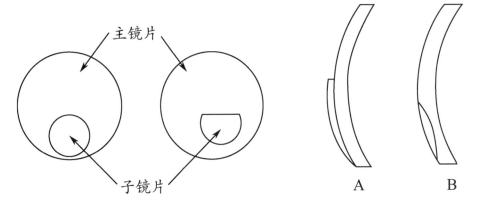

图 5-1-3 双光镜的结构

图 5-1-4 双光镜制造工艺分类
A. 胶合双光;B. 熔合双光;C. 整体双光

1) 胶合双光:在主镜片上粘贴附加的子镜片。优点为可以根据需要将子镜片粘贴在不同的位置;缺点为外观不美观,容易出现掉片,现已淘汰。

2) 熔合双光:用于玻璃材料双光镜的工艺,在折射率较低的主镜片上,将折射率较高的子镜片熔合到主镜片的凹陷区。这种工艺生产的双光镜片外形更美观,看不到明显的分界线,故又称无形双光。

3) 整体双光:在主镜片的凸面上,再磨一个曲面,多为显形双光。现在市场上的显形双光镜片都为树脂镜片。

(2) 根据子镜片外形可分为:圆顶双光、平顶双光和一线双光(图 5-1-5)。

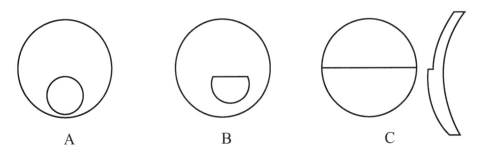

图 5-1-5 双光镜外形分类
A. 圆顶双光;B. 平顶双光;C. 一线双光

3. 双光镜片常用参数

(1) 子镜片直径:子镜片多为圆形或半圆形,常见的直径有 22mm、28mm、35mm 等。

(2) 子镜片顶点

1) 平顶双光镜的子镜片上方是一平线,平线的中点就是子镜片顶点。在定配加工时,要保持平顶的水平位置,所以平顶双光镜的子镜片顶点位置是不变的(图 5-1-6A)。

2) 圆顶双光镜子镜片是圆形的,圆形的最上方水平切点就是子镜片顶点。但由于圆顶双光镜在定配加工时子镜片经常要旋转移心,旋转后的圆形子镜片最上方水平切点位置也会随之改变(图 5-1-6B、C)。

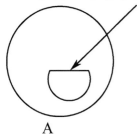
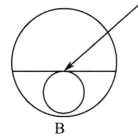
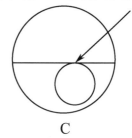

图 5-1-6 双光镜的子镜片顶点

A. 平顶双光镜的子镜片顶点;B. 圆顶双光镜的子镜片顶点;C. 圆顶双光镜内旋后的子镜片顶点

4. 双光镜的配镜处方参数(图 5-1-7)

配镜处方		DS	DC	AX	VA	PD	备注/PH
远用	R	+0.50			1.2	64mm	
	L	+0.50			1.2		
近用	R	+2.00				60mm	ADD:+1.50
	L	+2.00					子镜片顶点高度:15mm 框高 34mm

图 5-1-7 双光镜的配镜处方

(1) 远用屈光度:顾客的远用处方度数。

(2) 附加顶焦度(ADD):也称近用附加值(度)、下加光等,测得的顾客看近时较看远时所需要增加的正球镜度数,即近用处方与远用处方的球镜度差值。

(3) 远用瞳距:看远时,双眼呈正视或平行状态,双眼瞳孔中心间的距离。

(4) 近用瞳距:看近时,双眼呈会聚状态,双眼瞳孔中心间的距离。根据经验法近用瞳距为远用瞳距减 4~5mm。

(5) 子镜片顶点高度:从子镜片顶点至镜圈内缘最低点处的垂直距离(图 5-1-8)。

5. 双光眼镜的优缺点（表5-1-1）

（二）老视眼的屈光特点和矫正原理

1. 老视眼的屈光特点 老视是一种生理现象，随着年龄逐渐增长，调节力逐渐降低使近距离工作产生视疲劳，或视近不清的现象称为老视。随着年龄的增长晶状体失去可塑性，睫状肌功能也逐渐变弱，遂致眼的调节功能逐渐减弱，调节力逐渐减小，在视近时产生模糊或者视疲劳的现象，即老视的发生（图5-1-9、图5-1-10）。

老视症状出现的迟早与眼原有屈光状态明显有关。未行矫正的远视眼老视出现较早，而近视眼患者则出现较晚，老视症状的出现还与个人工作性质、生活习惯、身体素质等有关。

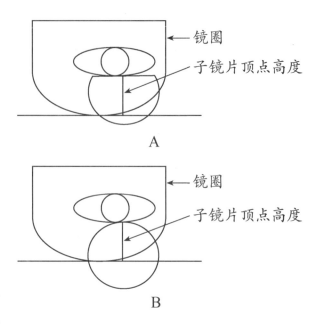

图 5-1-8 子镜片顶点高度示意图
A. 平顶双光镜的子镜片顶点高度示意图；
B. 圆顶双光镜的子镜片顶点高度示意图

表 5-1-1 双光镜的优缺点

	优点	缺点
双光眼镜	一副眼镜远近两用	有像跳
	价格便宜	中间视野缺损
	适应时间短，近用视野大	不美观

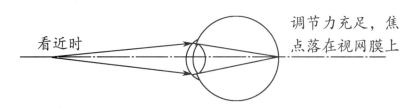

图 5-1-9 调节充足时看近清晰的原理图

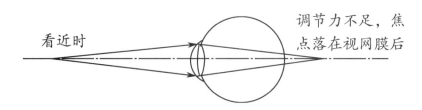

图 5-1-10 调节不足时看近模糊的原理图

2. 老视眼的矫正原理 一般在视近工作时，为了保持眼的舒适，宜动用调节力的1/2，另1/2调节力称为"调节储备"，若视近时所需调节超过调节力的1/2，则会出现老视症状,需借助正球镜来替代调节,所需正球镜的度数即为"附加顶焦度"(ADD),又称为下加光度(图 5-1-11)。

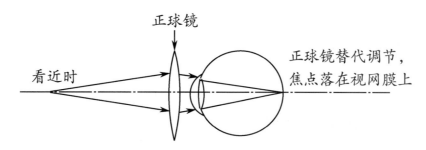

图 5-1-11 用正球镜矫正老视眼的原理图

四、实施步骤

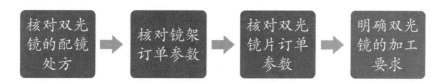

五、实训与评价

实训一 根据以下信息,填写双光镜的配镜订单。

顾客赵某,58 岁,联系电话 138×××××××,在 ×× 眼镜店的验光结果如下,R:−4.00 1.0 L:−3.00/−0.50×180 1.0,ADD+2.00,FPD 65mm,NPD 61mm 希望配一副双光眼镜,既能看远又能看近。测得子镜片顶点高度为 17mm。将上述信息填写到配镜订单中(图 5-1-12)。

××× 眼镜公司配镜订单							
客户		电话				年龄	
住址					接单日期		
配镜处方		DS	DC	AX	VA	PD	备注 /PH
远用	R						
	L						
近用	R						
	L						
原镜度	R						
	L						

图 5-1-12 双光镜配镜订单填空题

带教老师评分_____

实训二 在图5-1-13中,写出双光镜片的类型,并分别标出两个镜片的主镜片、子镜片和子镜片顶点的位置。

带教老师评分＿＿＿＿＿＿＿

实训三 在表5-1-2中填写双光眼镜的优缺点。

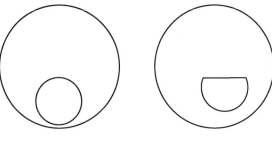

图5-1-13 双光镜结构标注图

表5-1-2 双光镜优缺点列表

	优点	缺点
双光眼镜		

带教老师评分＿＿＿＿＿＿＿

实训四 根据以下信息核对下列订单有无错漏项并指出(图5-1-14)。

顾客李某,55岁,联系电话138××××××××,在××眼镜店的验光结果如下,R:−4.00 1.0 L:−4.00/+0.50×180 1.0,ADD+2.25D,FPD 68mm,NPD 64mm,希望配一副双光眼镜既能看远又能看近,测得子镜片顶点高度为15mm。

×××眼镜公司配镜订单						
客户	李×	电话	138××××××××		年龄	50
住址	天津市和平区×××××			接单日期		
配镜处方	DS	DC	AX	VA	PD	备注/PH
远用 R	-4.00	-0.50	180	1.2	64mm	
远用 L	-4.00			1.2		
近用 R					68mm	ADD:+2.25D
近用 L						子镜片顶点高度:15mm

图5-1-14 双光镜配镜订单改错

六、常见问题

(一) 双光镜的左右镜片区分问题

如果双眼的配镜处方相同,在核对双光镜的配镜订单时,要注意平顶双光镜片有左右眼别之分,在镜片外包装袋会标注,通过子镜片在偏鼻侧位置区分左右眼,而球性圆顶双光镜片是不区分左右眼别的相同镜片。

原因是,平顶双光镜片的子镜片在主片上呈非对称设计,是分布在主片鼻侧部位的,符合人眼视近时眼球内转的生理特点,所以虽然配镜处方相同,但左右眼的平顶双光镜片是不同的(图 5-1-15)。

而圆顶双光镜片的子镜片在主片上呈对称设计,在定配加工时,为使镜片符合人眼视近生理特点,需要根据移心方向旋转镜片,故配镜处方相同的左右眼圆顶双光镜片是相同的(图 5-1-16)。

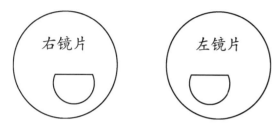
图 5-1-15　平顶双光左右镜片不同

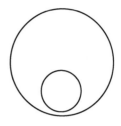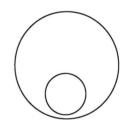
图 5-1-16　圆顶双光左右镜片相同

(二) 关于远用处方含柱镜成分的双光镜片

无论平顶双光镜片还是圆顶双光镜片,只要远用处方有柱镜成分,镜片就需要定制,只有个性化定制的镜片才能满足镜片的散光轴位及子镜片的位置与处方要求相符,才能保证定配后的眼镜符合处方要求。由于镜片散光轴位已定,加工时无法随意旋转,所以不论平顶双光还是圆顶双光,均有左右眼之分,在核对订单时,要对左右眼镜片分别进行核对。

七、拓展知识

(一) 子镜片顶点高度的确定方法

配镜订单中子镜片顶点高度的确定以顾客配戴双光镜的使用目的为依据。普通型使子镜片顶点位于顾客瞳孔正下方下睑缘处(图 5-1-17A),若顾客远用为主,偶尔看近,则将子镜片顶点自瞳孔正下方下睑缘处下移 2mm(图 5-1-17B),反之,若顾客近用为主,则上移2mm(图 5-1-17C)。

子镜片顶点高度测量具体如下:

1. 为顾客选择合适镜架,并为其进行针对性校配,确保眼镜舒适配戴。

2. 验光师与顾客正面相对而坐,且眼睛的视线保持在同一高度上。

3. 要求顾客注视前方与视线高度相同的注视物(通常注视验光师鼻梁中心位置)。

4. 验光师手持油性笔,在镜架衬片上(无衬片镜架可粘贴透明胶纸)对准左右瞳孔中心正下方下睑缘的位置画一横线。

5. 让配戴者摘戴镜架,验光师反复确认所画横线是否位于顾客瞳孔下方下睑缘处。

6. 取下镜架,利用瞳距尺分别测量顾客左右眼瞳孔垂直下睑缘至镜圈内缘最低点处的数值,该数值即为子镜片顶点高度。

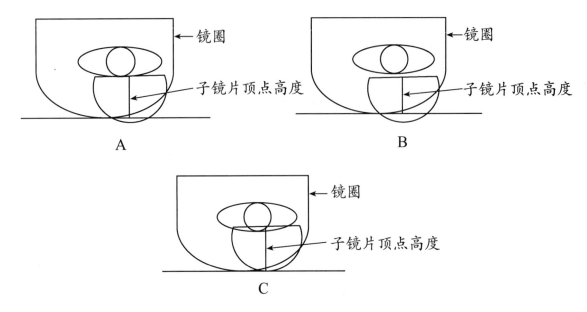

图 5-1-17　子镜片顶点位置示意图

A. 远近兼顾的子镜片顶点位置;B. 以远用为主的子镜片顶点位置;C. 以近用为主的子镜片顶点位置

测量子镜片顶点高度时要注意:

1. 镜圈内缘最低点不在瞳孔中心正下方时,为测量子镜片顶点至镜圈内缘最低点的高度,可利用方框法来确定。

2. 左右眼下睑缘的高度不在同一高度时,首先检查所配戴的眼镜架是否在同一水平线上。若确定在同一水平线上,当左右眼相差 2mm 以内时,以主视眼下睑缘高度为基准确定子镜片顶点高度;当左右眼相差 2mm 以上时,以左右眼的平均值为基准来确定子镜片顶点高度。

(二) 关于双光镜的"像跳"现象

配戴眼镜时,眼睛从视远光心逐渐向下看时,根据棱镜效应公式 $P=cF$ 可以看出,单光镜片眼睛距离视远光心越远,产生棱镜效应就会越强。双光镜片主镜片区域眼睛从视远光心逐渐往下看时,棱镜亦逐渐增大,可当视线到达子镜片分界线时,子镜片在此产生的棱镜和原有的主镜片棱镜效应叠加,致使视觉出现跳跃,在视野中会出现光学盲区(图 5-1-18),该现象称为像跳。

简单说,像跳是子镜片在顶位置产生的棱镜效应,数值上等于子镜片顶点至子镜片光心 O_S 的距离(单位:cm)乘以近附加顶焦度 ADD。因此,像跳与主片屈光力及视远光心位置无关,子镜片半径越大则像跳量越大。为了消除像跳现象,可以将子镜

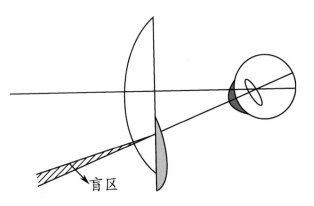

图 5-1-18　双光镜像跳现象

片光心 O_S 放在子镜片分界线上。

八、习题

单选题

1. 双光镜片中子镜片顶点高度是指（　　）
   A. 主片光学中心点到子片上缘的距离
   B. 子片顶点到镜片最低边缘水平切线的垂直距离
   C. 子片光学中心到镜片最低边缘水平切线的垂直距离
   D. 主片光学中心点到子片光学中心点的距离

2. 以下双光镜片名称哪一个不是按制造方法分类的（　　）
   A. 胶合双光　　　B. 熔合双光　　　C. 整体双光　　　D. 圆顶双光

3. 老视眼的出现与（　　）有关
   A. 集合　　　B. 近视　　　C. 远视　　　D. 调节

4. 老视眼的矫正必须以每个人调节力为基础，视近时宜保留（　　）的调节力
   A. 不需保留　　　B. 1/2 调节力　　　C. 1/4 调节力　　　D. 全部保留

5. 双光镜片是在同一镜片上具有两个不同的焦点，形成远用和近用两个部分，既能看远又能看近，适合（　　）者配戴
   A. 正视眼　　　B. 远视眼　　　C. 近视眼　　　D. 老视眼

6. 双光镜片按制造方法分为（　　）
   A. 胶合双光、一线双光、熔合双光　　　B. 熔合双光、圆顶双光、平顶双光
   C. 整体双光、平顶双光、一线双光　　　D. 胶合双光、熔合双光、整体双光

7. 双光镜片按照子镜片形状分类不包括（　　）
   A. 整体双光　　　B. 平顶双光　　　C. 一线双光　　　D. 圆顶双光

8. 双光镜与单光镜的定配比较，配镜订单中增加的参数是（　　）
   A. 远用处方　　　B. 远用瞳距　　　C. 原镜处方　　　D. 近用处方

9. 下列双光镜配镜处方的描述错误的是（　　）
   A. 近用瞳距一定小于远用瞳距
   B. 近用处方与远用处方球镜度差值为近附加顶焦度
   C. 远用瞳距小于近用瞳距
   D. 有明确的子镜片顶点高度

10. 下列参数在双光镜配镜订单中无需出现的是（　　）
   A. 近用处方　　　　　　　　B. 近用瞳距
   C. 棱镜度　　　　　　　　　D. 子镜片顶点高度

（武麟添）

任务二　商品质检核对

一、学习目标

能力目标	知识目标	素质目标
• 用自动焦度计测定双光镜远用、近用顶焦度及附加值 ADD 并检测是否合格 • 标记镜片远用光学中心、子镜片轮廓(圆顶)及子镜片顶点 • 检测子镜片尺寸是否合格 • 根据水平移心量判断镜架、镜片是否合适装配	• 眼镜镜片国家标准:多焦点镜片部分 • 关于双光镜的术语和定义	• 科学严谨 • 责任感强 • 勤于思考 • 钻研精神

二、任务描述

××公司加工中心接到门店销售部门送来的一份配镜订单及金属全框眼镜架一副,圆顶双光镜片一副,要求定配加工(图 5-2-1)。定配前要求用全自动电脑顶焦度计测定双光镜远用、近用顶焦度和附加顶焦度 ADD 并检测是否合格;标记镜片远用光学中心、子镜片轮廓(圆顶)及子镜片顶点;根据移心量判断镜架、镜片是否合适装配,填写定配前质检单(图 5-2-2)。

三、知识准备

(一) 双光镜的定义和术语

双光镜主要分为视远和视近两个区域,主片所在区域为远用区,子镜片所在区域为近用区。不同类型双光镜结构及子镜片形状、位置虽然存在差异,但均可采用下列相关术语加以描述(图 5-2-3)。

1. 远用视点　视远时,视轴与镜片的交点,通常位于远用区圆心,以 DVP 表示。

2. 视远光心　远用区光学中心,以字母 O_D 表示。处方不含棱镜的双光镜片,视远光心 O_D 与远用视点 DVP 重合。若处方棱镜量较小,通过透镜移心实现,则视远光心与远用视点不重合。

3. 近用视点　以 NVP 表示。视近时,视轴与镜片的交点,由于视近时眼球下转,内转,因此一般在 DVP 下方 8~10mm,偏内 2~2.5mm 处。

4. 视近光心　主片和子镜片在此点产生的棱镜效应能相互抵消,其位置与主片和子镜片的镜度及相对位置有关,以 O_N 表示。在许多双光镜设计中,O_N 的最终位置常无法控制,在某些情况下甚至不在镜片上。

5. 子镜片光心　子镜片上棱镜效应为零的点,以字母 O_S 表示。

×××眼镜公司配镜订单							
客户：	张某	电话：	138××××××××			年龄	50
住址：	天津市和平区××××				接单日期		
配镜处方	DS	DC	AX	VA	PD	备注/PH	
远用 R	+0.50			1.2	64mm		
远用 L	+0.50			1.2			
近用 R	+2.00				60mm	ADD：+1.50	
近用 L	+2.00					子镜片顶点高度：15mm	
原镜度 R							
原镜度 L							

配镜商品资料					
	品牌产地	型号或材料	单价	数量	总价（订金）
镜架	丹阳	Titanium 52 □ 18-135，框高34mm	398	1	
镜片	上海	1.56树脂圆顶双光镜片	138	1	
加工要求	特殊加工	全框☑	开槽□	钻孔□	抛光□
		染单色□	染双色□	改形□	胶架□
	客户签名：		取镜时间：		

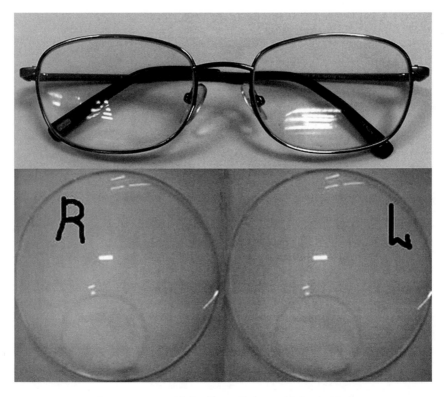

图 5-2-1 配镜订单及待加工镜架和镜片

顾客姓名		年龄		验配时间			联系方式	
镜片品牌及规格		镜片顶焦度标称值	OD	S：		ADD		
				C：				
				AX：				
			OS	S：				
				C：				
				AX：				
镜架品牌及规格						PD		

定配前质量检测项目

右片	主片顶焦度	S：	国标允差	S：	是否合格	是□　否□
		C：		C：		
		AX：		AX：		
	子镜片顶焦度	S：	国标允差	S：		
		C：		C：		
		AX：		AX：		
	ADD		国标允差			
左片	主片顶焦度	S：	国标允差	S：	是否合格	是□　否□
		C：		C：		
		AX：		AX：		
	子镜片顶焦度	S：	国标允差	S：		
		C：		C：		
		AX：		AX：		
	ADD		国标允差			

图 5-2-2　双光眼镜定配前质检单

镜片外观质量	以基准点为中心,直径为30mm的区域内,及对于子镜片尺寸小于30mm的全部子镜片区域内,镜片的表面或内部不应存在有害视觉的各类疵病。若子镜片的直径大于30mm,鉴别区域仍为以近用基准点为中心,直径为30mm的区域。在此鉴别区域外,可允许孤立、微小的内在或表面的缺陷		是否合格	是□ 否□
镜片尺寸	主片		是否合格	是□ 否□
	子镜片			
镜架外观质量	镜架表面无镀层脱落、明显擦痕、零件缺失等疵病,镜圈、鼻托对称		是否合格	是□ 否□
镜架规格尺寸	镜圈尺寸:	国标允差	是否合格	是□ 否□
	镜圈高度:	国标允差		
	鼻梁尺寸:	国标允差		
	镜腿长度:	国标允差		
移心量	水平:		能否装配	能□ 否□
	垂直:			
质检人员签名:			日期:	

图 5-2-2(续)

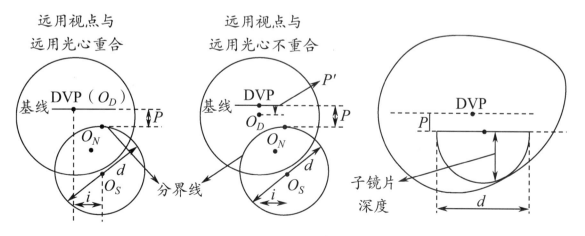

图 5-2-3 双光镜片各参考点及位置

6. 基线 通过远用视点 DVP 的水平线。

7. 分界线 远用区与近用区的分割线。

8. 子镜片顶位置 P 由子镜片顶到基线,即到远用视点的垂直距离。

9. 子镜片直径 d 任何形状子镜片均为圆的一部分,因此有直径大小。

10. 子镜片深度 子镜片的垂直高度。

11. 子镜片尺寸 用子镜片直径 × 深度表示,如 28×16,单位是 mm。

（二）双光镜片相关参数允差

双光镜由于有远用和近用两个焦点,因此国标规定其为多焦点镜片,检测时,参照 GB10810.1—2005 中多焦点镜片的相应要求进行判断。

1. 远用区的顶焦度允差（表 5-2-1）规定

2. 柱镜轴位方向的允差（表 5-2-2）规定

表 5-2-1 多焦点镜片远用区的顶焦度允差

顶焦度绝对值最大的子午面上的顶焦度值 /D	每主子午面顶焦度允差,A/D	柱镜顶焦度允差,B/D			
		≥0.00 和 ≤0.75	>0.75 和 ≤4.00	>4.00 和 ≤6.00	>6.00
≥0.00 和 ≤3.00	±0.12	±0.09	±0.12	±0.18	±0.25
>3.00 和 ≤6.00					
>6.00 和 ≤9.00		±0.12	±0.18		
>9.00 和 ≤12.00	±0.18			±0.25	
>12.00 和 ≤20.00	±0.25	±0.18	±0.25		
>20.00	±0.37	±0.25		±0.37	±0.37
备注:批量生产老视眼镜的两镜片顶焦度互差不得大于 0.12D					

表 5-2-2 多焦点镜片柱镜轴位方向的允差

柱镜顶焦度值 /D	≤0.50	>0.50 和 ≤0.75	>0.75 和 ≤1.50	>1.50
轴位允差 /°	±7	±5	±3	±2

由于双光镜片的子镜片必须位于镜片下方偏鼻侧的位置,在定配时无法像单光镜那样任意旋转,因此,带散光的双光镜片在镜片制作时就需根据处方确定散光轴位,其偏差不能超过允差,否则会影响配装眼镜的质量。

3. 镜片附加顶焦度的允差（表 5-2-3）规定

表 5-2-3 多焦点镜片附加顶焦度的允差

附加顶焦度值 /D	≤4.00	>4.00
允差 /D	±0.12	±0.18

4. 子镜片尺寸的允差　子镜片的尺寸在子镜片中心的切平面上进行测量,可使用一投影仪(带有标尺的光学比较器)或精确到毫米测量器具进行测量。子镜片的各项尺寸如下:

(1) 宽度:子镜片的平面最大尺寸。对于圆形或大于半圆的子镜片,宽度就是子镜片的直径 d。

(2) 深度:子镜片在垂直方向上的最大尺寸。一般从子镜片顶点到子镜片的底。

GB10810.1—2005 规定多焦点子镜片每项尺寸(宽度、深度)允差为 ±0.5mm。而作为配对销售的镜片,子镜片每项尺寸(宽度、深度)配对互差应≤0.7mm。

四、实施步骤

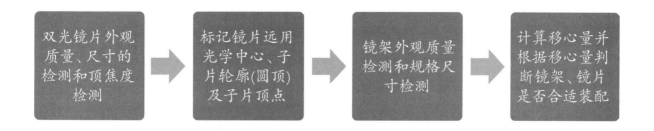

双光镜片外观质量、尺寸的检测和顶焦度检测 → 标记镜片远用光学中心、子片轮廓(圆顶)及子片顶点 → 镜架外观质量检测和规格尺寸检测 → 计算移心量并根据移心量判断镜架、镜片是否合适装配

(一) 双光镜片外观质量检测及规格尺寸测量

1. 外观质量检测　不借助放大装置,在光照度约为200lx的明视场照明条件下,将眼镜片置于暗背景,在以基准点为中心,直径为30mm的区域内,及对于子镜片尺寸小于30mm的全部子镜片区域内,目测镜片的表面或内部是否存在有害视觉的各类疵病。若子镜片的直径大于30mm,鉴别区域仍为以近用基准点为中心,直径为30mm的区域。在此鉴别区域外,可允许孤立、微小的内在或表面的缺陷(图 5-2-4A)。

2. 双光镜片主片及子镜片尺寸测量(图 5-2-4B)。

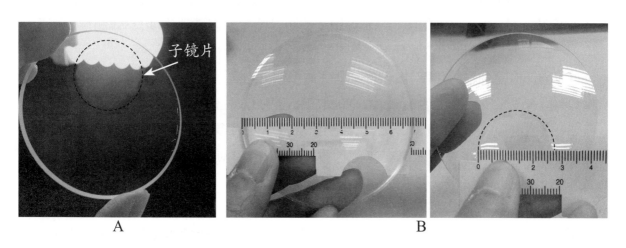

A　　　　　　　　　　　　　B

图 5-2-4　双光镜片外观质量检测及规格尺寸测量

A. 双光镜片外观质量检测;B. 双光镜主片和子镜片尺寸检测

3. 填写质检单并判断镜片是否合格(图 5-2-5)。

顾客姓名		年龄		验配时间			联系方式	
镜片品牌及规格	1.56圆顶双光树脂镜片直径70mm	镜片顶焦度标称值		OD	S: +0.50DS		ADD	+1.50D
					C:			
					AX:			
				OS	S: +0.50DS			
					C:			
					AX:			
定配前质量检测项目								
镜片外观质量	以基准点为中心,直径为30mm的区域内,及对于子镜片尺寸小于30mm的全部子镜片区域内,镜片的表面或内部不应存在有害视觉的各类疵病。若子镜片的直径大于30mm,鉴别区域仍为以近用基准点为中心,直径为30mm的区域。在此鉴别区域外,可允许孤立、微小的内在或表面的缺陷					是否合格	是☐ 否☐	
镜片尺寸	主片		70mm			是否合格	是☐ 否☐	
	子镜片		27.5mm					
质检人员签名:					日期:			

图 5-2-5 填写质检单并判断镜片是否合格

(二) 自动焦度计测定双光镜远用和近用顶焦度

双光镜可以看作普通镜片附加一个正球镜组合而成,从而在同一镜片上形成远用和近用两个区域。远用区顶焦度称为远用度数,近用区顶焦度称为近用度数,附加正球镜焦度称为附加顶焦度(ADD)。近用附加度等于近用度数减去远用度数。需要注意的是,双光镜片远用度数测量镜片后表面顶焦度,而近用度数测量镜片前表面顶焦度,具体测量步骤为:

1. 主片为球镜的圆顶双光镜片

(1) 选择检验合格的焦度计,做好准备工作(图 5-2-6)。

(2) 检查测量支座上是否有镜片,有则取下,避免出现自检错误。

(3) 接通电源,打开焦度计开关,选择初始测量界面为多焦点镜片(图 5-2-7)。

(4) 将待测镜片主片凹面靠在焦度计测量支座上,并使远用顶焦度测定点与顶焦度计光轴对齐,固定镜片(图 5-2-8)。

(5) 在液晶屏幕上读取远用度数并记录(图 5-2-9)。

(6) 将待测镜片主镜片凸面靠在焦度计测量支座上,并使近用顶焦度测定点与顶焦度计光轴对齐,固定镜片(图 5-2-10)。

(7) 在液晶屏幕上读取近用附加度(ADD)并记录(图 5-2-11)。

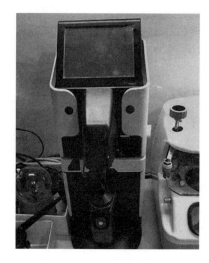

图 5-2-6 自动焦度计

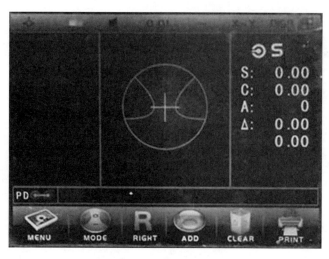

图 5-2-7 测量初始界面

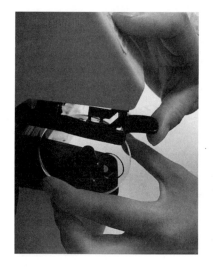

图 5-2-8 远用顶焦度测定

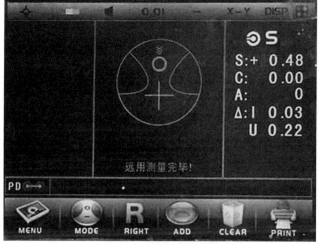

图 5-2-9 远用度数显示

（8）标记镜片远用光学中心、子镜片轮廓(图5-2-12)。另外，圆顶双光镜片在水平移心后子镜片顶点位置会发生改变，而平顶双光镜片则不会。

（9）填写定配前质检单并核对国家标准,判断镜片顶焦度是否合格(图5-2-13)。

2. 平顶双光镜片检测　平顶双光镜片有左右眼之分,在检测时要注意左右眼镜片与处方分别进行核对,其顶焦度测量方法同圆顶双光,子镜片顶恒为平顶的中点。

（三）眼镜架外观质量检测及规格尺寸测量

1. 外观质量检测　在不借助于放大镜或其他类似装置的条件下,将镜架置于两只 30W 日光灯照射下,面对黑色消光背景,用目视方法检测(图5-2-14)。

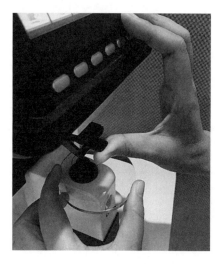

图 5-2-10 ADD 值测定

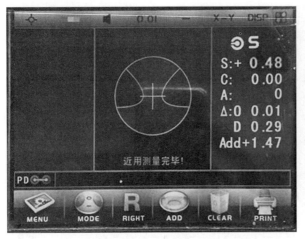

图 5-2-11 近用附加度（ADD）值显示

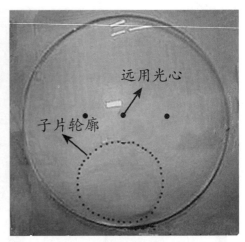

图 5-2-12 标记远用光心、子镜片
轮廓、子镜片顶点

顾客姓名			年龄		验配时间			联系方式	
镜片品牌及规格	1.56树脂圆顶双光镜片直径70mm		镜片顶焦度标称值	OD	S:+0.50DS			ADD	+1.50D
					C:				
					AX:				
				OS	S:+0.50DS				
					C:				
					AX:				
定配前质量检测项目									
右片	主片顶焦度	S:+0.48DS	国标允差	S:±0.12		是否合格	是☑ 否□		
		C:		C:					
		AX:		AX:					
	子片顶焦度	S:	国标允差	S:					
		C:		C:					
		AX:		AX:					
	ADD	+1.47D	国标允差	±0.12					
左片	主片顶焦度	S:	国标允差	S:		是否合格	是□ 否□		
		C:		C:					
		AX:		AX:					
	子片顶焦度	S:	国标允差	S:					
		C:		C:					
		AX:		AX:					
	ADD		国标允差						
质检人员签名：					日期：				

图 5-2-13 双光镜片定配前质检单

2. 规格尺寸测量 用瞳距尺测量镜圈尺寸、鼻梁尺寸、镜圈高度、镜腿长度,核对眼镜架标准规格并判断镜圈高度是否能保留足够的子片区域(图 5-2-15)。

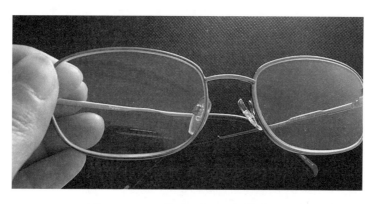

图 5-2-14 镜架外观质量检测

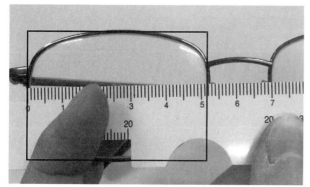 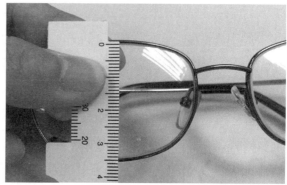

图 5-2-15 眼镜架规格尺寸测量

3. 填写质检单并判断镜架是否合格(图 5-2-16)。

顾客姓名		年龄		验配时间			联系方式	
镜片品牌及规格	1.56圆顶双光树脂镜片直径70mm	镜片顶焦度标称值	OD		S:+0.50DS		ADD	+1.50D
					C:			
					AX:			
			OS		S:+0.50DS			
					C:			
					AX:			
镜架品牌及规格	××品牌全框镜架 52□18-135 镜圈高度34mm						PD	64mm/60mm
定配前质量检测项目								
镜架外观质量	镜架表面无镀层脱落、明显擦痕、零件缺失等疵病,镜圈、鼻托对称						是否合格	是☑ 否☐
镜架规格尺寸	镜圈尺寸:52	国标允差	±0.5mm				是否合格	是☑ 否☐
	镜圈高度:34	国标允差	无					
	鼻梁尺寸:18	国标允差	±0.5mm					
	镜腿长度:135	国标允差	±2.0mm					
质检人员签名:					日期:			

图 5-2-16 镜架规格尺寸质检并判断是否合格

309

(四) 双光镜片的移心

双光镜片移心量的计算与单光镜片移心量的计算方法基本一致,区别在于双光镜片是在同一镜片上存在远用和近用两个区域,所以双光镜片定配中移心量的计算主要有远用光心水平移心量、子镜片顶点水平移心量和子镜片顶点垂直移心量。

1. 远用光心水平移心量的计算　远用光心水平移心量主要见于圆顶双光眼镜的定配,是为了使双光眼镜左右镜片远用光心水平距离与戴镜者远用瞳距相符合,将双光镜片远用光心以镜圈几何中心为基准并沿其水平中心线进行平移的量。可利用镜架几何中心水平距与戴镜者远用瞳距计算,其公式为:

$$X=\frac{FPD-PD}{2} \qquad (公式 5-2-1)$$

式中 X 为远用光心水平移心量,FPD 为镜架几何中心水平距,PD 为戴镜者远用瞳距。若 $X>0$ 则远用光心向鼻侧移心,若 $X=0$ 则远用光心无需移心,若 $X<0$ 则远用光心向颞侧移心。

2. 子镜片顶点水平移心量的计算　子镜片顶点水平移心量主要是为了使双光眼镜左右镜片子镜片顶点间水平距离与戴镜者近用瞳距相符合,将双光镜片子镜片顶点以镜圈几何中心为基准并沿其水平中心线进行平移的量。可利用镜架几何中心水平距与戴镜者近用瞳距计算,其公式为:

$$X_n=\frac{FPD-NPD}{2} \qquad (公式 5-2-2)$$

式中 X_n 为子镜片顶点水平移心量,FPD 为镜架几何中心水平距,NPD 为戴镜者近用瞳距。若 $X_n>0$ 则子镜片顶点向鼻侧移心,若 $X_n=0$ 则子镜片顶点无需移心,若 $X_n<0$ 则子镜片顶点向颞侧移心。

3. 子镜片顶点垂直移心量的计算　子镜片顶点垂直移心量是双光眼镜子镜片顶点高度在镜架垂直方向相对镜架水平中心线的移心量。可利用镜架水平中心线高度与子镜片顶点高度计算,其公式为:

$$Y_n=H-\frac{h}{2} \qquad (公式 5-2-3)$$

式中 Y_n 为子镜片顶点垂直移心量,H 为子镜片顶点高度,h 为镜圈垂直高度。若 $Y_n>0$ 则子镜片顶点自镜架水平中心线上移,如 $Y_n=0$ 则子镜片顶点无需移心,若 $Y_n<0$ 则子镜片顶点自镜架水平中心线下移。

配镜订单要求定配双光眼镜(图 5-2-1 订单信息),定配的全框金属镜架规格尺寸为 52 □ 18-135,镜圈高度为 34mm,远用瞳距 $PD=64$mm,近用瞳距 $NPD=60$mm,子镜片顶点高 H 为 15mm。问:配制双光眼镜时,主片光学中心水平移心量是多少? 子镜片顶点水平移心量是多少? 子镜片顶点垂直移心量是多少?

解:已知镜架几何中心距 $FPD=52+18=70$mm;远用瞳距 $PD=64$mm,近用瞳距

NPD=60mm；镜架的镜圈高度为34mm，子镜片顶点高度为15mm；则

1）主片光学中心水平移心量为：

代入公式（5-2-1）

$$X=\frac{FPD-PD}{2}=\frac{70-64}{2}=3mm$$

2）子镜片顶点水平移心量为：

代入公式（5-2-2）

$$X_n=\frac{FPD-NPD}{2}=\frac{70-60}{2}=5mm$$

3）子镜片垂直移心量为：

代入公式（5-2-3）

$$Y_n=H-\frac{h}{2}=15-\frac{34}{2}=-2mm$$

结果：根据计算，水平方向主镜片光心内移3mm，子镜片光心内移5mm，垂直方向，子镜片顶点自镜架水平中心线下移2mm。

五、实训及评价

实训一 准备不同类型双光镜片，利用手动焦度计测定远用和近用顶焦度并计算ADD，同时标记镜片远用光学中心、子镜片轮廓（圆顶）及子镜片顶点，填写表5-2-4。

表5-2-4 双光镜片顶焦度测量

项目	远用区顶焦度	近用区顶焦度	ADD	配分	得分和备注
圆顶双光镜片				10	
平顶双光镜片				10	
操作者：			评分人：		

实训二 准备不同类型双光镜片，利用自动焦度计测定远用顶焦度和ADD值，计算近用顶焦度，同时标记镜片远用光学中心、子镜片轮廓（圆顶）及子镜片顶点，填写表5-2-5。

实训三 要求学生示范如何检测双光镜子镜片尺寸，填写表5-2-6。

表5-2-5 双光镜片顶焦度测量

项目	远用区顶焦度	近用区顶焦度	ADD	配分	得分和备注
圆顶双光镜片				10	
平顶双光镜片				10	
操作者：			评分人：		

表5-2-6 双光镜子镜片尺寸操作

项目	主片直径	子镜片直径	配分	得分和备注
圆顶双光镜片			10	
平顶双光镜片			10	
操作者：		评分人：		

实训四 ××公司加工中心接到门店销售部门送来的一份配镜订单及金属全框眼镜架一副,圆顶双光镜片一副,要求定配加工,定配单如图5-2-17,定配前请按照相应要求进行配前检测并填好质检单(图5-2-18)。

<table>
<tr><td colspan="7" align="center">×××眼镜公司</td></tr>
<tr><td colspan="7" align="center">配镜订单</td></tr>
<tr><td>客户：</td><td colspan="2">张先生</td><td>电话：</td><td colspan="2">135×××××××</td><td>年龄</td><td>45</td></tr>
</table>

×××眼镜公司							
配镜订单							
客户：	张先生		电话：	135×××××××		年龄	45
住址：	广州市越秀区			接单日期	2015.4.25		
配镜处方	DS	DC	AX	VA	PD	备注/PH	
远用 R	−1.50			1.0	62mm		
远用 L	−2.00			1.0			
近用 R	−0.50				58mm	ADD:+1.00D	
近用 L	−1.00					子镜片顶点高度:17mm	
原镜度 R							
原镜度 L							

配镜商品资料					
	品牌产地	型号或材料	单价	数量	总价(订金)
镜架		金属全框 52 □ 16-140 镜圈最大径54mm 镜圈高度38mm	158	1	256
镜片		1.523加硬树脂双光镜片直径70mm	98	1	
加工要求	特殊加工	全框□	开槽□	钻孔□	抛光□
		染单色□	染双色□	改形□	胶架□
	客户签名：		取镜时间：		

图 5-2-17 配镜订单

顾客姓名		年龄		验配时间			联系方式	
镜片品牌及规格		镜片顶焦度标称值	OD	S:		ADD		
				C:				
				AX:				
			OS	S:				
				C:				
				AX:				
镜架品牌及规格						PD		

定配前质量检测项目								
右片	主片顶焦度	S:	国标允差	S:		是否合格	是□ 否□	
		C:		C:				
		AX:		AX:				
	子镜片顶焦度	S:	国标允差	S:				
		C:		C:				
		AX:		AX:				
	ADD		国标允差					
左片	主片顶焦度	S:	国标允差	S:		是否合格	是□ 否□	
		C:		C:				
		AX:		AX:				
	子镜片顶焦度	S:	国标允差	S:				
		C:		C:				
		AX:		AX:				
	ADD		国标允差					
镜片外观质量	以基准点为中心,直径为30mm的区域内,及对于子镜片尺寸小于30mm的全部子镜片区域内,镜片的表面或内部不应存在有害视觉的各类疵病。若子镜片的直径大于30mm,鉴别区域仍为以近用基准点为中心,直径为30mm的区域。在此鉴别区域外,可允许孤立、微小的内在或表面的缺陷				是否合格	是□ 否□	
镜片尺寸	主片					是否合格	是□ 否□	
	子镜片							
镜架外观质量	镜架表面无镀层脱落、明显擦痕、零件缺失等疵病,镜圈、鼻托对称					是否合格	是□ 否□	
镜架规格尺寸	镜圈尺寸:		国标允差			是否合格	是□ 否□	
	镜圈高度:		国标允差					
	鼻梁尺寸:		国标允差					
	镜腿长度:		国标允差					
移心量	水平:					能否装配	能□ 否□	
	垂直:							
质检人员签名:						日期:		

图 5-2-18 双光眼镜配前质检单

1. 检测双光镜片外观质量及子镜片尺寸(表5-2-7)

表5-2-7　双光镜片外观质量检测及子镜片尺寸测量评价标准

项目	要求	配分	得分和备注
内容	检测方法规范、准确	5	
表达	表达清晰有条理	5	
熟练	流利熟练完成操作	5	
操作者:		评分人:	

2. 检测金属全框镜架外观质量并进行规格尺寸测量(表5-2-8)

表5-2-8　金属全框镜架外观质量及尺寸检测评价标准

项目	要求	配分	得分和备注
内容	检测方法规范、测量准确	5	
表达	表达清晰有条理	5	
熟练	流利熟练完成操作	5	
操作者:		评分人:	

3. 用自动顶焦度计测定双光镜远用和近用顶焦度并计算ADD(表5-2-9)

表5-2-9　双光镜片顶焦度检测评价标准

项目	远用区顶焦度	近用区顶焦度	ADD	配分	得分和备注
R				10	
L				10	
操作者:				评分人:	

4. 计算移心量并根据移心量判断镜架、镜片是否合适装配(表5-2-10)

表5-2-10　相关公式运用并计算评价标准

项目	要求	配分	得分和备注
内容	计算水平移心量和垂直移心量并判断镜架、镜片是否合适装配	10	
表达	公式运用得当,表达清晰有条理	5	
熟练	移心方向正确	10	
操作者:		评分人:	

六、常见问题

1. 手动焦度计不能直接测量双光镜片ADD值,可以先测量近用顶焦度,再测量远用顶焦度,计算ADD,公式为近用附加度(ADD)=近用顶焦度 − 远用顶焦度。

2. 主片为球柱镜的双光镜片不论圆顶平顶均有左右之分,质检时首先要注意核对左右眼别,检测主片顶焦度和近附加是否合格,检测散光轴位是否合格。

(1) 圆顶双光镜片:质检时,首先旋转镜片至订单散光轴向并打点,记录相应参数后(图 5-2-19)取下镜片,观察此时子镜片位置是否在内下方鼻侧位置,作三点连线的水平线与子镜片相切,确认子镜片顶点位置,测量其与主片光心的水平偏移量是否在 2~2.5mm 之间。

顾客姓名		年龄		验配时间			联系方式	
镜片品牌及规格	1.56树脂圆顶双光镜片直径70mm	镜片顶焦度标称值		OD	S:+0.50DS		ADD	+1.50D
					C:+0.50DC			
					AX:180			
				OS	S:+0.50DS			
					C:			
					AX:			
定配前质量检测项目								
右片	主片顶焦度	S:+0.48DS	国标允差	S:±0.12		是否合格	是☑ 否□	
		C:+0.45DC		C:±0.12				
		AX:178		AX:±7				
	子片顶焦度	S:	国标允差	S:				
		C:		C:				
		AX:		AX:				
	ADD	+1.47D	国标允差	±0.12				
左片	主片顶焦度	S:	国标允差	S:		是否合格	是□ 否□	
		C:		C:				
	子片顶焦度	S:	国标允差	S:				
		C:		C:				
		AX:		AX:				
	ADD		国标允差					
质检人员签名:				日期:				

图 5-2-19 双光眼镜定配前质检单

(2) 平顶双光镜片:和圆顶双光镜不同,平顶双光镜的加工基准线即为子镜片的平顶,因此测量镜片时,保持平顶与仪器挡板水平,观察显示的散光轴向是否与订单一致,若有偏差,根据国标判断是否在允许范围之内。

3. 圆顶双光和平顶双光的水平移心操作略有不同,圆顶双光需计算远用光心的水平移心量和子镜片顶的水平移心量,在定配时通过镜片旋转满足移心要求。平顶双光由于镜片不能旋转,因此,只需计算子镜片顶的水平移心量,不需要计算远用光心水平移心量。

七、知识拓展

关于配戴双光镜的棱镜效应

当视近光心 O_N 与近用视点 NVP 不重合时,近用区就会产生棱镜效果。这时除要控制单眼棱镜效果大小之外,还要控制两眼的差异棱镜效果。

正常眼肌的人,一般在垂直方向可承受 $0.5^\triangle \sim 0.75^\triangle$ 的棱镜度差异,当差异大于 $1^\triangle$,人眼将会感觉不适,而水平方向承受棱镜能力比垂直方向要大一些。

八、习题

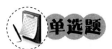

单选题

1. 有明显的分割线且对于中高度以上的加光,会感到缺少中间视力是（　　）的缺点
   A. 单光眼镜　　　　　B. 球柱镜　　　　　C. 渐进镜　　　　　D. 双光眼镜

2. 一双光镜片远用屈光度为 +1.00DS/+0.50DC×90,近用屈光度为 +2.00DS/+0.50DC×90,则下加光度（　　）
   A. +1.00DS　　　　　B. +2.00DS　　　　　C. +3.00DS　　　　　D. +4.00DS

3. 测得子镜片屈光度为 +0.50DC×90 ADD 为 +2.00DS,则主镜片屈光度为（　　）
   A. +2.00DS/−0.50DC×90　　　　　　　　B. −2.00DS/−0.50DC×90
   C. −1.50DS/−0.50DC×180　　　　　　　D. −1.50DS/+0.50DC×90

4. 某顾客选择一副金属框架眼镜,镜圈的垂直高度 H=45mm,测得子镜片顶点高度 =20mm,则子镜片顶点垂直移心量是（　　）mm
   A. 1.5　　　　　　　B. 2　　　　　　　C. 2.5　　　　　　　D. 3

5. 某顾客选择一副规格为 54□14 的镜架,近用瞳距(NPD)=54mm,则双光镜片子镜片顶点水平移心量是（　　）mm
   A. 7　　　　　　　　B. 6　　　　　　　C. 5　　　　　　　　D. 4

6. 两眼下睑缘高度相差为（　　）时,则应以两眼子镜片顶点高度的平均值为基准确定子镜片顶点高度
   A. 0.5mm　　　　　　B. 1mm　　　　　　C. 2mm　　　　　　D. 3mm

7. 子镜片顶点高度是从子镜片顶点至（　　）的垂直距离
   A. 镜圈内缘最高点处　　　　　　　　B. 镜圈外缘最低点处
   C. 镜圈内缘最低点处　　　　　　　　D. 镜圈外缘最高点处

8. 将含子镜片的表面靠在顶焦度计的镜片托上只是为了准确的测量（　　）
   A. 主镜片屈光度　　B. 主镜片棱镜度　　C. 子镜片屈光度　　D. 子镜片棱镜度

9. （　　）是从子镜片顶点至镜圈内缘最低点处的垂直距离
   A. 子镜片顶点高度　B. 子镜片顶点距离　C. 子镜片顶点互差　D. 子镜片高度

10. 双光眼镜的子镜片在（　　）方向上应位于主镜片几何中心（　　）2.5~5mm 处
    A. 垂直,下方　　　　B. 水平,内方　　　C. 垂直,内方　　　D. 水平,下方

（王海营）

任务三 加 工 制 作

一、学习目标

能力目标	知识目标	素质目标
• 能对平顶双光镜进行加工装配 • 能对圆顶双光镜进行加工装配	• 定配双光镜的水平移心方法 • 定配双光镜的垂直移心方法	• 细心谨慎 • 安全生产的意识

二、任务描述

某商贸眼镜公司加工中心接到门店销售部门送来的两份配镜单(图5-3-1、图5-3-2)及全框镜架两副和平顶双光树脂镜片一副、圆顶双光树脂镜片一副(图5-3-3、图5-3-4),定配加工员核对单据,对镜片、镜架的质量完成检测,确认无误。要求:按配镜单对镜片进行加工安装。

<table>
<tr><td colspan="7" align="center">×××眼镜公司</td></tr>
<tr><td colspan="7" align="center">配镜订单</td></tr>
<tr><td>客户:</td><td colspan="2">张××</td><td>电话:</td><td colspan="2">131×××××××</td><td>年龄: 49</td></tr>
<tr><td>住址:</td><td colspan="3">济南市历城区</td><td colspan="2">接单日期:</td><td>2014.9.16</td></tr>
<tr><td colspan="2">配镜处方</td><td>DS</td><td>DC</td><td>AX</td><td>VA</td><td>PD</td><td>备注/PH</td></tr>
<tr><td rowspan="2">远用</td><td>R</td><td>−2.00</td><td></td><td></td><td>1.0</td><td rowspan="2">64mm/60mm</td><td rowspan="4">子镜片顶点高度:

15mm</td></tr>
<tr><td>L</td><td>−1.75</td><td></td><td></td><td>1.0</td></tr>
<tr><td rowspan="2">近用</td><td>R</td><td>−0.50</td><td></td><td></td><td>1.0</td><td rowspan="2">ADD +1.50D</td></tr>
<tr><td>L</td><td>−0.25</td><td></td><td></td><td>1.0</td></tr>
<tr><td rowspan="2">原镜度</td><td>R</td><td colspan="6"></td></tr>
<tr><td>L</td><td colspan="6"></td></tr>
<tr><td colspan="7" align="center">配镜商品资料</td></tr>
<tr><td></td><td colspan="2" align="center">品牌产地</td><td colspan="2" align="center">型号或材料</td><td>单价</td><td>数量 / 总价(订金)</td></tr>
<tr><td>镜架</td><td colspan="2">丹阳×××品牌</td><td colspan="2">52□18-135全框合金</td><td>×××</td><td>1</td></tr>
<tr><td>镜片</td><td colspan="2">广州×××品牌</td><td colspan="2">1.56,绿膜平顶双光镜片,φ70</td><td>×××</td><td>1 / ×××</td></tr>
<tr><td rowspan="3">加工要求</td><td rowspan="3" colspan="2">镜片边缘要圆滑</td><td rowspan="2">特殊加工</td><td>全框☑</td><td>开槽□</td><td>钻孔□ / 抛光□</td></tr>
<tr><td>染单色□</td><td>染双色□</td><td>改形□ / 胶架□</td></tr>
<tr><td colspan="2">客户签名:××</td><td colspan="2">取镜时间:
即取</td></tr>
</table>

图5-3-1 配镜单1

×××眼镜公司							
配镜订单							
客户	李××		电话	131×××××××		年龄	50
住址	济南市历城区			接单日期		2014.9.16	
配镜处方	DS	DC	AX	VA	PD		备注/PH
远用 R	+0.50			1.0	64mm/60mm		子镜片顶点高度:
远用 L	+0.50			1.0			15mm
近用 R	+2.00			1.0	ADD	+1.50D	
近用 L	+2.00			1.0			
原镜度 R							
原镜度 L							
配镜商品资料							
	品牌产地		型号或材料		单价	数量	总价(订金)
镜架	丹阳×××品牌		52□18-135 全框合金		×××	1	×××
镜片	广州×××品牌		1.50,圆顶双光镜片,φ70		×××	1	
加工要求	镜片边缘要圆滑	特殊加工	全框☑ 染单色□	开槽□ 染双色□	钻孔□ 改形□	抛光□ 胶架□	
		客户签名:××		取镜时间:即取			

图5-3-2 配镜单2

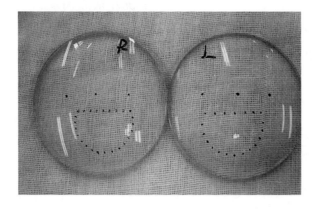

图5-3-3 标记印点的平顶双光镜片

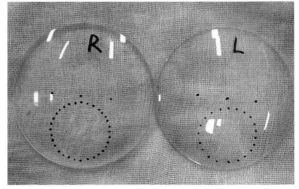

图5-3-4 标记印点的圆顶双光镜片

三、知识准备

子镜片顶点高度的确定

子镜片顶点高度是指从子镜片顶点至镜圈内缘最低点处的垂直距离,等于从子镜片顶点至主镜片最低点水平切线的距离(图5-3-5)。

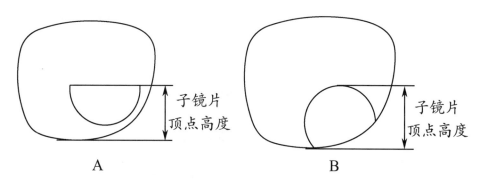

图 5-3-5　子镜片顶点高度

A. 平顶双光镜子镜片顶点高度;B. 平顶双光镜子镜片顶点高度

四、实施步骤

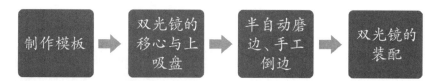

(一) 平顶双光镜加工制作

1. 模板制作　方法同单光镜加工制作的模板制作。

2. 移心、上盘　根据配镜订单(图 5-3-1、图 5-3-2),顾客的远用瞳距 64mm,近用瞳距 60mm;镜架几何中心间距为 70mm,经测量镜架框高 34mm,子镜片顶点高度 15mm;则:子镜片顶点的移心量为:

水平移心量为:(70–60)/2=5mm,即向鼻侧移 5mm;

垂直移心量:15–34/2=–2mm,水平基准线下移 2mm。

(1) 开启定中心仪做好移心准备(图 5-3-6)。

(2) 将右眼的衬片模板装在定中心仪刻度面板的定位销上(图 5-3-7)。

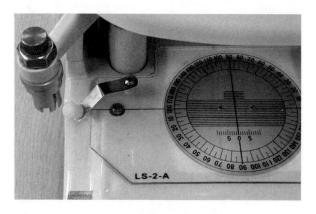

图 5-3-6　定中心仪准备

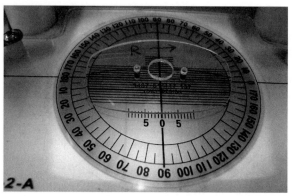

图 5-3-7　安装模板

(3) 将打印好三印点标记的右眼平顶双光镜片凸面向上放在定中心仪刻度面板上,且三印点均在刻度面板水平中心线上(图 5-3-8)。

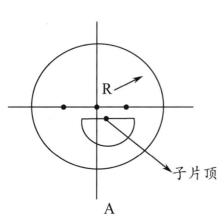
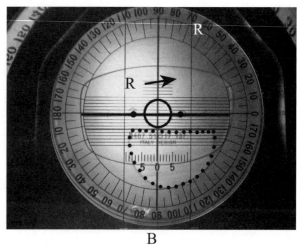

图 5-3-8 右眼平顶双光镜片放置
A. 示意图；B. 实物图

（4）子镜片顶点水平移心

1）转动右侧中线调节螺丝,使黑色中线向右偏离刻度面板中心垂直线 5mm,与子镜片顶点要求的水平移心量相符（图 5-3-9）。

2）水平移动镜片:将右眼镜片的子片顶移动到黑色中线上,转动左侧包角线调节螺丝,打开包角线,调节包角线的角度,使左右两条黑色包角线分别与子镜片相切（图 5-3-10）,同理进行左眼平顶双光镜片水平移心（图 5-3-11）。

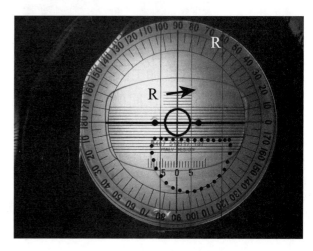

图 5-3-9 设置水平移心位置

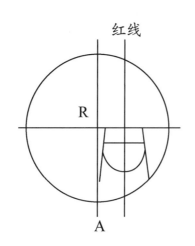
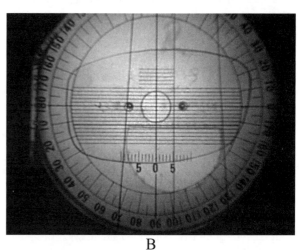

图 5-3-10 右眼平顶双光镜片水平移心
A. 示意图；B. 实物图

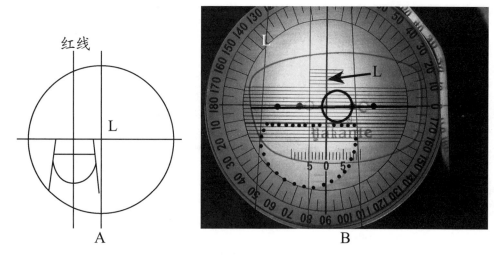

图 5-3-11　左眼平顶双光镜片水平移心
A. 示意图；B. 实物图

（5）子镜片顶点垂直移心：沿着黑色中线垂直方向移动右眼镜片，使子镜片顶点移到水平中心线下方 2mm 处，与子镜片顶点在镜架水平基准线下方 2mm 处相符（图 5-3-12），同理完成左眼平顶双镜片垂直移心（图 5-3-13）。

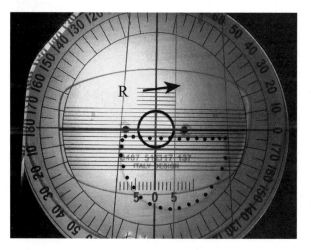

图 5-3-12　右眼平顶双光镜片垂直移心

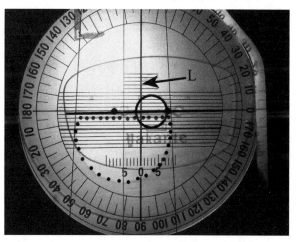

图 5-3-13　左眼平顶双光镜片垂直移心

（6）判断镜片直径是否满足加工要求（图 5-3-14）：通过视窗观察，确认模板的大小是否在未切割镜片边缘之内，且满足与镜片边缘最小距离≥2mm，否则需更换镜片加大直径。

（7）上吸盘，与单光镜加工制作方法相同。

（8）取出镜片，完成右眼镜片定中心和上吸盘工作（图 5-3-15）。

3. 磨边、倒棱　按照定配全框金属镜架，树脂镜片设置磨边参数（图 5-3-16），完成半自动磨边，并使用手工磨边机进行倒棱去锋。

4. 装架　按全框金属架装配方法将磨边加工完成的平顶双光镜片装配到镜圈中固定（图 5-3-17）。

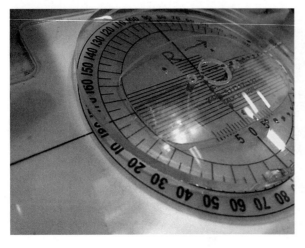

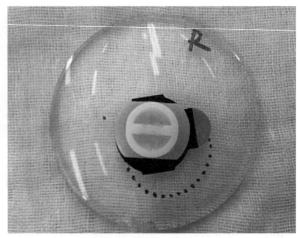

图 5-3-14　确认镜片直径是否满足加工要求　　图 5-3-15　完成右眼双光镜片移心、上吸盘

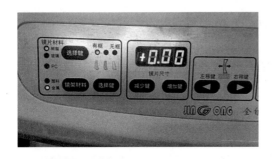

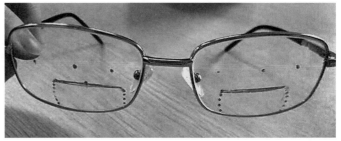

图 5-3-16　设置磨边参数　　　　图 5-3-17　完成装架的平顶双光镜

（二）圆顶双光镜加工制作

1. 模板制作　模板制作方法均同单光镜，可用制模机，也可用衬片直接打孔。

2. 移心、上盘　根据远用瞳距和镜架尺寸计算远用光心移心量为内移 3mm，子镜片顶点移心量计算方法同平顶双光镜。

下面以右眼为例介绍圆顶双光镜的移心、上盘步骤。

（1）打开中心仪电源开关，照明灯照亮视窗，操作压杆，将吸盘架转至左侧位置（图 5-3-6）。

（2）将右眼的衬片模板装在定中心仪刻度面板的定位销上（图 5-3-7）。

（3）将打印好三印点标记的右眼球性圆顶双光镜片凸面向上放在定中心仪刻度面板上，且三印点均在刻度面板水平中心基准线上，转动包角线调节螺丝，打开包角线，通过视窗观察，调节包角线的角度使之与子片相切（图 5-3-18）。

（4）子镜片顶点水平移心

1）转动右侧中线调节螺丝，使红色中线向右偏离刻度面板中心垂直线 3mm，与远用瞳距要求的移心量相符，然后水平移动镜片，通过视窗观察，将远用光心水平移到红色中线上（图 5-3-19）。

2）继续转动中线调节螺丝，使黑色中线向右偏离刻度面板中心垂直线 5mm，与近用瞳距相符（图 5-3-20）。

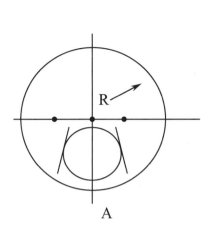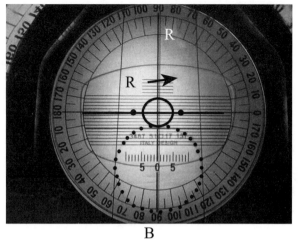

图 5-3-18　右眼圆顶双光镜片放置

A. 示意图;B. 实物图

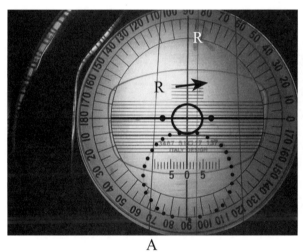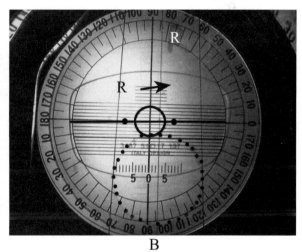

图 5-3-19　设置主镜片光学中心水平移心位置

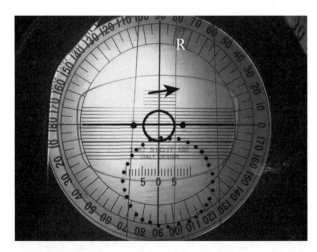

图 5-3-20　黑色中线向右偏离刻度面板中心垂直线 5mm

3）然后以远用光心为圆心,向鼻侧旋转镜片,使左右两条黑色包角线分别与子片左右二顶角相切(图 5-3-21)。同理完成左眼圆顶双光子镜片顶点水平移心(图 5-3-22)。

（5）子镜片顶点垂直移心:沿着黑色中线垂直方向移动镜片,通过视窗观察,使子镜片顶点移到水平中心线下方 2mm,与子镜片顶点在镜架水平中心线下方 2mm 处相符(图 5-3-23)。同理完成左眼圆顶双光镜片垂直移心(图 5-3-24)。

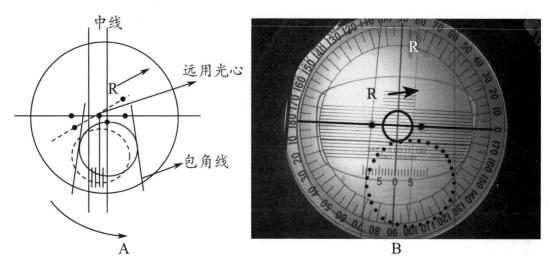

图 5-3-21 右眼圆顶双光镜片水平移心

A. 示意图；B. 实物图

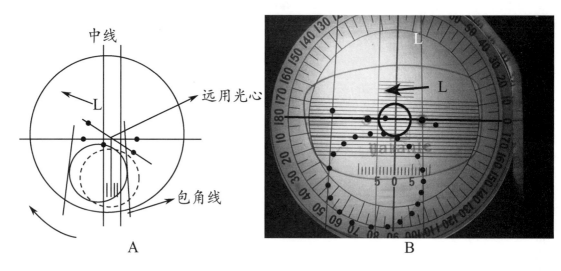

图 5-3-22 左眼圆顶双光镜片水平移心

A. 示意图；B. 实物图

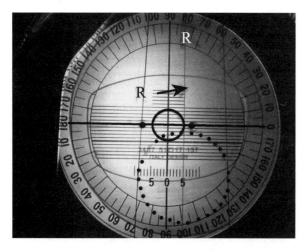

图 5-3-23 右眼圆顶双光镜片垂直移心

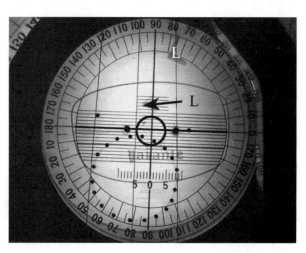

图 5-3-24 左眼圆顶双光镜片垂直移心

(6) 同平顶双光镜片相同,确认镜片直径是否满足加工要求(图5-3-14)。

(7) 同理完成右眼双光镜片定中心和上吸盘工作(图5-3-25)。

镜片移心上盘后,与前面讲过的平顶双光镜的加工制作过程相同,首先在磨边机上磨尖边,然后进行倒棱,最后进行装架。装架完毕后的圆顶双光镜(图5-3-26)。

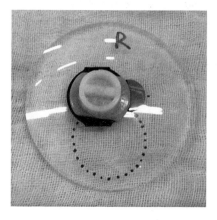

图5-3-25 完成右眼双光镜片移心、上吸盘

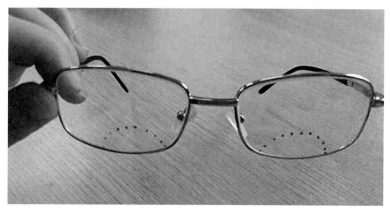

图5-3-26 完成装架的圆顶双光镜

五、实训及评价

实训一 双光镜移心量的计算

根据配镜订单的数据(图5-3-27~图5-3-29),计算订单中的水平、垂直移心量。

案例1:

×××眼镜公司配镜订单							
客户:	张××	电话:	131××××××××			年龄:	49
住址:	济南市历城区			接单日期:		2014.9.16	
配镜处方		DS	DC	AX	VA	PD	备注/PH
远用	R	−2.00			1.0	64mm/60mm	子镜片顶点高度:16mm
	L	−1.75			1.0		
近用	R	−0.50			1.0	ADD +1.50D	
	L	−0.25			1.0		
配镜商品资料							
	品牌产地		型号或材料			单价	数量	总价
镜架	丹阳×××品牌		54□16-135,镜圈高度36mm			×××	1	×××

图5-3-27 移心量计算案例1

案例2:

×××眼镜公司配镜订单							
客户:	张××	电话:	131××××××××			年龄:	49
住址:	济南市历城区			接单日期:		2014.9.16	
配镜处方		DS	DC	AX	VA	PD	备注/PH
远用	R	−2.00			1.0	66mm/62mm	子镜片顶点高度:17mm
	L	−1.75			1.0		
近用	R	−0.50			1.0	ADD +1.50D	
	L	−0.25			1.0		
配镜商品资料							
	品牌产地		型号或材料		单价	数量	总价
镜架	丹阳×××品牌		54 □ 18-135,镜圈高度38mm		×××	1	×××

图 5-3-28　移心量计算案例2

案例3:

×××眼镜公司配镜订单							
客户:	张××	电话:	131××××××××			年龄:	49
住址:	济南市历城区			接单日期:		2014.9.16	
配镜处方		DS	DC	AX	VA	PD	备注/PH
远用	R	−2.00			1.0	63mm/59mm	子镜片顶点高度:15mm
	L	−1.75			1.0		
近用	R	−0.50			1.0	ADD +1.50D	
	L	−0.25			1.0		
配镜商品资料							
	品牌产地		型号或材料		单价	数量	总价
镜架	丹阳×××品牌		52 □ 16-135,镜圈高度34mm		×××	1	×××

图 5-3-29　移心量计算案例3

实训二　球性平顶双光镜片的移心

具体要求:发放全框眼镜架、球性平顶双光镜片、瞳距尺,要求测量镜架规格尺寸、镜圈高度和双光镜远用顶焦度和ADD,填写空白配镜订单(图 5-3-30)。再计算子镜片顶点水平移心量和垂直移心量,互相检查填写单据和计算结果并汇报评分。

在定中心仪上完成镜片的水平移心和垂直移心,并观察确认镜片的直径是否足够加工,拍照(照片交老师课后批改)。

老师现场巡查并指导,记录实训情况:

老师评价记录:(优 　/良 　/中 　/差 　)问题所在:

×××眼镜公司配镜订单						
配镜处方	DS	DC	AX	VA	PD	备注
远用 R				1.0	64mm/60mm	子镜片顶点高度:15mm
远用 L				1.0		
近用 R				1.0	ADD	
近用 L				1.0		
配镜商品资料						
	品牌产地		型号或材料		单价	数量 总价
镜架					×××	1 ×××

图 5-3-30 双光镜定配实训空白配镜单

实训三 球性圆顶双光镜片的移心

具体要求:发放全框眼镜架、球性圆顶双光镜片、瞳距尺,要求测量镜架规格尺寸、镜圈高度和双光镜远用顶焦度和ADD,填写空白配镜订单(图5-3-31)。再计算子镜片顶点水平移心量和垂直移心量,互相检查填写单据和计算结果并汇报评分。

在定中心仪上完成镜片的水平移心和垂直移心,并观察确认镜片的直径是否足够加工,拍照(照片交老师课后批改)。

老师现场巡查并指导,记录实训情况:

老师评价记录:(优 　/良 　/中 　/差 　)问题所在:

×××眼镜公司配镜订单						
配镜处方	DS	DC	AX	VA	PD	备注
远用 R				1.0	64mm/60mm	子镜片顶点高度:15mm
远用 L				1.0		
近用 R				1.0	ADD	
近用 L				1.0		
配镜商品资料						
	品牌产地		型号或材料		单价	数量 总价
镜架					×××	1 ×××

图 5-3-31 双光镜定配实训空白配镜单

实训四　完成球性平顶双光镜的加工定配实训

具体要求:发放配镜订单、全框眼镜架和球性平顶双光镜片,按要求核对订单,对镜架与镜片进行质检,并计算定配参数,完成定配加工装架,将眼镜上交老师评分。

注意:整个定配工作流程任务都要求完成,如还不能独立完成的学生,建议先重做上面较差的步骤直至过关再进行这项实训。

老师评价记录:(优　　/良　　/中　　/差　　)问题所在:

_____

_____

实训五　完成球性圆顶双光镜的加工定配全程实训

具体要求:发放配镜订单、全框眼镜架和球性圆顶双光镜片,按要求核对订单,对镜架与镜片进行质检,并计算定配参数,完成定配加工装架,将眼镜上交老师评分。

注意:整个定配工作流程任务都要求完成,如还不能独立完成的学生,建议先重做上面较差的步骤直至过关再进行这项实训。

老师评价记录:(优　　/良　　/中　　/差　　)问题所在:

_____

_____

六、常见问题

加工定位吸盘的选择

1. 橡胶吸盘(图 5-3-32A)　橡胶吸盘的原理是真空吸附,靠吸盘的橡胶在镜片表面挤压排出空气,使两者间形成真空状态而相互吸附。

由于双光镜片的子镜片边缘在主镜片的表面有明显的凹凸分界线,所以容易造成吸盘边缘漏气而吸附不稳。同时,由于橡胶吸盘重复使用,时间长了橡胶材料会老化变硬,也会影响真空吸附的能力。所以,双光镜的加工定位不建议使用橡胶吸盘,如使用,镜片磨边加工转动时发生了滑动和移位,加工成形的镜片装架后,就会发现镜片基准线的偏转,导致出现平顶双光的平顶方向偏斜、子镜片顶点位置偏移、散光轴位偏转等质量问题。

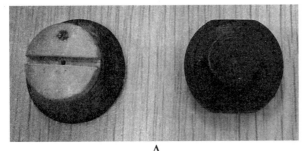
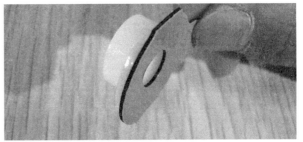

A　　　　　　　　　　　　B

图 5-3-32　加工定位吸盘

A. 橡胶吸盘;B. 粘盘

2. 粘盘(图5-3-32B) 是采用双面胶贴固定的吸盘。该双面胶贴的黏胶采用有特殊黏性的材料,使塑料吸盘与镜片粘贴在一起后,长时间浸泡水也不易松脱。而且双面胶贴通常都是一次性使用,固定效果更有保障,基本不会发生滑动和移位,为了保证达到双光镜和散光镜的定配对基准线方向的严格要求,粘盘是最佳的吸盘选择。

七、知识拓展

(一)球性平顶双光眼镜与散光平顶双光眼镜在加工技术上有什么不同?

球性平顶双光眼镜与散光平顶双光眼镜在加工技术上完全相同,这是由平顶双光镜片的特点决定的。

1. 厂家生产的平顶双光镜片分左、右眼镜片。

2. 通常,厂家生产设计平顶双光镜片时,已经将子镜片顶点相对远用光学中心内移了2~2.5mm。

3. 从美学角度上看,平顶双光眼镜子片的平顶一定要在水平方向上,这样,顾客配戴后才美观、大方,这就要求在加工制作过程中,子片的平顶一定不能偏斜。

4. 对于散光平顶双光眼镜,其镜片在定制过程中,适合处方散光轴位要求的加工基准线与子片的平顶一致,所以,平顶双光镜片在移心过程中同样不可转动镜片,必须是水平移动和垂直移动。

(二)球性圆顶双光眼镜与散光圆顶双光眼镜在加工技术上有什么不同?

球性圆顶双光眼镜与散光圆顶双光眼镜在加工技术上有所不同,这是因为:

1. 厂家生产的圆顶双光镜片不分左、右眼镜片。

2. 通常,圆顶双光镜片的子镜片顶点,相对远用光学中心位置在同一垂直线上,所以,在球性圆顶双光镜片移心时,应首先计算出远用光学中心水平移心量,然后再根据制造商所给的子片光心向内旋转角度的要求,以远用光心为轴向内旋转至所要求的角度即可。

而对于散光圆顶双光镜片移心时,镜片的散光轴位是固定的,所以,圆顶散光双光镜片的移心与平顶双光镜片的移心过程基本相同,只需要针对子镜片顶点进行水平和垂直移心。

八、习题

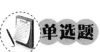 **单选题**

1. 某顾客需要定配一副圆顶双光眼镜,选择了一副规格尺寸为 54 □ 16-135 的全框金属镜架,其远用瞳距(PD)=62mm,近用瞳距(NPD)=58mm,配置双光眼镜时,主片光学中心水平移心量是(   );子镜片顶点水平移心量是(   )

   A. 4mm;4mm   B. 4mm;2mm   C. 2mm;4mm   D. 4mm;3mm

2. 某顾客选配一副规格为 54□16–135 的镜架,其远用瞳距 PD=64mm,近用瞳距 NPD=60mm,想配一副平顶双光镜,则子镜片顶点水平移心量是(　　　);向(　　　)方向移心

 A. 3mm;颞侧   B. 5mm;颞侧   C. 3mm;鼻侧   D. 5mm;鼻侧

3. 某顾客需要定配一副平顶双光眼镜,选择了一副规格尺寸为 54□16–135 的全框金属镜架,镜圈的垂直高度为 36mm,子镜片顶点高度 15mm,加工时垂直移心量是(　　　);在水平中心线(　　　)方

 A. 3mm;上   B. 3mm;下   C. 2mm;上   D. 2mm;下

4. 某顾客需要定配一副圆顶双光眼镜,选择了一副规格尺寸为 51□20–136 的全框金属镜架,镜圈的垂直高度为 34mm,子镜片顶点高度 15mm,加工时垂直移心量是(　　　);在水平中心线(　　　)方

 A. 3mm;上   B. 3mm;下   C. 2mm;上   D. 2mm;下

5. 某顾客需要定配一副双光眼镜,其使用目的为一般普通型,则子镜片顶点高度通常位于配戴者瞳孔垂直(　　　)的位置

 A. 下睑缘处   B. 下睑缘处下方 2mm

 C. 下睑缘处上方 2mm   D. 下睑缘处上方 4mm

6. 某顾客需要定配一副双光眼镜,使用目的:以远用为主,则子镜片顶点高度通常位于配戴者瞳孔垂直(　　　)的位置

 A. 下睑缘处   B. 下睑缘处下方 2mm

 C. 下睑缘处上方 4mm   D. 下睑缘处上方 2mm

7. 某顾客需要定配一副双光眼镜,使用目的:以近用为主,则子镜片顶点高度通常位于配戴者瞳孔垂直(　　　)的位置

 A. 下睑缘处上方 4mm   B. 下睑缘处下方 2mm

 C. 下睑缘处上方 2mm   D. 下睑缘处

8. 中心仪红色中心线旋钮是在中心仪(　　　),包角线旋钮是在中心仪(　　　)

 A. 左侧、右侧   B. 右侧、左侧

 C. 右侧、右侧   D. 左侧、左侧

9. 加工双光眼镜通常使用贴有双面胶的粘盘,主要原因是(　　　)

 A. 双光镜片有明显的分界线   B. 子镜片顶点高度不容易确定

 C. 子镜片的顶点位置不确定   D. 双光镜片近用区太小

10. 球性平顶双光镜片与散光平顶双光镜片在移心时,镜片(　　　)转动;球性圆顶双光镜片在移心时,镜片(　　　)转动;散光圆顶双光镜片在移心时,镜片(　　　)转动

 A. 不能;不能;不能   B. 能;能;能

 C. 能;不能;不能   D. 不能;能;不能

(闫　伟)

任务四 整 形

一、学习目标

能力目标	知识目标	素质目标
• 能对双光定配眼镜镜面整形 • 能对双光定配眼镜鼻托整形 • 能对双光定配眼镜镜身镜腿整形	• 双光定配眼镜与单光定配眼镜的区别 • 双光定配眼镜整形的注意事项	• 培养学生独立思考,分析问题、解决问题的能力 • 培养认真细致的工作习惯

二、任务描述

某眼镜公司定配工接到一副金属全框镜架装配平顶双光树脂镜片的定配眼镜,发现装配导致了镜架有点变形,要求用工具进行整形达到国家标准要求,再交付质检。

三、知识准备

双光眼镜整形的特殊要求:

1. 整体的整形要求与单光眼镜基本一样,都要符合国标关于标准整形的要求。

2. 关于镜面平整对称 双光眼镜的左右子镜片顶端(或顶点)要求保持在同一水平线上,因此,完成一般镜面整形步骤后,还要仔细观察左右子镜片的顶边(或顶点)是否在同一水平线上,如果不在,还要继续调整直至符合要求。

3. 鼻托的调整 双光眼镜的镜眼距越小,则近用视野就越大,一般要求 12mm 左右,对鼻托的调整要求更加严格。

4. 前倾角的调整 双光眼镜的倾斜角整形时尽量增大,则可以使近用视野更大一些,一般调整为 12°~15°,这一做法与近用眼镜、渐变焦眼镜一样。

四、实施步骤

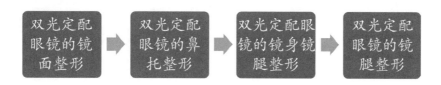

(一) 镜面调整

1. 用平口钳及鼻梁钳调整使金属架的左右两镜面保持相对平整。

2. 使镜面角调整在 170°~180° 范围内。

3. 观测左右眼子片平顶是否在同一水平线上,如有偏差,进行调整至同一水平线上(图 5-4-1)。

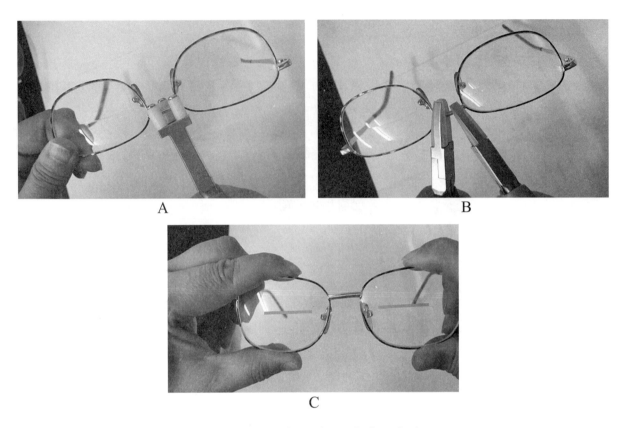

图 5-4-1　调整双光眼镜镜面角度

A. 鼻梁钳调整鼻梁;B. 平口钳调整鼻梁;C. 观察左右镜片子镜片平顶是否在同一水平线上

(二) 鼻托调整

1. 用弯嘴钳,调整鼻托支架使左右鼻托支架对称(图 5-4-2)。

2. 用托叶钳,调整托叶,使左右托叶对称(图 5-4-3)。

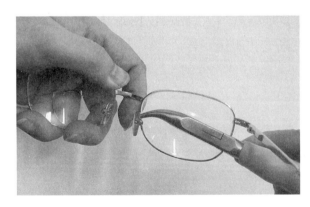

图 5-4-2　用弯嘴钳调整鼻托支架

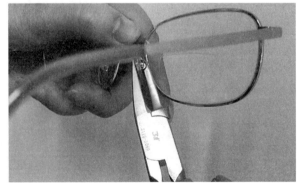

图 5-4-3　用托叶钳调整托叶

3. 检查鼻托高度是否一致且合适,可考虑适当调低,使校配时更容易达到减少镜眼距的效果。

(三) 镜身镜腿的调整

1. 用平口钳、镜腿钳使镜身与镜腿位置左右一致,并且左右身腿倾斜角偏差小于2.5°。镜身与镜腿的位置要求见图 5-4-4。

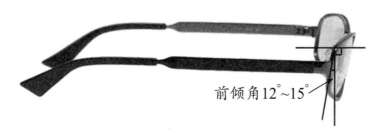

前倾角 12°~15°

图 5-4-4 前倾角 12°

观测镜圈前倾角是否合适,如不合适,调整约为 12°。一般前倾角的正常范围是8°~15°,但是对于近用眼镜、双光眼镜、渐变镜取偏大值,主要是保证近方的视野足够大一些(图 5-4-4、图 5-4-5)。

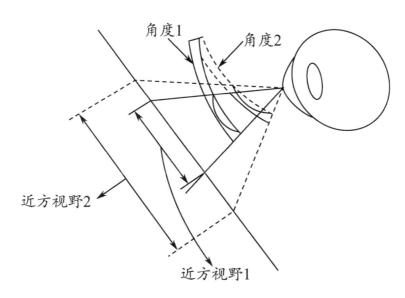

角度1 角度2

近方视野2

近方视野1

图 5-4-5 不同前倾角度产生不同近方视野示意图

2. 用平圆钳弯曲桩头部分,使镜腿的外张角为 80°~95°(用量角器测)并使左右镜腿对称。调整镜腿外张角如图 5-4-6 所示。

3. 弯曲镜腿,使左右镜腿的水平部分长度和弯曲部分长度基本一致,镜腿弯曲度也一致,见图 5-4-7 所示。

4. 两镜腿张开平放于桌面上,左

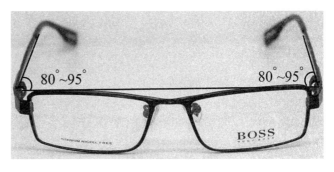

图 5-4-6 镜腿的外张角为 80°~95°

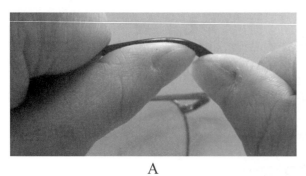 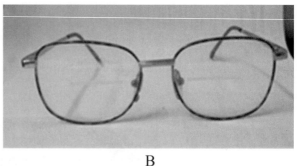

　　　　　　　A　　　　　　　　　　　　　　　　　B

图 5-4-7　镜腿弯曲度调整

A. 弯曲镜腿;B. 镜腿弯曲一致

右镜圈下方及镜腿后端都接触桌面,可调整镜身倾斜度及镜腿弯曲来达到。

　　5. 两镜腿张开倒伏于桌面上,左右镜圈上缘及镜腿上端部都与桌面接触,可调整镜身倾斜度来达到。

　　(四) 镜腿调整

　　1. 左右镜腿收拢,镜腿接触镜圈下缘,左右大致一致。

　　2. 调整镜腿的平直度,使镜腿收拢后放置桌面上,基本平稳,正视时,左右大致一致。可用调整镜腿的平直度或弯曲度来达到(图 5-4-8)。

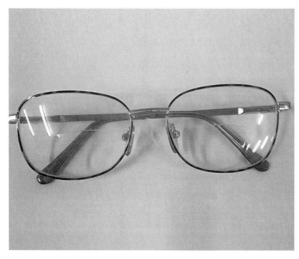 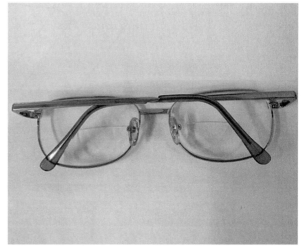

图 5-4-8　镜腿的平直度或弯曲度调整

五、实训与评价

实训一　观察镜架并作出调整计划。

　　每组派发一副预先由老师调整变形的双光定配眼镜,要求通过观察和小组讨论,指出眼镜变形部位与整形项目,选择正确工具,并向其他组展示镜架,解说整形的计划,其他组提问与评分,完成表 5-4-1 的内容填写。

表 5-4-1 双光定配眼镜整形计划展示评分表

评分组		展示组		
评分内容	要求	配分	得分	备注说明
描述变形情况	正确、齐全、清晰	10		
选择调整工具	实用、到位、方便	10		
计划步骤	项目正确,顺序合理	10		
示范解说	内容正确、表达清晰	10		
示范操作	动作规范熟练、调整到位	10		

实训二 整形实操练习。

1. 每组总结示范练习的问题,个别项目进行完善和改正,互相将镜架调整至一定的变形量,然后交换整形(老师巡查,解决学生问题并示范纠正错误)。

老师评价记录:(优 / 良 / 中 / 差)问题所在:

_____

_____

2. 通过老师再次讲解注意事项和学生的常见问题,继续进行交换练习,加快速度和提高整形标准(学生相互评价并讨论,老师巡查对有争议的学生进行指正)。

学生互评记录:(优 / 良 / 中 / 差)问题所在:

_____

老师评价记录:(优 / 良 / 中 / 差)问题所在:

_____

_____

3. 要求向老师提交整形过程和记录的照片,老师通过图片和文字表述,对两位学生同时评价。

老师评价记录:(优 / 良 / 中 / 差)问题所在:

_____

_____

4. 选择合适的整形工具,按配装眼镜的整形要求对双光眼镜镜面进行调整。

(1) 列出镜面调整的要求和操作要领,在工具盒中找出调整镜架的工具,并尝试按照调整要求调整镜面(要求学生协助完成调整后同学互评,并在小组内选出调整优秀作品进行展示和解说)。

技能提示:按照上述配装眼镜整形要求的提示,掌握正确使用工具的要领。

镜面调整的要求:

_____

小组调整的问题所在:

_____

(2) 通过老师讲解,明确工具使用方法和调整要领,独立使用工具调整眼镜镜面(要求学生完成调整后交老师现场评价)。

老师评价记录:(优　　/良　　/中　　/差　　)问题所在:

_____

5. 选择合适的整形工具,按配装眼镜的整形要求对双光眼镜鼻托进行调整。

(1) 列出鼻托调整的要求和操作要领,在工具盒中找出调整镜架的工具,并尝试按照调整要求调整鼻托(要求学生协助完成调整后同学互评,并在小组内选出调整优秀作品进行展示和解说)。

小提示:参照配装眼镜质检整形要求的资料提示,掌握正确使用工具的要领。

鼻托调整的要求:

_____

小组调整的问题所在:

_____

(2) 通过老师讲解,明确工具使用方法和调整要领,独立使用工具调整眼镜鼻托(要求学生完成调整后交老师现场评价)。

老师评价记录:(优　　/良　　/中　　/差　　)问题所在:

_____

6. 选择合适的整形工具,按配装眼镜的整形要求对双光眼镜的镜身镜腿进行调整。

(1) 列出镜身、镜腿调整的要求和操作要领,在工具盒中找出调整镜架的工具,并尝试按照调整要求调整镜身、镜腿(要求学生协助完成调整后同学互评,并在小组内选出调整优秀作品进行展示和解说)。

小提示:参照配装眼镜质检整形要求的资料提示,掌握正确使用工具的要领。

镜身、镜腿调整的要求:_____

小组调整的问题所在:_____

(2) 通过老师讲解,明确工具使用方法和调整要领,独立使用工具调整眼镜镜身镜腿(要求学生完成调整后交老师现场评价)。

老师评价记录:(优　　/良　　/中　　/差　　)问题所在:

_____

7. 选择合适的整形工具,按配装眼镜的整形要求对双光眼镜镜腿进行调整。

(1) 列出镜腿调整的要求和操作要领,在工具盒中找出调整镜架的工具,并尝试按照调整要求调整镜腿(要求学生协助完成调整后同学互评,并在小组内选出调整优秀作品进行展示和解说)。

小提示:参照配装眼镜质检整形要求的资料提示,掌握正确使用工具的要领。

镜腿调整的要求:

_____

小组调整的问题所在:

_____

(2) 通过老师讲解,明确工具使用方法和调整要领,独立使用工具调整眼镜镜腿(要求学生完成调整后交老师现场评价)。

老师评价记录:(优 　 /良 　 /中 　 /差 　)问题所在:

_____

六、常见问题

1. 整形过程中,尽量用辅助钳保护焊接点,以防焊点断裂。

2. 只要钳口能插入,应尽量用附带塑料护块的整形校配工具,握钳手力度不能过大,尽量避免损坏金属镜架的表面镀层。

3. 调整前倾角、外张角时,要注意尽量使前倾角大一些以加大近用视野,而外张角则要注意不能偏大,否则镜架戴不稳。

4. 调整镜腿弯点长、垂俯角和垂内角时,务必对腿套加热,防止腿套断裂。但腿套不能过度加热,防止塑料熔化变形。

5. 不同金属材料的镜架弹性模量相差较大,须在实际操作时积累经验。

七、习题

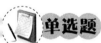
单选题

1. 帮顾客选择合适的眼镜架,一般前倾角的正常范围是(　　　)
   A. 8°~12°　　　　　B. 8°~15°　　　　　C. 10°~15°　　　　　D. 12°~15°

2. 双光眼镜为了保证近用的视野足够大,其前倾角应调整到(　　　)
   A. 8°~12°　　　　　B. 8°~15°　　　　　C. 10°~15°　　　　　D. 12°~15°

3. 为了保证患者近方视野、精确的光度,双光眼镜的镜架选择应考虑(　　　)
   A. 板材镜架
   B. 大框镜架
   C. 小框镜架
   D. 镜圈高度大于35mm,移心量小的镜架

4. 双光镜配装眼镜左、右托叶应(　　　)
   A. 整齐　　　　　B. 工整　　　　　C. 对称　　　　　D. 一致

5. 使用整形工具前,要检查确认没有夹入金属屑、沙粒等,以免(　　　)
   A. 影响整形工具的使用

  B. 损坏整形工具

  C. 整形时在镜架上留下疵病

  D. 整形时在镜架上留下疵病,对顾客造成伤害

6. 调整镜腿的平直度,使镜腿( )后可平稳放置于桌面

  A. 收拢   B. 张开

  C. 垂长部伸长   D. 尾部伸直

7. 如双光镜左右眼子镜片不对称,则需调整( )至左右在同一水平线上

  A. 镜面   B. 镜腿   C. 鼻托   D. 镜身镜腿

8. 在确定顾客子镜片顶点高度时,要对镜架( )进行调整以确保近用的视野足够大

  A. 镜面角   B. 镜眼距   C. 鼻托   D. 前倾角

9. 在测量出顾客子镜片顶点高度 H 后,要根据顾客的使用目的,确定子镜片的顶点高度,如果顾客是以远用为主,则子镜片的顶点高度是( )

  A. H

  B. $H+2mm$

  C. $H-2mm$

  D. 以主眼下睑缘高度为基准确定子镜片的顶点高度

10. 双光镜子镜片的顶点高度是( )

  A. 左右眼瞳孔中心正下方的下睑缘处到镜圈内缘最低处的垂直距离

  B. 左右眼瞳孔中心到镜圈内缘最低处的垂直距离

  C. 左右眼瞳孔中心到镜圈外缘最低处的垂直距离

  D. 左右眼瞳孔中心正下方的下睑缘处到镜圈外缘最低处的垂直距离

(付子芳)

任务五 配装眼镜质检配送

一、学习目标

能力目标	知识目标	素质目标
• 检测定配双光镜子镜片顶点高度与处方标称值偏差是否合格 • 检测两子镜片几何中心水平距与近用瞳距偏差是否合格 • 检测子镜片水平方向的倾斜度是否合格 • 包装多焦点定配眼镜	• 配装眼镜国家标准:多焦点部分 • 多焦点定配眼镜的包装标志	• 严谨认真工作态度 • 按规范做事的习惯 • 独立完成的责任感

二、任务描述

××公司定配工接到加工完成并标准整形后的定配双光镜一副,配镜订单一份,要求利用全自动焦度计、瞳距尺等设备和工具,对定配双光眼镜外观、配装质量进行检测,对定配双光镜的远用、近用顶焦度、光学中心水平距离、子镜片垂直位置、子镜片水平位置、子镜片水平倾斜度等进行检测,判断是否合格,检查标志是否完整,设计相应的检测记录单(表5-5-1)并将结果填入检测单中,对检测合格后的眼镜进行包装配送。

表 5-5-1 双光镜检测记录单

客户:	张某		电话:		138××××××		年龄:		50
住址:	天津市和平区××××					验配日期:			
配镜处方		DS	DC	AX	VA	PD		备注	
远用	R	+0.50			1.2	64mm		ADD:+1.50 子镜片顶点 高度:15mm	
	L	+0.50			1.2				
近用	R	+2.00				60mm			
	L	+2.00							
眼镜外观质量		子镜片水平、对称,大小相等,余同单光眼镜						合格 是□否□	
眼镜配装要求		基本同单光全框眼镜						合格 是□否□	
子镜片顶端倾斜度		右眼			允差			合格 是□否□	
		左眼			允差			合格 是□否□	
右眼远用顶焦度			偏差		允差			合格 是□否□	
左眼远用顶焦度			偏差		允差			合格 是□否□	
右眼 ADD			偏差		允差			合格 是□否□	
左眼 ADD			偏差		允差			合格 是□否□	
子镜片顶点高度		右眼	偏差		允差			合格 是□否□	
		左眼	偏差		允差			合格 是□否□	
子镜片顶点高度互差					允差			合格 是□否□	
子镜片水平距离			偏差		允差			合格 是□否□	
综合评定		合格□ 不合格□ (处理: 返工□ 报废□)							
		质检员: 日期:							

三、知识准备

(一) 子镜片的垂直位置(或高度)

根据国标要求,双光镜中子镜片顶点的位置或子镜片的高度与标称值的偏差应不大于±1.0mm,两子镜片高度的互差应不大于1mm。对于圆顶子镜片,平行镜架水平中心线作与子镜片相切的线,其与子镜片的交点即为顶点,从这条线量至镜架最低点内缘的垂直距离(图 5-5-1)即为子镜片顶点高度。对于平顶子镜片,上方水平线的中点即为子镜片顶,自此测量至镜架最低点内缘的垂直距离为子镜片顶点高度(图 5-5-2)。

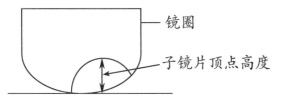

图 5-5-1　圆顶双光子镜片顶高示意图

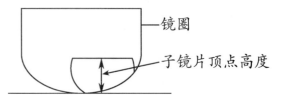

图 5-5-2　平顶双光子镜片顶高示意图

(二) 子镜片的水平位置

根据国标要求,双眼两子镜片的几何中心水平距离与近用瞳距的差值应小于 2.0mm。子镜片几何中心水平距离是指从右子镜片顶点至左子镜片顶点的水平距离,即在平行镜架水平中心线的方向上左右子镜片顶点间距离(图 5-5-3)。

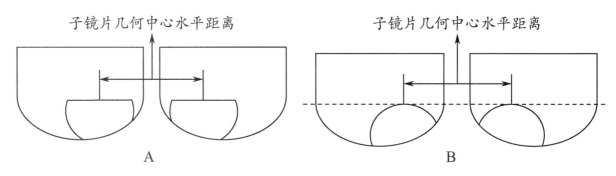

图 5-5-3　子镜片几何中心水平距离

A. 平顶双光镜示意图;B. 圆顶双光镜示意图

在处方未标注单眼瞳距不等的前提下,要求两子镜片的水平位置应对称、平衡,子镜片的形状、大小也要左右对称。

(三) 子镜片顶端的倾斜度

子镜片水平方向的倾斜度应不大于 2°,即当平顶双光子镜片顶部不完全水平时,其与镜架水平线间的夹角不能超过 2°(图 5-5-4)。

图 5-5-4　子镜片水平方向倾斜度

四、实施步骤

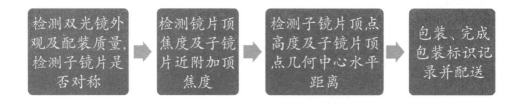

检测双光镜外观及配装质量,检测子镜片是否对称 → 检测镜片顶焦度及子镜片近附加顶焦度 → 检测子镜片顶点高度及子镜片顶点几何中心水平距离 → 包装、完成包装标识记录并配送

（一）外观及配装质量检测（表5-5-2）

目测观察镜架外观时除单光镜相关项目，重点观察子镜片大小、形状左右是否对称，以及子镜片水平方向是否倾斜，倾斜度是否超过2°（图5-5-5）。

表5-5-2 双光镜外观、配装质量检测

客户：	张某	电话：		138×××××××			年龄：	50
住址：	天津市和平区××××					验配日期：		
配镜处方		DS	DC	AX	VA	PD	备注	
远用	R	+0.50			1.2	64mm	ADD：+1.50	
	L	+0.50			1.2		子镜片顶点	
近用	R	+2.00				60mm	高度：15mm	
	L	+2.00						
眼镜外观质量		子镜片水平、对称、大小相等，余同单光眼镜					合格	是□否□
眼镜配装要求		基本同单光全框眼镜					合格	是□否□
子镜片顶端倾斜度			右眼		允差		合格	是□否□
			左眼		允差		合格	是□否□

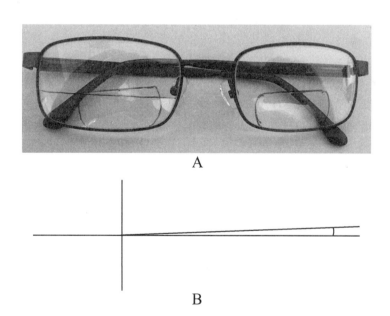

A

B

图 5-5-5 检测双眼子镜片形状、高度、倾斜度

A. 左右子镜片形状不一，高度不一，倾斜度大于2°；B. 2°角的参照图

（二）主片顶焦度及近附加检测（表5-5-3）

主片顶焦度和近附加测量方法及偏差的判断同加工前镜片检测。

（三）子镜片高度及水平距离检测（表5-5-4）

测量子镜片高度时，既可如前所述测量子镜片顶点至镜圈内缘最低点垂直距离，也可在镜架上绘制水平中心线，测量子镜片顶点至水平中心线的垂直距离AB、CD（图5-5-6）。

不论子镜片是否倾斜,镜圈高度的一半即为中心线高度,用中心线高度减去所测距离即为子镜片高度,与配镜处方比对,计算偏差值是否符合国标,左右子镜片顶点至水平中心线的差值($CD–AB$)即为子镜片高度互差。子镜片几何中心水平距离则相当于BD的长度,将其与近用瞳距比对判断差值是否 <2mm。

表 5-5-3　双光镜主片顶焦度及近附加检测

客户	张某		电话	138××××××××		年龄	50
住址	天津市和平区 ×××××				验配日期		
配镜处方		DS	DC	AX	VA	PD	备注
远用	R	+0.50			1.2	64mm	ADD:+1.50 子镜片顶点 高度:15mm
	L	+0.50			1.2		
近用	R	+2.00				60mm	
	L	+2.00					
右眼远用顶焦度			偏差		允差		合格　是□否□
左眼远用顶焦度			偏差		允差		合格　是□否□
右眼 ADD			偏差		允差		合格　是□否□
左眼 ADD			偏差		允差		合格　是□否□

测量子镜片顶点水平距离时应注意左右子镜片是否等高,若存在高度互差,应测其在水平方向的距离,即BD值(图 5-5-6),而非两顶点间的距离AC(图 5-5-6)。

表 5-5-4　子镜片高度及水平距离检测

客户	张某		电话	138××××××××		年龄	50
住址	天津市和平区 ×××××				验配日期		
配镜处方		DS	DC	AX	VA	PD	备注
远用	R	+0.50			1.2	64mm	ADD:+1.50 子镜片顶点 高度:15mm
	L	+0.50			1.2		
近用	R	+2.00				60mm	
	L	+2.00					
子镜片顶点高度	右眼		偏差		允差		合格　是□否□
	左眼		偏差		允差		合格　是□否□
子镜片顶点高度互差					允差		合格　是□否□
子镜片水平距离			偏差		允差		合格　是□否□

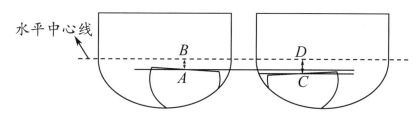

图 5-5-6　子镜片高度及互差的测量示意图

五、实训及评价

实训一　检测球性双光镜主片顶焦度、近附加顶焦度和子镜片顶焦度,根据所测数据与处方参数对照,算出顶焦度偏差,对照国标判断是否合格。老师评价记录(表 5-5-5)。

表 5-5-5　老师评价记录表

评价内容	评价结果
检测方法是否正确	
检测结果是否准确	
偏差计算是否准确	
判断是否准确	
总体印象	优(　　　)良(　　　)中(　　　)差(　　　)
存在问题:	

实训二　测量加工装配好的球性圆顶双光镜的子镜片顶高,计算与标称值的偏差及左右子镜片高度的互差,记录并判断是否合格。

描画一副定配圆顶双光眼镜的结构图,并将子镜片顶高在结构图中标示出来。

老师评价记录:(优　　　/良　　　/中　　　/差　　　)问题所在:

实训三　观察加工装配好的球性平顶双光镜片的子镜片是否存在倾斜,测量子镜片顶高,计算与标称值的偏差及左右子镜片高度的互差,记录并判断是否合格。

描画一副定配平顶双光眼镜的结构图,并将子镜片顶端的倾斜度和子镜片顶高在结构图中标示出来。

老师评价记录:(优　　/良　　/中　　/差　　)问题所在:

_____

_____

实训四　老师随机发放一副加工装配好的双光镜给学生,让其在规定时间内完成检测,检测同时老师请另一位学生和自己共同当裁判,为学生操作进行打分,填写表 5-5-6,并在结束后让其对同学的操作进行点评,说出自己的评分标准及依据。

表 5-5-6　同学互评表　　　　　　　　　评分人:

评分项目	评分情况
操作是否准确规范	
结果判断是否正确	
熟练程度	
总体评价	优(　　)良(　　)中(　　)差(　　)

老师评价记录:(优　　/良　　/中　　/差　　)问题所在:

_____

_____

实训五　自行设计双光镜检测记录单,将所测结果填入记录单中并判断是否合格。

老师评价记录:(优　　/良　　/中　　/差　　)问题所在:

_____

_____

实训六　自行设计双光镜产品合格证,将检测合格的双光镜的配镜处方完整填入产品合格证内,将双光镜包装好,以备发往门店。

老师评价记录:(优　　/良　　/中　　/差　　)问题所在:

_____

_____

六、常见问题

(一)检测单光镜和双光镜的差别

双光镜子镜片在镜片上的位置固定,因此,加工时确定了子镜片水平移心量和垂直移心量也就确定了主片光学中心的水平距离和垂直高度,检测时只需检测子镜片高度和几何中心水平距离。由于子镜片位置必须位于内下方,散光双光镜片的轴向在镜片加工时即需确定,眼镜加工前需检测镜片轴向是否符合国标要求,配装眼镜检测只需观察子镜片顶是否水平,倾斜度是否超过国标要求。

(二)检测圆顶双光和平顶双光的差别

平顶双光的子镜片顶为子镜片上方水平线的中点,即为固定的点。圆顶双光的子镜片顶点为镜架水平中心线的平行线与子镜片的上方切点,在测量时需先找到顶的位置。不论圆顶平顶,为保证测量准确性,均需过子镜片顶画与镜架水平中心线平行的线,以此为测量的起点。

(三)子镜片垂直位置的检测

国标中对子镜片垂直位置的要求是左右等高,互差不超过 1mm,但在检测时,除了比较左右子镜片是否存在互差,还需观察子镜片垂直位置是否合适,若由于子镜片顶点测量有误或加工有误导致双眼子镜片过高或过低,即使左右等高,也会影响整体配戴效果,需返工重做。

七、知识拓展

视近时眼睛瞳孔缩小、眼球内转、调节的启动称为视近三联动,其中,眼球内转量与视近距离有关,距离越近,内转量越大,即近用瞳距的大小与阅读距离(工作距离)有关。常用的近用瞳距简化计算公式为 $P_n = P_d \times C$,其中 P_n 为近用瞳距,P_d 为远用瞳距,C 为近光心距系数,如表 5-5-7 所示。

表 5-5-7 常用阅读距离的近光心距系数

工作距离(阅读距离)/cm	近光心距系数
25	0.91
33	0.93
40	0.94

假设被测眼远用瞳距为 64mm,阅读距离为 40cm,近用瞳距为 64×0.94=60.2mm,若阅读距离为 33cm(一尺),则近用瞳距为 59.5mm,可见,近用瞳距不是一定比远用瞳距小 4mm,而是和阅读距离有关。

八、习题

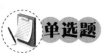
单选题

1. 双光镜检测包含以下哪些内容(　　)

　A. 子镜片高度　　　　　　　　　　　B. 子镜片水平位置

C. 子镜片顶端倾斜度　　　　　　　　　D. 以上均要

2. 双光配装眼镜检测不需要检测（　　　）

  A. 子镜片高度　　　　　　　　　　　B. 子镜片直径

  C. 子镜片水平位置　　　　　　　　　D. 子镜片顶端倾斜度

3. 子镜片几何中心水平距离指从（　　　）的距离

  A. 右子镜片顶至左子镜片顶

  B. 右子镜片光心至左子镜片光心

  C. 右子镜片中心至左子镜片中心

  D. 右子镜片圆心至左子镜片圆心

4. 子镜片垂直位置指（　　　）

  A. 子镜片顶至正下方垂直距离

  B. 子镜片光心至正下方垂直距离

  C. 子镜片顶至镜圈内缘最低点垂直距离

  D. 子镜片光心至镜圈内缘最低点垂直距离

5. 验光处方定配双光眼镜子镜片几何中心水平距离与近瞳距的差值不得大于（　　　）

  A. 1.0mm　　　　　B. 1.5mm　　　　　C. 2.0mm　　　　　D. 2.5mm

6. 双光眼镜的两子镜片顶点在垂直方向上的互差不得大于（　　　）

  A. 0.2mm　　　　　B. 0.5mm　　　　　C. 1mm　　　　　D. 1.2mm

7. 子镜片水平方向倾斜度应不超过（　　　）

  A. 1°　　　　　　　B. 2°　　　　　　　C. 3°　　　　　　　D. 4°

8. 双光眼镜左右子镜片要求（　　　）

  A. 等高　　　　　　　　　　　　　　B. 平行

  C. 倾斜度对称　　　　　　　　　　　D. 根据具体情况定

9. 双光眼镜顶焦度检测时测量镜片（　　　）作为镜片顶焦度

  A. 前顶点屈光度

  B. 后顶点屈光度

  C. 主片前顶点屈光度和子镜片后顶点屈光度

  D. 主片后顶点屈光度和子镜片前顶点屈光度

10. 带散光双光镜与单光镜相比加工前需增加对镜片（　　　）的检测

  A. 表面质量　　　B. 顶焦度　　　　C. 轴向　　　　D. 折射率

（唐　洁）

●● 情 境 小 结 ●●

  学习情境五是对眼镜定配中关于双光镜定配这一代表性工作任务的教学实施。

学生进行了核对订单、商品检测、半自动加工制作、整形、配装镜质检等五个学习任务的学习与实训,要求能通过以下考核要求。

考核内容:双光镜定配(圆顶和平顶)

以同学家长或学校老师的配镜处方作为配镜订单(开具配镜处方),指定金属全框眼镜架、树脂平顶和圆顶双光镜片为工作对象,独立完成定配加工流程,包括核对配镜单处方、镜片、镜架的检测、半自动磨边、配装镜整形清洁、质检交镜。

具体要求

1. 能读懂审核双光镜的配镜处方,并根据订单核对镜架、镜片参数,确定加工流程,检测镜片外观、顶焦度和ADD、镜架外观和尺寸,判断是否合适定配。

2. 能按加工要求规范使用半自动磨边机(及配套设备打孔制模机、定中心仪等)、自动焦度计等仪器设备进行镜片定位、加工和装配。

3. 能使用整形工具进行双光定配眼镜的整形,符合国家标准要求。

4. 能对定配双光眼镜进行光学参数和装配质量的检测和包装配送。

5. 安全生产遵守纪律,爱护和正确使用工具、仪器,进行实训室场地而设备的日常维护与保养。

情境六
定 配 拓 展

情 境 描 述

××眼镜公司组织员工到××大型眼镜连锁企业加工中心参观学习,学习任务如下:

1. 认识渐变焦镜片结构特点。

2. 了解渐变焦镜片的适配人群。

3. 能够进行渐变焦镜片的商品推介。

4. 了解无框镜架结构及其眼镜制作工艺。

5. 了解无框镜架的加工流程。

通过学习,希望员工在工作中能胜任下列工作:

1. 结合顾客需求为顾客推荐合适的镜片。

2. 根据顾客喜好,结合顾客选择的镜片,为顾客推荐合适的镜架。

3. 遵守公司相关制度要求,不损坏公物。

任务一　认识渐变焦镜片

一、学习目标

能力目标	知识目标	素质目标
• 认识渐变焦镜片包装标识,并能鉴别是否规范 • 识别渐变眼镜的永久性、非永久性标记 • 订单、包装袋和镜片的核对	• 渐变焦镜片永久性标记的意义 • 渐变焦镜片非永久选择性标记的意义 • 定配渐变焦眼镜的商品包装标识	• 认真仔细的工作习惯 • 挑战困难的精神

二、任务描述

××眼镜公司组织定配工到某大型连锁集团的加工中心进行参观学习,今天的学习任务是对渐变焦镜片的认识。定配工将要通过学习认识渐变焦镜片的商品包装标识,知道镜片上的标记,了解如何进行渐变焦镜片配镜订单的核对。

现在有一副由××光学镜片公司快递送来的渐变焦镜片,定配工要学会核对该副渐变焦镜片的品牌和度数,判断该副镜片是否为公司当初订购的渐变焦镜片。

首先,检查渐变焦镜片包装袋(图6-1-1)上的各光度数据,是否与顾客验光配镜单(图6-1-2)上的数据一致。

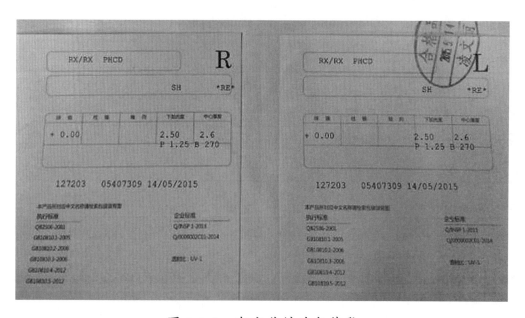

图 6-1-1　渐变焦镜片包装袋

其次打开包装,查看渐变焦镜片(图6-1-3)上的标识是否与包装袋信息一致。

三、知识准备

渐变焦镜片是最近十几年开始在国内销售的一种新型镜片,这种镜片的设计思路来自于双焦点镜片,是20世纪50年代发明的,镜片自上向下屈光度不断变化(图6-1-4),可以满足配戴者看不同距离的物体,弥补双焦点镜片只能看远、看近两种距离,中距离视力不清晰的不足。

但是最初的渐变焦镜片设计粗劣,性能较差,随着科技的发展,尤其是随着计算机数控技术的发展,渐变焦镜片的性能得到了明显的改善。目前市场中的渐变焦点镜片品种繁多、性能各异,能够满足不同目的和需求的配戴者。

(一) 认识渐变焦镜片的结构

渐变焦镜片为配戴者提供自远点到近点全程、连续的清晰视野。镜片表面大体分为

×× 眼镜公司眼镜定配单

顾客姓名: 张先生　　　　　　性别: ＿＿＿＿＿　　　　年龄: 58

地址: 海珠北路　　　　　　　联系电话: ＿＿＿＿＿

配镜日期: 2015.5.1　　　　取镜日期: 2015.5.10　　　　卡号: ＿＿＿＿＿

裸眼视力: R: 1.0　　　　　L: 1.0

旧眼镜资料与处方:

□远用	旧		球镜DS	柱镜DC	轴位AX	棱镜	基底	ADD	矫正视力
■近用	眼镜	R	+2.00						
□多用	度数	L	+2.00						
眼镜瞳距: 远用　　mm　近用　　mm					镜架的规格:			镜片:	

验光资料与处方:

□远用			球镜DS	柱镜DC	轴位AX	棱镜	基底	ADD	矫正视力
□近用	验光	R	0.00					+2.50	
■多用	处方	L	0.00					+2.50	
瞳距: 远用　64　mm　近用 60　mm					渐进片 RPD 31 LPD 33 RPH 20 LPH 20				

新眼镜资料:

类别	商品名称	单价	金额		
镜架	×× 品牌 ×× 型号 无框镜架			□现金 □支票 □信用卡 □其他:	您是如何知道我们店的? □报纸广告 □传单 □电视广告 □路过 □老顾客 □朋友介绍
镜片	×× 品牌 1.50 三维迷你渐变焦				
护理产品					
隐形眼镜 曲率( )					
总计: 万　仟　佰　拾　元　角　(¥　　)				预付: ¥	余额: ¥

图 6-1-2　顾客验光配镜单

四个区域: 远用区、渐变区、近用区和像差区(图 6-1-5)。

有些特殊设计的渐变焦镜片则只有渐变区、近用区和像差区。在渐变区,附加度数不断增加,至近用区达到配戴者所需的近用度数。配戴者通过眼睛自然地向下和向内转动到达不同的屈光度区域即可获得中距离至近距离的连续清晰视力,不像双光镜只能提供两个距离而老视镜只能提供一个固定距离的清晰视力(图 6-1-6)。

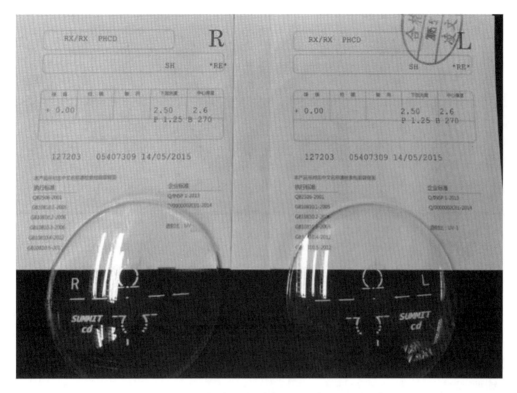

图 6-1-3　车房定制渐变焦镜片与包装

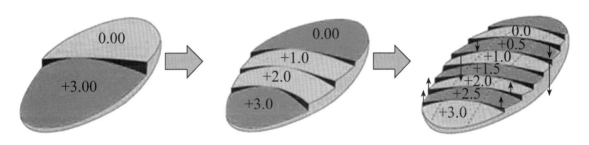

图 6-1-4　渐变焦的设计原理示意图

1. 远用区　通常渐变焦镜片上半部分都是远用区,含有矫正视远屈光不正的处方。

2. 近用区　从远用眼位配适点起,镜片正度数开始逐渐、连续地增加,直至近用区达到所需的近附加度数,此后在近用区内,镜片度数便不再有明显变化。在大多数渐变焦镜片中,近用眼位对应点位于远用眼位配适点下方10~18mm 之间,而近用眼位对应点相对于远用眼位配适点的内移量则视厂家产品的设计样式而各异(图 6-1-7)。

3. 渐变区　连接远用区和近用区的度数渐变区域,也叫渐进带或渐变走廊,长度在 10~18mm 之间。渐变区的长度、宽度对于配戴者的适应十分重要,主要取决于度数变化的速率(渐变度)和厂家不同

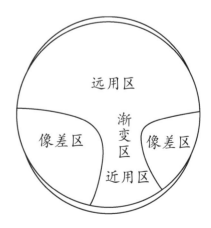

图 6-1-5　渐变焦镜片的结构

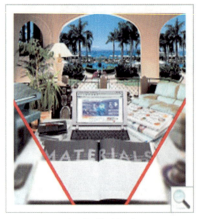
渐变焦镜片

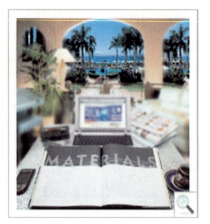
双光镜片

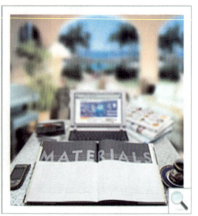
单光老视镜片

图 6-1-6　渐变焦镜片、双光镜片、老视镜片视觉清晰／模糊情况的示意图

的设计手法。一般来说,对于相同渐进带长度的镜片而言,加光度越高,度数变化的速率越大,镜片周边的像差越大、视野越窄,晃动感也就越大;而对于相同下加光度的镜片,渐进带越短、度数变化的速率越大、周边的像差越大、视野越窄,晃动感也就越大。这是渐变焦镜片性能的一个最基本的规律,在成功验配渐变焦眼镜中起着非常重要的作用。相同处方不同渐进带的渐变焦镜片出现的像差不一(图 6-1-8)。

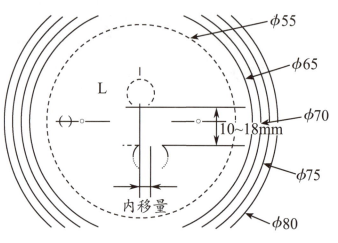
图 6-1-7　渐变焦镜片各部分相对位置

4. 像差区　虽然从理论上讲,渐变焦镜片存在自远而近的全程连续清晰视野,但是镜片表面度数的变化,也就是镜片表面曲率的变化导致了镜片周边出现了度数变化的区域,称为像差区或变形区。通过该区域视物会出现物体变形、模糊,这是渐变焦镜片与生

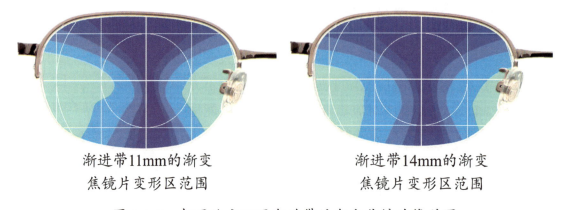
渐进带11mm的渐变
焦镜片变形区范围

渐进带14mm的渐变
焦镜片变形区范围

图 6-1-8　相同处方不同渐进带的渐变焦镜片像差图

俱来的一个缺陷。

(二) 渐变焦镜片的非永久选择性标记

要了解渐变焦镜片的远用区、近用区、渐变区、像差区,准确知道它们在镜片上所在的位置,就必须认识渐变焦镜片出厂时在镜片表面打印的可擦拭非永久选择标记,这些非永久性标记都有特定的含义,标记见图 6-1-9。

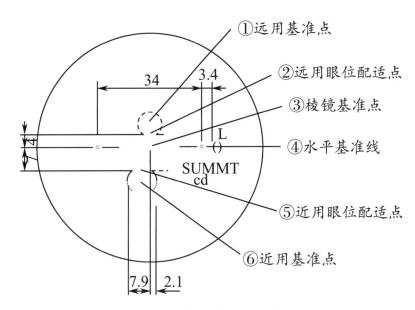

① 远用基准点
② 远用眼位配适点
③ 棱镜基准点
④ 水平基准线
⑤ 近用眼位配适点
⑥ 近用基准点

图 6-1-9 渐变焦镜片上的非永久性标记

(三) 渐变焦镜片的永久性标记(图 6-1-10)

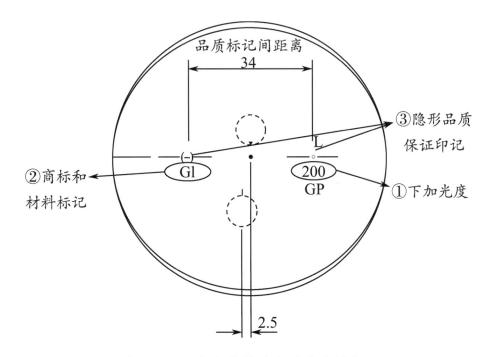

品质标记间距离
34

③ 隐形品质保证印记
② 商标和材料标记
① 下加光度

图 6-1-10 渐变焦镜片上的永久性标记

除了上述的可擦拭的临时性标记,渐变镜片上还有通过镭射激光打上的永久性标记,不仔细看不到,却相当于镜片的身份证,可用于镜片的识别。

1. 隐形品质保证印记　亦称隐形刻印或还原基准点,用于还原各种被擦拭的临时性标记,鼻侧和颞侧各一个,两点水平相距 34mm。

2. 附加顶焦度(ADD)　亦称近用附加度、下加光度、加光度或下加光,一般标记在颞侧隐形印记下。有的厂家是两位数,比如 20(代表下加光 2.00D)。有的厂家是三位数,比如 200(代表下加光 2.00D)。

3. 商标和材料标记　一般标记在鼻侧隐形印记下,不同厂家的渐变焦镜片、不同品种的渐变焦镜片、不同折射率的渐变焦镜片有不同的代码。所以在实际工作岗位上,认识并了解市场中主要厂家的渐变焦镜片的商标和材料、品种标记是非常有必要的。

(四) 渐变焦镜片的包装袋上的信息

渐变焦镜片基本都属于车房定制镜片,所以包装袋是在镜片生产出来之后根据镜片本身的屈光度等参数信息一个一个打印出来的,不像现成镜片是批量印刷出来的。如图 6-1-11 所示,渐变焦镜片的包装袋上标示的信息包括渐变焦镜片的品种、折射率、中心厚度、渐进带长、减薄棱镜的量,以及左右眼、生产日期等信息。个性化的渐变焦镜片包装袋上的信息会更多。

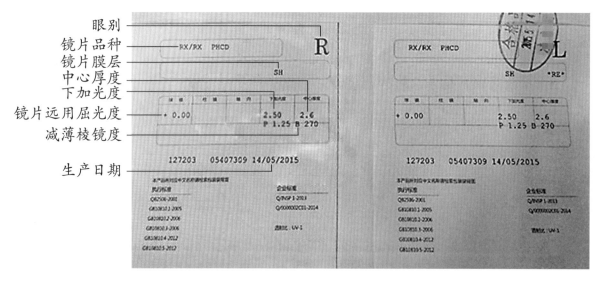

图 6-1-11　镜片包装袋信息

四、实施步骤

1. 渐变焦镜片包装袋上的信息是否完全　含镜片品种、折射率、膜层、屈光度、下加光、镜片中心厚度、减薄棱镜和生产日期(图 6-1-12)。

2. 打开包装,查看渐变焦镜片上的非永久选择性标记是否完好,包含远用屈光度测定区、水平基准线、下加光测定区、远用眼位点和棱镜基准点、左右眼标识(图 6-1-13)。用

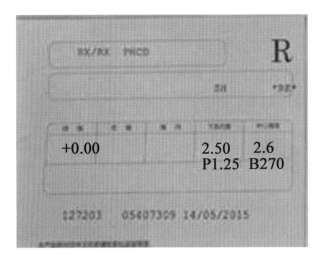

图 6-1-12　渐变焦镜片包装袋信息

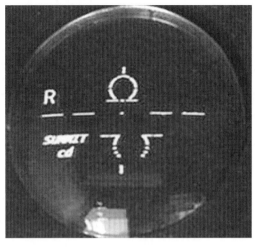

图 6-1-13　渐变焦镜片上的非永久性标识

瞳距尺测量渐进带长以及远用眼位配适点到水平基准线的距离,并确认是否与订购的产品品种一致。

3. 通过透视法或反光法查看渐变焦镜片上的永久性标记,并确认是否是订购的品种和折射率。

(1) 反光法:就是把镜片放在一个黑色背景的荧光灯前(图 6-1-14),调整镜片的角度,让镜片的反光落在镜片上下的水平中间位置,同时在反光背景中观察,就能看到刻印的永久性标识。

(2) 透视法:就是把镜片置于日光灯光源前(图 6-1-15),在日光灯亮的背景中观察镜片水平基准线上左右两边,找到永久性刻印标记。

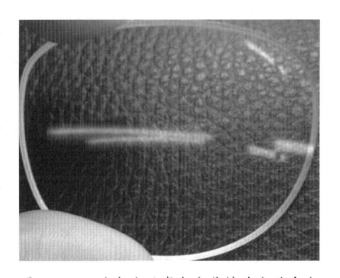

图 6-1-14　反光法观察渐变焦镜片上的永久性标记

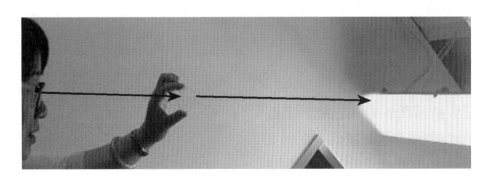

图 6-1-15　透视法观察渐变焦上的永久性标记

4. 通过这两种方法,在镜片的鼻侧隐形刻印下方可以看到镜片的品种标识,在镜片的颞侧隐形刻印下方可以看到镜片的下加光度。观察到的品种标识与包装袋上的品种标识进行核对(每个镜片生产厂家生产的渐变焦镜片的品种体现在镜片永久性品种标识上基本都是代码,要进行核对,了解每个产品的代码是必需的);观察到的下加光度与镜片包装袋上的下加光信息进行核对,要完全一致。比如图 6-1-10 的 G1 刻印标记中 G 代表某品牌舒适型渐变焦镜片,1 代表折射率 1.50 的镜片。

五、实训及评价

实训一 填写图 6-1-16 中标注的内容含义(通过讨论填写后,相互批改,每空 5 分)。

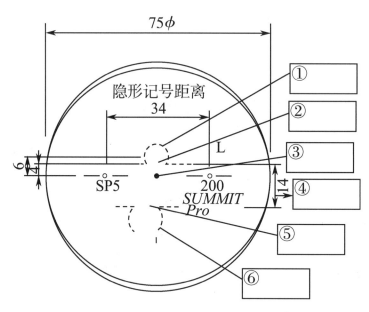

图 6-1-16 渐变焦镜片标注示意图填空图

实训二 圈出图 6-1-16 中渐变焦镜片中哪些属于永久性标记,并填写下面的空格。

1. 图 6-1-16 中渐变焦镜片的品种是_____,下加光度是_____。

2. 图 6-1-16 中渐变焦镜片是(左、右)_____眼的镜片。

3. 图 6-1-16 中渐变焦镜片配适点高度是_____mm。渐进带长为_____mm。

实训三 概括图 6-1-17 包装袋上有哪些信息呈现(要求学生先完成下面的文字记录,发新的配镜单练习口述各项信息名称,同学互评,填写表 6-1-1)。

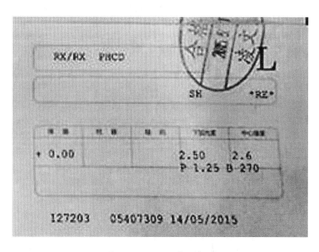

图 6-1-17 包装袋

表 6-1-1　学生互评参考表

项目	要求	配分	得分和备注
内容	订单分析的内容正确	5	
表达	表达清晰有条理	5	
熟练	流利熟练回答	5	

口述人：＿＿＿＿＿＿　　评分人：＿＿＿＿＿＿

实训四　分别用透视法和反光法观察渐变焦镜片的永久性隐形刻印标记。

要求：老师发放不同品种的渐变焦镜片,同学们相互检查对方观察的是否准确,并互相询问对方从永久性隐形刻印标记中解读出的信息,填写表 6-1-2,最后用马克笔标记出刻印标记。

表 6-1-2　学生互评参考表

项目	要求	配分	得分和备注
观察	能正确观察出永久性隐形刻印中的数字、字母等信息	10	
认知	正确认知镜片品种标识、下加光度、水平基准线	10	
标记	用油性笔标记位置正确	5	

观察口述人：＿＿＿＿＿＿　　确认评分人：＿＿＿＿＿＿

实训五　渐变镜的配戴体验

准备某品种的渐变焦镜片或者渐进插片(上光平光的不同下加光的渐变焦镜片),让每位同学放置在眼前,有意识地通过渐变焦的上部(远用部分)、中间部分(渐进带)、下部(近用区域)观察相应的景物或物体,描述看到的图像并填写表 6-1-3~ 表 6-1-5。

表 6-1-3　渐变镜配戴体验表 1

配戴 ADD 1.00D 的渐变焦眼镜或插片	观察目标	目标图像描述	水平缓慢的转动头部时配戴感受
用远用区域观察	远处的景物或广告牌		
用渐进带区域观察	放置于 60mm 的电脑		
用近用区域观察	桌面上的书本		

表 6-1-4　渐变镜配戴体验表 2

配戴 ADD 2.00D 的渐变焦眼镜或插片	观察目标	目标图像描述	水平缓慢的转动头部时配戴感受
用远用区域观察	远处的景物或广告牌		
用渐进带区域观察	放置于 60mm 的电脑		
用近用区域观察	桌面上的书本		

表6-1-5　渐变镜配戴体验表3

配戴 ADD 3.00D 的渐变焦眼镜或插片	观察目标	目标图像描述	水平缓慢的转动头部时配戴感受
用远用区域观察	远处的景物或广告牌		
用渐进带区域观察	放置于 60mm 的电脑		
用近用区域观察	桌面上的书本		

六、常见问题

1. 各种处方的书写　如图 6-1-18 中所写的订单处方是单散的镜片,没有球镜度,用斜杠表示没有度数,不规范,应该不用写球镜度。

如图 6-1-19 的订单中,球镜度和柱镜度都有缺漏小数点 . 和 0. 的情况出现,是不规范的处方书写,顶焦度必须用小数表示并保留小数点后两位。

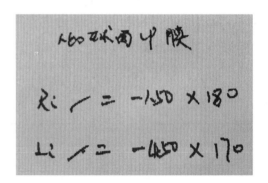

图 6-1-18　单散处方书写

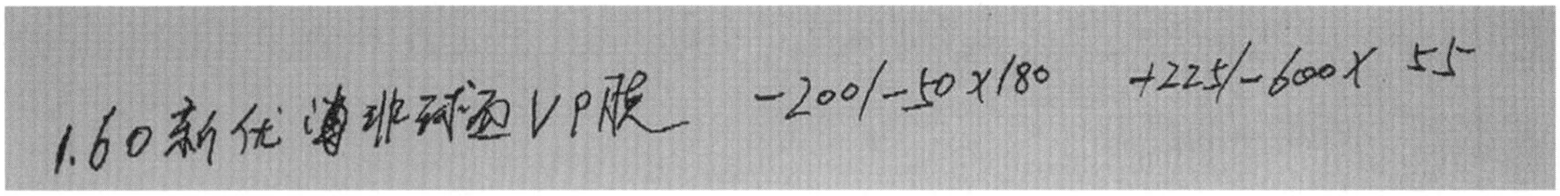

图 6-1-19　不规范书写订单

如图 6-1-20 中订单,"平光"表示远用光度为0D,也可写成"PL"。

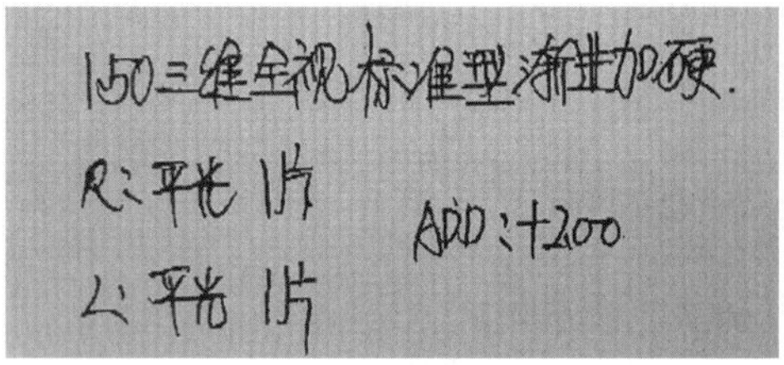

2. 核对订单时经常出现的问题

(1) 在核对包装袋信息与订单信息时,有时会发现包装袋上产品品种与订单不符,不符的内容可能是折射率、渐变焦品种或者膜层,也可能是球镜或柱镜的度数、轴向与订单不符。

图 6-1-20　远用屈光度为零的处方书写

比如:包装袋上产品品种为 1.50 舒适型加硬渐变焦镜片,而订单上的品种为 1.50 舒适型加硬加防反射膜渐变焦镜片。这往往是厂家在订单录入下达生产信息时出的错。我们在核对订单时如果能及时发现,及时退回厂家重新制作,确保交货在与顾客约定的时间内。

(2) 镜片上的相关信息与包装袋上信息的核对

因为渐变焦镜片上有非永久性标记和永久性标记的存在,所以镜片本身包含很多信息,拿到镜片打开包装后,首先看渐变焦镜片上的永久性刻印标记中下加光度与包装袋上标识的是否一致,有时会出现不一致的情况。

比如包装袋上的下加光为 2.00D,但是镜片上查看到的不是 20 或者 200,而是 15 或者 150,或者其他数字。又比如渐变焦镜片的厂家品种的标识是 G1(代表舒适型渐变焦),而实际包装袋上的品种是三维全视。这些均说明镜片在生产中出错了。

(3) 镜片上非永久性标识与永久性标识的核对

因为镜片上永久性标识中两个隐形刻印的连线就是非永久性标识中水平基准线,厂家在生产好镜片后会根据两个隐形刻印在镜片上打印非永久性的水平基准线,如果打印时没有对好位的情况下,会出现偏差,如果不能及时察觉,在装配时按非永久性标识中水平基准线制作的话,就可能出现装配好的眼镜瞳高比实际的瞳高过高或者过低的情况。

七、习题

(一) 选择题

1. 渐变焦镜片基本上可分为（ ）

    A. 视远、视近及渐变区

    B. 视远区及视近区

    C. 像差区及视远、视近区

    D. 视远、视近区、渐变区及像差区

2. 下列属于渐变焦镜片临时性标记的是（ ）

    A. 商标及品种

    B. 隐形小刻印

    C. 加光度

    D. 配镜十字

3. 下列属于渐变焦镜片永久性标记的是（ ）

    A. 商标及品种

    B. 水平基准线

    C. 远用度数测定圈

    D. 配镜十字

4. 渐变焦镜片包装袋的 P 标识代表的是（ ）

    A. 边缘厚度　　　　　　　　　　B. 下加光

    C. 中心厚度　　　　　　　　　　D. 减薄棱镜

5. 渐变焦镜片水平基准线上的两个隐形小刻印之间的距离是（ ）

    A. 30mm　　　　B. 32mm　　　　C. 34mm　　　　D. 36mm

(二) 填空题(图 6-1-21)

填写数字或名称。

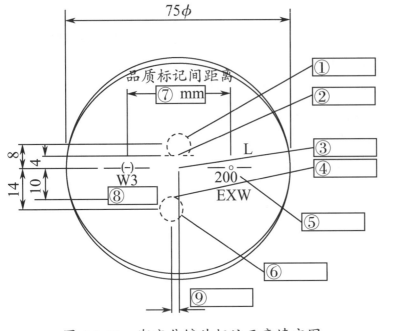

① _____

② _____

③ _____

④ _____

⑤ _____

⑥ _____

⑦ _____

⑧ _____

⑨ _____

图 6-1-21　渐变焦镜片标注示意填空图

（刘亚丽）

任务二　认识无框眼镜架

一、学习目标

能力目标	知识目标	素质目标
• 能描述各种款式无框眼镜架的基本结构和主要部件 • 能描述无框眼镜架的优缺点 • 能描述无框架定配加工的流程	• 不同款式无框眼镜架的基本结构、材料构成及特性 • 无框架加工的流程 • 钻孔机的结构和原理	• 认真仔细、精益求精的工作态度 • 勇于创新、排除困难的钻研精神

二、任务描述

××眼镜公司组织定配工到某大型连锁集团的加工中心进行参观学习,今天的学习任务是对无框架的认识。定配工将要学习无框架的结构组成和了解其定配加工的流程。

现在有由××眼镜公司提供的一份无框眼镜的配镜订单(图 6-2-1)和一批不同款式的无框眼镜架。定配工要学会对无框镜架进行分类,指出其结构部位的组成,知道无框架的优缺点和配镜的适应情况,还要了解无框架加工的流程、钻孔机的结构原理等。

×× 公司配镜订单							
客户：	郝先生		电话：	1360××××××		年龄：	31
住址：				接单日期：		2015 年 6 月 6 日	
配镜处方		DS	DC	AX	VA	PD	备注(PH)
远用	R	−1.50			1.0	64mm	
	L	−1.70			1.0		
近用	R						
	L						
配镜商品资料							
	品牌	产地	型号或材料		单价	数量(副)	总价
镜架	××	深圳	6603 c6,无框纯钛 53 □ 16-138		×××	1	××××
镜片	××	上海	1.56 抗疲劳镜片 钻晶智洁		×××	1	
加工要求		加工项目	美薄□		卡槽□	钻孔☑	抛光☑
			刀锋边□		染色□	改形□	胶架□
		客户签名： ××			取镜时间： 即取		

图 6-2-1　订镜单

三、任务实施

(一) 认识无框眼镜架分类

无框架又称打孔架,分为一体式和零件式。

1. 一体式　在鼻梁和桩头之间由镜架材料相连,将鼻梁和镜腿连接成为一体,但这部分材料与镜片之间没有连接(图 6-2-2),还有的是尼龙丝与打孔结合的(图 6-2-3),它们介于半框架和无框架之间。

2. 零件式　由一个鼻梁(连同鼻托)、左右两个镜腿(连同桩头)构成,有四孔、六孔、八孔等几种无框镜架(图 6-2-4~ 图 6-2-8)。

(二) 认识无框镜架的结构组成(图6-2-9)

鼻梁、鼻托支架、鼻托叶、桩头、镜腿、铰链、螺丝、套垫、螺丝小帽子等。

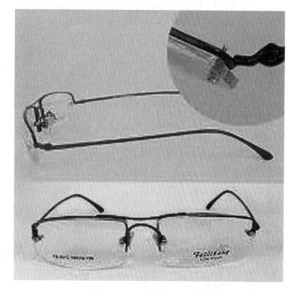

图 6-2-2　一体式无框镜架
鼻梁和镜腿连为一体,但连接部分没有和镜片直接连接

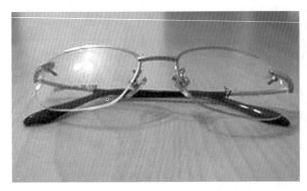
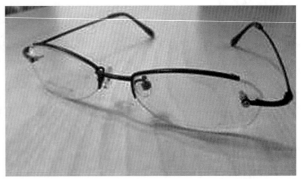

图 6-2-3 一体式无框镜架

鼻梁和镜片尼龙丝连接,左右镜腿链接桩头,金属螺栓固定

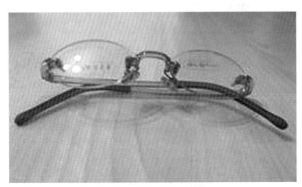
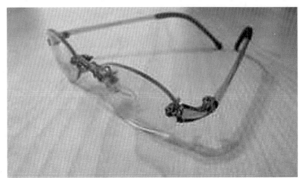

图 6-2-4 零件式记忆塑料——四孔无框镜架

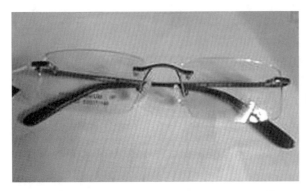
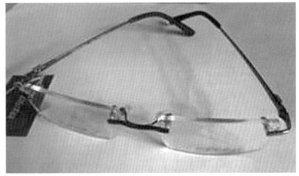

图 6-2-5 零件式纯钛——四孔无框镜架

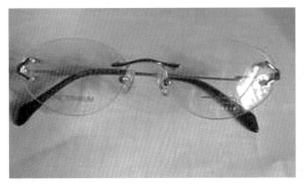
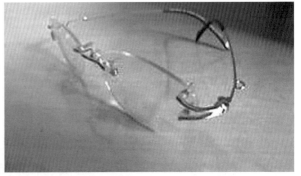

图 6-2-6 零件式——六孔无框镜架

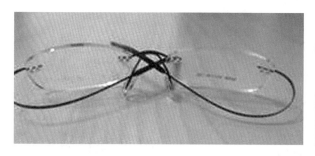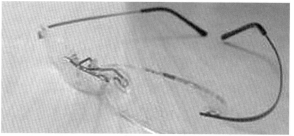

图 6-2-7 零件式——八孔无框镜架
镜架镜腿、鼻梁与镜片不是靠金属螺栓固定,是用塑料穿钉固定

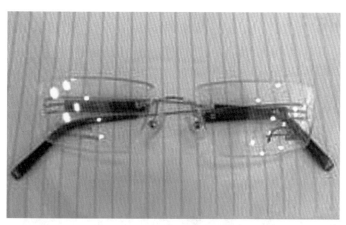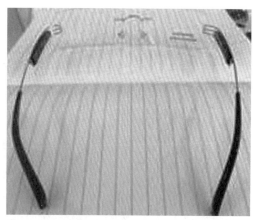

图 6-2-8 零件式——八孔无框镜架
镜架镜腿、鼻梁与镜片不是靠金属螺栓或塑料穿钉固定,是用尼龙线固定。该种镜架制作只能使用特殊的加工设备进行安装

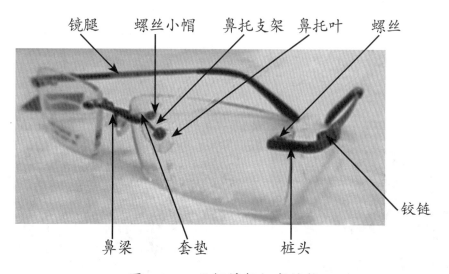

图 6-2-9 无框镜架组成结构

(三)认识无框镜架的特点

无框镜架的款式新潮、色彩丰富,因镜架更轻而极大缓解了对鼻梁的压力,使配戴更舒适。同时,因为没有镜框的限制,配戴者的视野更宽,因此深受年轻人的青睐。

(四) 认识钻孔机

无框架也称为打孔架,顾名思义,在无框架加工定配过程中,以钻孔机的使用最为关键。

1. 钻孔机的用途 无框镜架的加工需要使用钻孔机在镜片上加工出一定直径的通孔,以螺丝、螺母、垫片或尼龙丝等将镜片分别固定在鼻梁和桩头上。还有的为凹口孔,亦称凹槽(见图 6-2-10),除钻孔外,还需要锯槽。

2. 钻孔机的结构原理 不同品牌和型号的钻孔机的结构基本相似(图 6-2-11)。

钻孔机是通过一台电动机带动上下两个钻头和一个扩孔针(俗称铰刀)同时高速旋转,从而对镜片进行钻孔和扩孔。

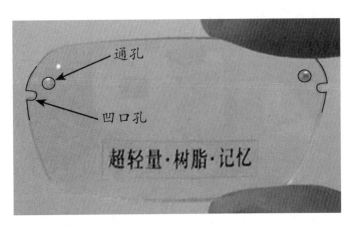

图 6-2-10 无框镜架衬片的通孔和凹口孔

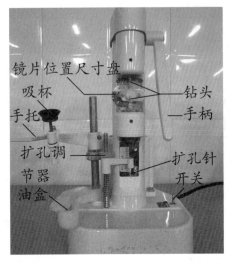

图 6-2-11 钻孔机的结构

3. 钻孔操作方法介绍

(1) 预钻孔(图 6-2-12):上下两个钻头的作用是对镜片进行预钻孔。上下两个钻头顶尖相对,尖向下的钻头可跟随手柄上下移动,当其移动至最低端时,上下钻头间的最小间隙以 0.1mm 最佳。

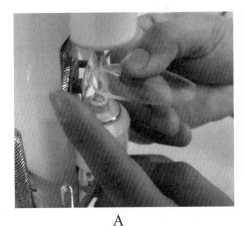

A

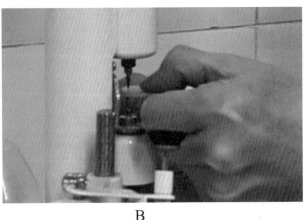

B

图 6-2-12 对镜片进行预钻孔

A.调节镜片位置尺寸盘,使钻头对准镜片钻孔位置;B.按下手柄,在镜片上预钻一小孔

（2）成型钻孔（图 6-2-13、图 6-2-14）：成型钻孔（扩孔）是使用扩孔针（铰刀）对镜片的预钻孔进行扩大、钻通。扩孔范围为 0.8~2.8mm，用扩孔调节器可调节扩孔直径大小，每刻度增量为 0.2mm。加工时可根据螺丝直径大小来选择相应的扩孔直径。

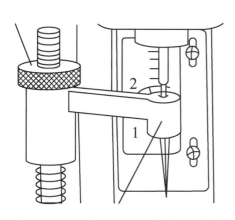

图 6-2-13　扩孔针调节器示意图

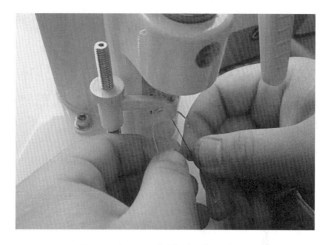

图 6-2-14　对镜片进行扩孔

4. 钻孔机的使用注意事项

（1）钻孔机应放在牢固的平台上。

（2）切勿把该机接在不符合的电源上（电压及频率）。

（3）切勿把该机置于高温或阳光下。

（4）该机除了镜片钻孔，切勿移作他用，以免影响精度或损坏。

（5）该机配有锋利钻头及铰刀，拿动时务必仔细，以免刺破。

（五）认识无框眼镜的加工流程

1. 所需仪器设备（图 6-2-15、图 6-2-16）

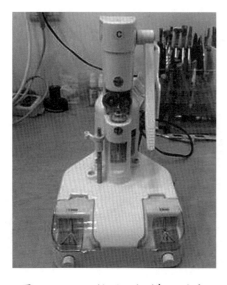

图 6-2-15　钻孔、锯槽一体机

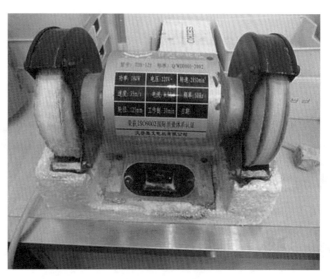

图 6-2-16　镜片抛光机

365

2. 在加工镜片改形前,首先要对镜架进行标准整形(图 6-2-17),然后将右侧衬片从镜架上拆卸下(图 6-2-18)。

3. 将完成磨边成形和倒边的右眼镜片进行抛光(图 6-2-19),完成抛光后将镜片与衬片进行叠合比对(图 6-2-20)。

4. 叠合比对确认镜片形状准确无误后,用油性笔在镜片上标记衬片的通孔和凹口孔(凹槽)的对应位置(图 6-2-21)。

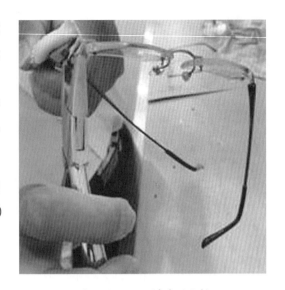

图 6-2-17　镜架调整

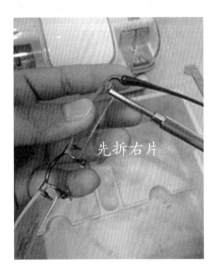

图 6-2-18　拆卸镜架

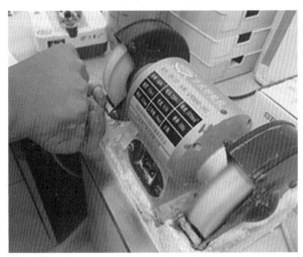

图 6-2-19　镜片抛光

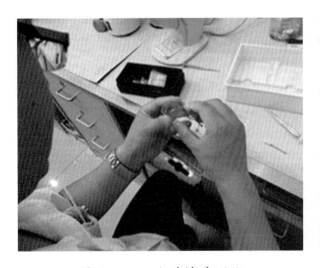

图 6-2-20　比对镜片形状

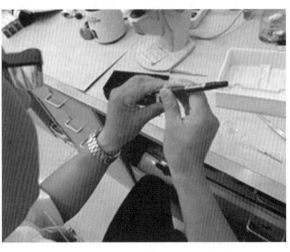

图 6-2-21　标记钻孔、边槽位置

5. 先用0.8mm的锯槽器对镜片标记的凹口孔位进行锯边槽,再用1.0mm的锯槽器进行扩槽(图6-2-22、图6-2-23)。

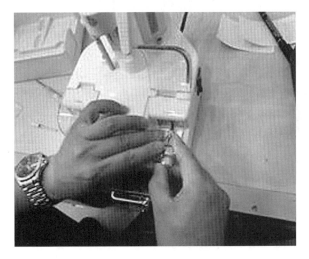

图6-2-22　锯边槽

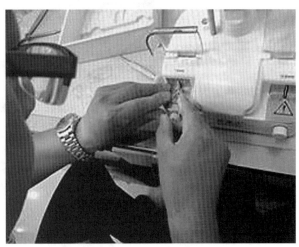

图6-2-23　扩(锯)边槽

6. 用钻孔机上下针头对镜片标记的通孔位进行预钻孔,再用扩孔针从镜片反面进行扩孔(图6-2-24、图6-2-25)。

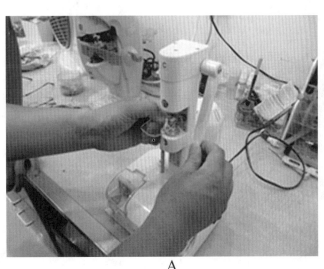

A

B

图6-2-24　镜片预钻孔

A.使用上下钻头预钻孔;B.孔未穿通

7. 同法完成左眼镜片的通孔和凹口孔加工后,按照先装左右镜片的鼻梁桩头,再装左右镜腿的顺序,将镜片组装到镜架上(图6-2-26),最后进行镜架整形(图6-2-27),使镜架达到平整与对称的标准要求(图6-2-28)。

要注意,通孔和凹口孔加工过程中,要经常与衬片进行位置比对,如加工位置偏差,则会导致镜片无法组装,或者即使组装了也无法调整至标准。

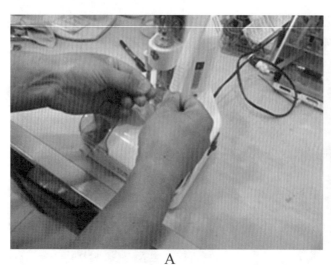
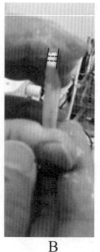

A   B

图 6-2-25　使用扩孔针进行扩孔

A.扩孔动作;B.孔已穿通

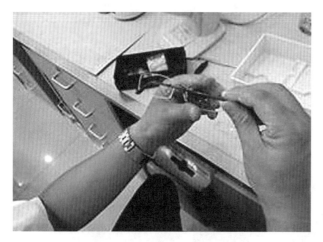
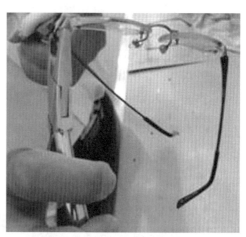

图 6-2-26　组装镜架　　　　　　　图 6-2-27　镜架整形

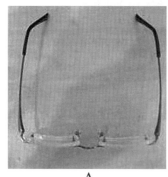
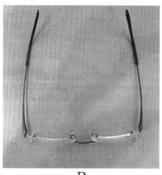
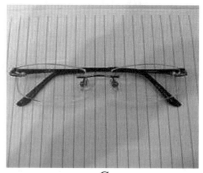

A　　　　　　　　　　B　　　　　　　　　　C

图 6-2-28　眼镜整形

A.张开两镜腿平放在桌面上,左右镜圈下边缘以及镜腿后端均接触桌面;B.如倒伏在桌面上,左右镜圈上缘以及镜腿上边缘接触桌面;C.眼镜左右镜腿合拢放在桌面,保持基本平稳

（时　鑫）

任务三 眼镜片的选择

一、学习目标

能力目标	知识目标	素质目标
• 根据处方帮助顾客选择镜片的材料和设计 • 根据顾客视觉需求选择镜片的膜层和颜色 • 根据顾客不同距离清晰度的需求推荐渐变焦镜片	• 不同镜片材料的特性 • 树脂镜片的各种表面处理 • 有色镜片的作用 • 渐变焦镜片的设计与性能	• 科学严谨、责任感强 • 勤于思考、助人为乐

二、任务描述

顾客张某,男,45岁,某行政单位主任,原戴镜 R:−4.00DS,L:−3.50DS,原眼镜瞳距为64mm,所用镜片为普通的树脂镜片。因原眼镜已经戴了4年,镜片已经刮花,透光性能变差,而且最近觉得看近时间一长,就会觉得看近模糊。所以来眼镜店要求重新检查配镜,检查发现远用光度基本没有改变,有轻度的老视度数。具体验光处方如图 6-3-1 所示。

旧眼镜资料与处方:

			球镜 DS	柱镜 DC	轴位 AX	棱镜	基底	ADD	矫正视力
■远用	旧								
□近用	眼镜	R	−4.00						0.9
□多用	度数	L	−3.50						1.0
眼镜瞳距:远用 64 mm 近用 mm					镜架的规格:			镜片:	

验光资料与处方:

			球镜 DS	柱镜 DC	轴位 AX	棱镜	基底	ADD	矫正视力
□远用									
□近用	验光	R	−4.25					1.00	1.0
■多用	处方	L	−3.50					1.00	1.0
瞳距:远用 64 mm 近用 60 mm					渐进片 RPD 30 LPD 30 RPH LPH				

图 6-3-1 顾客验光单

通过沟通和挑选,张先生最后选择了一副某品牌的纯钛全框镜架,当营业人员向其询问对镜片有何要求时,发现该顾客对镜片的厚薄和清晰度等非常在意,想对其进行详细了解,以便能配一副既美观、透光性能又很好的眼镜,如果能解决看近时间久就会模糊的问题那就更好了。

三、知识准备

(一) 镜片的材料

1. 玻璃镜片(图 6-3-2) 玻璃是最早用作眼镜镜片的材料。在材质中,冕牌玻璃被长期使用,由于度数越高厚度也随之增大,因而高折射率材料也被陆续开发出来。所以玻璃镜片又分为普通玻璃材料眼镜片、光学玻璃材料眼镜片、高折射率玻璃材料眼镜片、有色玻璃材料眼镜片、光致变色玻璃材料眼镜片。玻璃镜片比较厚重,所以现在已经逐渐被树脂镜片取代。

2. 树脂镜片(图 6-3-3) 重量轻、不易破碎,安全性高是光学树脂材料最大的特点。其重量约为玻璃镜片的一半;抗冲击性比玻璃高 10 倍,安全性好;化学稳定性和透光率也不错;有极佳的着色性,可染成各种颜色;吸收紫外线性能好、容易加工等。

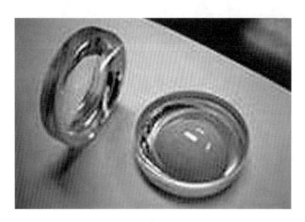

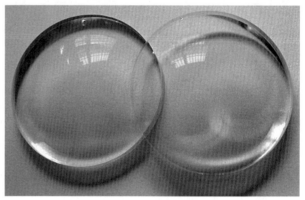

图 6-3-2　玻璃镜片　　　　　　　　图 6-3-3　树脂镜片

但是光学树脂材料也有缺点:硬度低、易划伤、耐热性能差,所以需在其表面进行加硬加膜处理以改善其性能。因为树脂镜片的重量轻及安全性高,目前,树脂镜片已经成为主要的光学配镜材料。

玻璃镜片与树脂镜片性能优缺点的对比归纳见表 6-3-1。

表 6-3-1　未经处理的普通树脂镜片与普通玻璃镜片性能对比

	普通玻璃镜片	普通树脂镜片
安全性	容易破碎,安全性差	不易破裂,安全性高
厚薄度	薄	厚
轻重感	重	轻
耐热性	强	差
耐划伤性	硬度高,耐划伤	未加硬的镜片易划伤
易染色性	不易染色,时尚感差	容易染色,极富时尚性
加工性	不易加工	容易加工

用于制造眼镜片的树脂材料都是由高分子材料经模具浇铸或注塑成型制成的光学树脂材料。常用的光学树脂材料有热固性树脂材料和热塑性树脂材料两大类型。

(1) 热固性树脂材料:热固性树脂,原材料为液态,加热后硬化成型,受热不易变形,目前市场上大部分的眼镜片使用这种材料制造,主要代表为 CR-39 材料、Trivex。

(2) 热塑性树脂材料:热塑性树脂,原材料为固态颗粒,加热到一定温度后可软化塑形,故称热塑性材料,主要代表为 PMMA、PC。

主要光学树脂材料镜片的性能对比归纳见表 6-3-2。

表 6-3-2　主要光学树脂材料镜片性能

性能\种类	折射率	透光率 /%	阿贝数	密度 / (g/cm^3)	耐磨性 (HB)	耐冲击性 / $(kg \cdot cm/cm^2)$	耐热性 /℃
CR-39	1.499	89~92	57.8	1.32	4H	2.4	70
Trivex	1.53		45	1.11	2H		90
PC	1.587	85~90	31	1.20	B	92	120
PMMA	1.491	90~92	57.6	1.19	2H	5.6	80

3. 水晶镜片(图 6-3-4)　水晶石是一种天然透明的石英结晶体,化学成分主要为二氧化硅,其折射率和密度略高于光学玻璃。

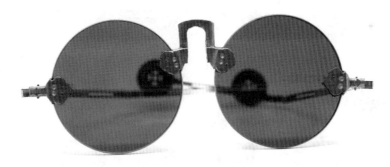

图 6-3-4　老式水晶眼镜

水晶的主要优点是:硬度高、耐高温、耐摩擦、不易潮湿(雾气不易留在其表面)、热膨胀系数小等。

主要的缺点是:研磨加工困难;密度大,很重;来源少,价格昂贵(这也是人们常迷信、推崇它的原因之一);可透过红外线导致其对视网膜的损伤。天然水晶多数质地不纯,常有斑瑕、斑纹等,色度也很不均匀,常带各种颜色,使透光率降低,对光线有双折射作用,视物会出现重影。

因此,水晶的光学性能远不如光学玻璃优良,目前,已逐渐被光学玻璃或光学树脂材料所代替。

(二) 眼镜片的光学特性

光学性质是指计算屈光作用和控制光学性能的特性,它是眼镜片材料的基本性质。

眼镜片材料的光学性质与在日常生活中所碰到的各种光学现象相符,主要有光线在眼镜片两个表面的反射、折射,镜片本身的吸收以及散射和衍射等现象。

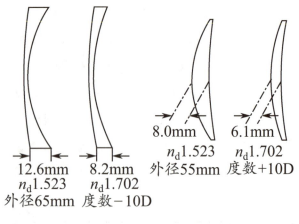

1. 折射率 折射率是反映镜片材料折射能力的一个参数。折射率越高的材料,光线进入镜片偏折的角度就越大,用折射率高的材料制作出来的镜片就越薄(图6-3-5)。

图 6-3-5 折射率不同,镜片的厚薄对比图

2. 比重 同体积的镜片比重越小,则镜片的重量越轻;反之,比重越大,则镜片的重量越重。一般折射率越高,比重就越大。

3. 阿贝数 阿贝数是最常用于衡量镜片材料的色散量。阿贝数的大小与材料的色散成反比,阿贝数越高,镜片产生的色散就越少。阿贝数越低,用镜片的周边视物时将越有可能发现彩色条纹,镜片周边的视敏度将下降。

通常情况下,用作眼镜片材料的阿贝数为30~60。一般眼镜片的折射率越高,色散就越大,阿贝数就越低。低阿贝数材料制造的镜片周边部容易出现色散现象(图6-3-6),通过镜片看到的图像有彩色条纹,视敏度就越低。

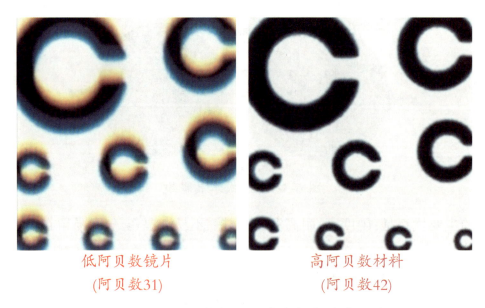

低阿贝数镜片
(阿贝数31)

高阿贝数材料
(阿贝数42)

图 6-3-6 阿贝数高低对视觉清晰度差异性对比

通常来讲,镜片的折射率越高,镜片越薄,但是阿贝数随之会变小,视物清晰度变低。所以虽然现在开发出来很多新型的折射率较高的树脂镜片材料,但是 CR-39 树脂镜片作为阿贝数最高的树脂镜片,销售仍然长盛不衰。

所以达到折射率、比重、阿贝数三者之间最佳平衡的材料对配戴者来说是最好的。各种常用光学树脂材料的性能特点归纳见表6-3-3。

表 6-3-3　市场中主要镜片材质的三要素一览表

材质（商品名称）		折射率（n_e）	比重 /（g/cc）	阿贝数（γ_e）
树脂	CR-39	1.50	1.32	58
	Trivex	1.53	1.11	43
	Stellify	1.55	1.28	36
	PC	1.59	1.20	30
	EYAS	1.60	1.32	41
	EYNOA	1.67	1.37	31
	EYRY	1.70	1.41	36
	Eyvia	1.74	1.47	31
以上材质的英文代码均是该材料的商品名称				

（三）镜片的设计分类

镜片的设计分类有球面设计镜片、单面非球面设计镜片和双面非球面设计镜片。

1. 球面设计镜片（图 6-3-7）　球面设计镜片是指凸面、凹面使用球面的镜片。对于凸面或凹面的任何一面使用球面、其他面使用环曲面或平面的镜片，也列为球面设计镜片。

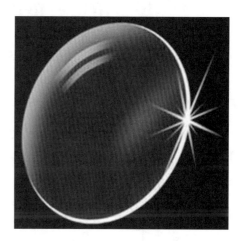

最早的眼镜镜片都是采取球面设计的，但球面像差的存在影响了周边成像的清晰度，尤其是对于选择大镜框的顾客而言，球面像差对其视觉真实度会产生更大的影响。

图 6-3-7　球面镜片

2. 非球面设计镜片　非球面镜片又分为单面非球面和双面非球面，而单面非球面镜片根据非球面的位置不同又分为凸面非球面设计镜片和凹面非球面设计镜片（图 6-3-8）。

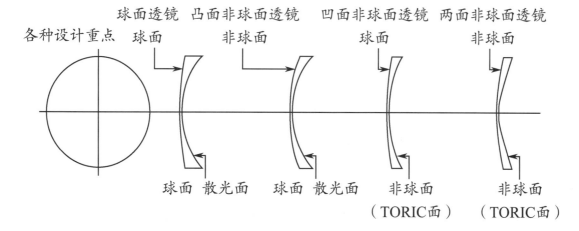

图 6-3-8　各种设计的镜片

（1）与球面镜片相比，非球面镜片的主要优点有三个。

1）周边变形小、清晰逼真的视野宽广：通过球面镜片的周边部分看由 E 形字母组成的方格图时，线条变得弯曲（图 6-3-9B），而通过非球面镜片周边看到线条则几乎感受不到变形（图 6-3-9A）。

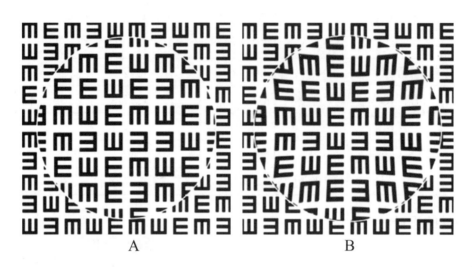

图 6-3-9

A. 非球面镜片；B. 球面镜片

2）非球面镜片比球面镜片更轻、更薄（图 6-3-10）。

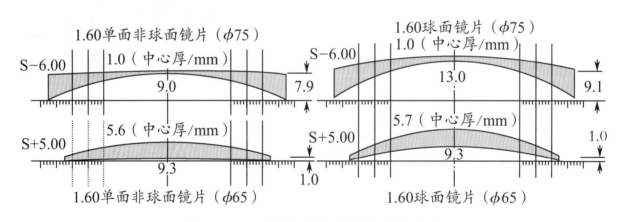

图 6-3-10 球面与非球面镜片厚度对比

3）非球面镜片对于脸型的改变更小，更加美观（图 6-3-11）。

（2）双面非球面镜片：图 6-3-8 各种镜片设计示意图中，双面非球面镜片的凸面与凹面均采用了非球面设计，可进行高度的像差补正，尤其是对于散光镜片来说，非球面可以进一步改善散光镜片中主经线以外的斜向偏差，其性能更加优异。

（3）与单面非球面相比，双面非球面的主要优点有以下几点：

1）配戴双面非球面镜片的视野更加宽广、视力更加敏锐（图 6-3-12）。

2）所有的光度的光学性能都能得到更好的发挥，特别是对高度散光的镜片。

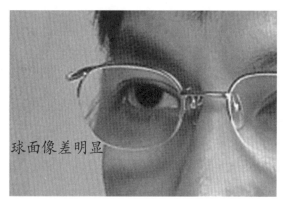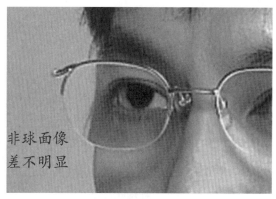

图 6-3-11 与球面相比,非球面更加美观

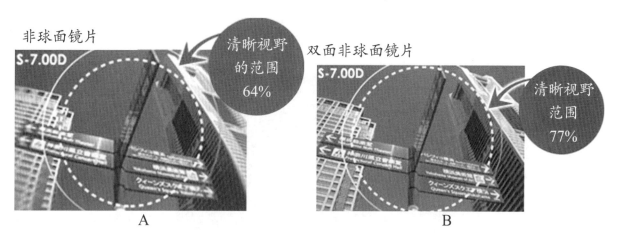

图 6-3-12

A. 单面非球面镜片;B. 双面非球面镜片

3)比单面非球面有更薄的中心厚度(CT)或边缘厚度(ET),如图 6-3-13,镜片的前表面更加平坦、镜片整体更加轻薄。

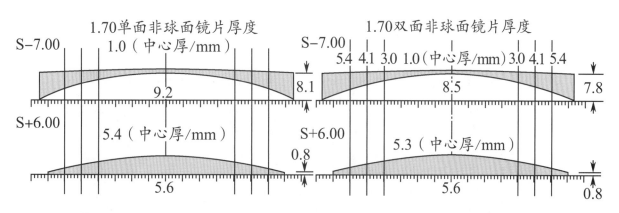

图 6-3-13 同折射率的单面非球面与双面非球面厚薄度对比

(四) 镜片的表面处理

树脂镜片镀膜膜层结构有各种功能性的顶膜、减反射增透膜、加硬膜等。具体膜层结构(图 6-3-14)。下面分别进行介绍。

1. 加硬膜　树脂镜片表面硬度不高,易于擦伤。镜片表面的划伤并不只会引起散射,导致视觉模糊,也有外观上的缺陷。为了弥补这一缺点,树脂镜片要加硬膜。

加硬膜层的优点:能较长时间保持光学品质和外观。大约 $2\mu m$ 厚的加硬层,使镜片表面更能抗划伤,镜片的耐用性大大增加。一般树脂镜片的加硬层是包含了聚硅氧烷(含硅和有机聚合物)的有机材料(图 6-3-15)。

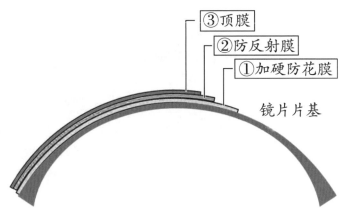

③顶膜
②防反射膜
①加硬防花膜
镜片片基

图 6-3-14　镜片膜层结构示意图

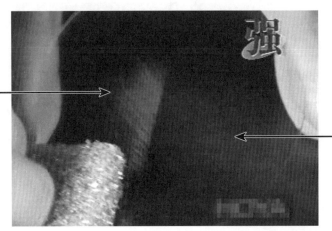

未加硬处理的镜片非常容易被划伤

同等摩擦强度下,加硬处理的镜片未被划伤

图 6-3-15　加硬镜片与未加硬镜片抗划伤对比

2. 减反射膜　光线通过镜片的前后表面时,不但会产生折射,还会产生反射。这种在镜片前表面产生的反射光会使别人看戴镜者眼睛时,看到的是镜片表面的一片白光。拍照时,这种反光还会严重影响戴镜者的美观(图 6-3-16)。

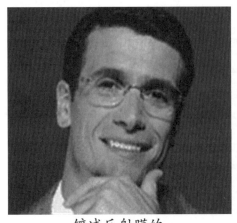

镀减反射膜的

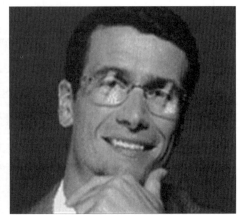

未镀减反射膜的

图 6-3-16　镀防反射膜和不镀防反射膜镜片美观度的比较

镀减反射膜的镜片具有以下优点：①恼人的反射和模糊现象明显减少，减少配戴者的不适感；②配戴者眼睛能不受阻碍的被看见，外观更美观；③镜片的光线透过率增强，配戴者感觉视野清晰（图6-3-17）。

3. 顶膜 镜片表面镀有多层减反射膜后，镜片特别容易产生污渍，而污渍会破坏减反射膜的减反射效果。原因是减反射膜层呈孔状结构，所以油污特别容易浸润至减反射膜层内。

为了解决这个问题，就要在减反射膜层上再镀一层具有抗油污和抗水性能的顶膜，这层顶膜必须非常薄，不会改变减反射膜的光学性能。

现在市场中有各种各样的顶膜，功能主要为易清洁作用和增强镜片本身的耐划伤，这些顶膜在每个厂家有不同的名称，其功能各有侧重。如防油渍易清洁膜（图6-3-18）、防静电易清洁膜（图6-3-19）、防水易清洁膜（图6-3-20）。

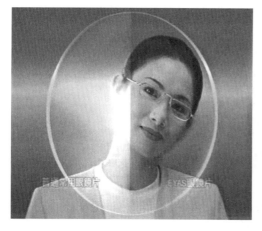

图 6-3-17 镀膜与不镀膜镜片清晰度对比

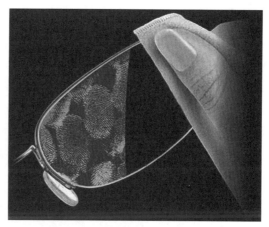

图 6-3-18 防油渍易清洁膜

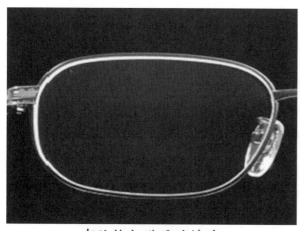

有防静电膜层的镜片

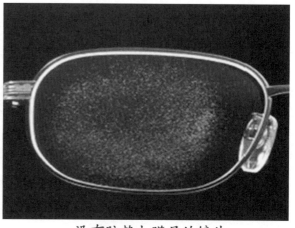

没有防静电膜层的镜片

图 6-3-19 防静电易清洁膜的作用对比图

（1）易清洁膜。

（2）防蓝光膜：随着社会的进步与发展，尤其是 3G 网络的应用，电脑显示屏、智能手机、平板电脑等数码产品现今已被广泛使用，这些数码产品都会散发出大量的蓝光，长期接触高能量蓝光容易令人产生头晕，并且对眼睛造成伤害，加大出现黄斑病变的概率、损害视力。

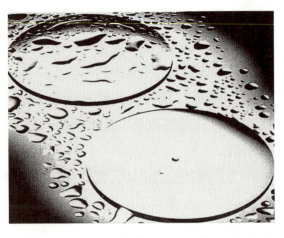

图 6-3-20 防水易清洁膜的作用对比图

美国 2012 年一项就成年人使用数码产品的研究报告显示，超过 80% 的人平均每天会用 4~6 小时或更长时间使用数码产品（图 6-3-21）。从早到晚近距离观看相片、图像、文字、动画等会对眼睛造成一定压力。部分被访者曾出现红眼、眼干或眼涩、视物模糊、疲劳，头、脊背、肩膀及颈椎疼痛。

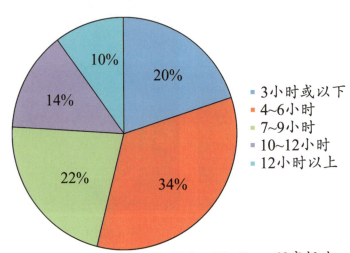

- 3小时或以下
- 4~6小时
- 7~9小时
- 10~12小时
- 12小时以上

2012 The Vision Council-Vision Findings 研究报告就10 000名成年人使用数码产品情况及眼睛不适进行的问卷调查

图 6-3-21 使用数码产品的时间及所占的比例

因此，配戴防蓝光镜片逐渐在白领人士和年轻人中流行。防蓝光镜片是利用镜片的膜层技术把射到镜片上的蓝光反射出去，过滤多余蓝光（图 6-3-22），提升影像清晰度，减轻眼睛的负担和舒缓眼睛疲劳。由于膜层采用了反射技术，所以呈现蓝色（图 6-3-23）。

（五）有色镜片

1. 染色镜片　有些戴镜者为了美观、舒适，喜欢镜片带有一定的颜色；有些戴镜者希望镜片能吸收一定量的可见光，在强光下不太刺眼；也有些戴镜者需要有色镜片以增加视物的对比度等。一般染色镜片都是采取定制片的形式，选好镜片的颜色和浓度，生产厂家定制后再给配戴者。

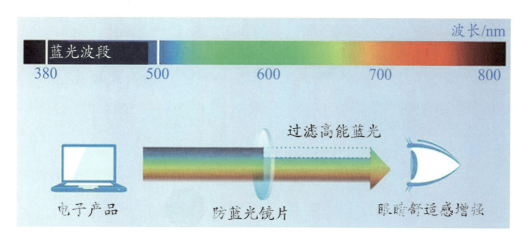

图 6-3-22　镜片防蓝光原理示意图

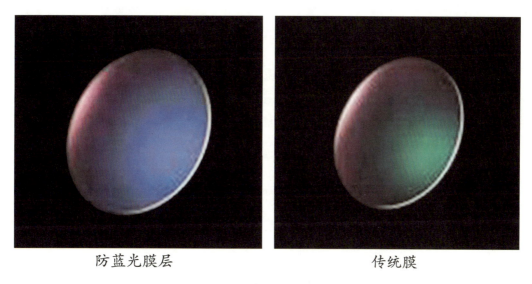

图 6-3-23　防蓝光镜片与传统膜层镜片膜色的对比

目前市场中染色树脂镜片的染色种类非常多(图 6-3-24),顾客在选择染色镜片时往往不知道应该如何选择,其实好的染色镜片的颜色一定是根据色彩学理论和不同年龄肤色变化而研制的,配戴上该颜色的镜片后配戴者的肌肤应该看起来更透明、更亮丽,脸部更立体、生动,体现的是健康美和自然美。

选择染色镜片除了要注重颜色的美观度之外,还要有良好的可见光透过率,尤其是人最敏感的 400~500nm 附近,并能提高其视觉性能。

比如淡褐色能使远景更加鲜明,在阴天或有薄雾的天气配戴能使远处的景物更清楚,适合于雾天行驶的驾驶员;淡灰色对任何色光都能均匀吸收,不改变物体本来的颜色,特别适合与颜色有关的工作者。

2. 光致变色镜片　光致变色镜片俗称变色镜片,可随光的强度自动改变透光率,可将矫正和防护两种功能结合起来。这种镜片根据变色的原理与制造工艺的不同又分为膜层变色与片基变色两种。

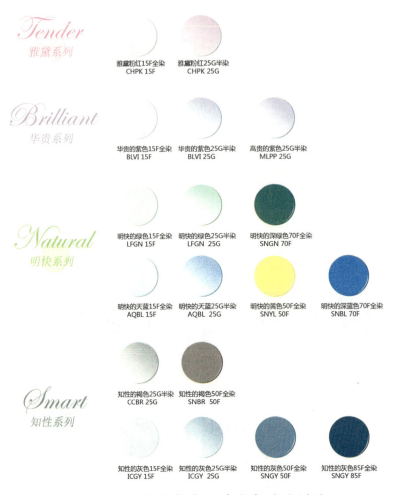

图 6-3-24　市场中某品牌染色镜片样片

片基变色一般用于玻璃镜片或低端树脂镜片,即在片基中加入了感光物质卤化银,使其在紫外线作用下镜片颜色变深,没有紫外线作用时镜片颜色恢复,其变色浓度受镜片厚薄影响。而膜层变色一般用于高档树脂镜片,通过在镜片的表面涂上一层复合变色材料实现变色(图 6-3-25)。因为膜层厚度均匀,其变色浓度不受镜片厚薄影响。

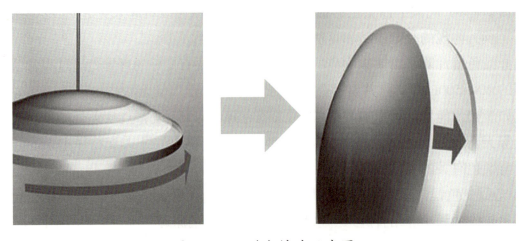

图 6-3-25　膜变镜片示意图

该材料遇到紫外线照射时,就会产生化学变化颜色变深,切断紫外线照射时,重新恢复到无色透明。变色镜片的变色速度和变色浓度与紫外线照射量和温度有关。紫外线量越多,变色浓度越深、速度越快;温度越高,变色浓度越浅。所以在冬天下雪后的晴天变色的浓度最深,而在温度较高的夏天,变色浓度会比较浅(图 6-3-26)。

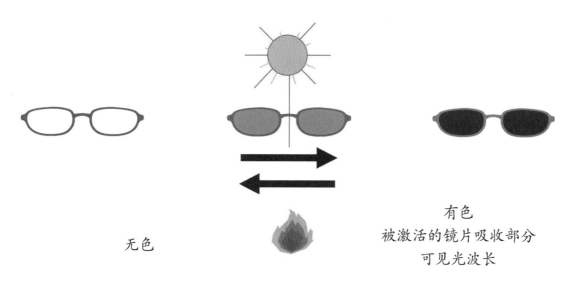

图 6-3-26 变色原理示意图

另外,变色微粒是有活性和寿命的,在使用一段时间之后,变色微粒逐渐失去活性,镜片的底色会越来越深,而且镜片最深时的浓度变浅,也就是变色幅度随着变色活性的减退而变小。在正常配戴的情况下,一般变色镜片的使用寿命是 3~4 年。

光致变色片的使用要注意以下几点:

(1) 更换单片时,因为新的变色片与旧的变色片的变色活性有差别,经常会出现颜色不一致的情况,建议顾客两片同时换。

(2) 变色镜片的褪色也是需要光照的,如果在镜片没有完全褪色时就放置在眼镜盒中,镜片就不能完全褪色,导致镜片有底色。

(3) 片基变色镜片厚度不同时,变色浓度不同,若顾客两眼屈光度相差 2.00D 以上,建议配膜层变色的变色片。

(4) 在密封的没有紫外线的车内,驾驶员配戴变色镜片则颜色不会变深,起不到遮光的效果,所以戴变色片时,最好打开车窗或者验配专门的车内变色镜片。

(六) 渐变焦镜片的设计与性能

渐变焦镜片的基本特性

(1) 渐变焦镜片的优点

1) 视物清晰连续:双焦点镜的两个屈光度设计限制了戴镜者的目的距离。对于配戴双焦点镜的老视者,中距离会视物模糊(图 6-3-27),无法像渐变焦镜片一样,提供全程、连续的清晰视物范围(图 6-3-28)。

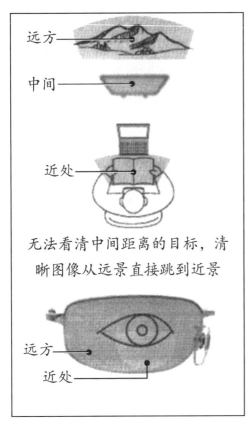

图 6-3-27　通过双光镜视物示意图

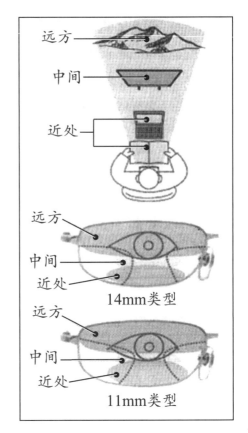

图 6-3-28　通过渐变镜视物示意图

2) 外表美观:无论双焦或三焦点眼镜在镜片表面都有明显的分界线,并且外观上有可察觉的不同屈光力区域。例如比较年轻的老视患者往往会对双焦点镜的外观产生反感,因为双焦点镜是反映老龄化的一种标志,而渐变焦镜片外观如同单光镜,镜片上不存在分界线,让配戴者显得年轻、有活力,没有年龄的负担。

(2) 渐变焦镜片的视觉局限性

1) 水平视野受限:尤其是下加光度较大时,中、近距离视野相对狭小(图 6-3-29),所以对于年龄偏大、下加光度较高的渐变焦镜片配戴者来说,刚开始配戴时其眼睛横向扫视幅度受限,需相应增加水平头位运动。

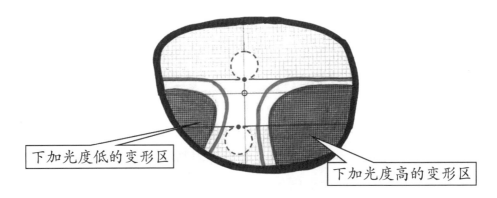

图 6-3-29　同下加光渐变焦镜片的变形区

2）视觉习惯的改变：因为镜片上近用区域是在镜片的下半部分，所以看近时眼睛要自然下转才可以看清近处，而看远处时眼睛要有意识地用镜片的上半部分（图 6-3-30）。

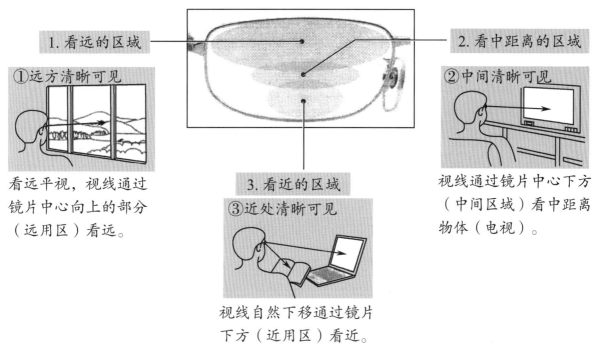

图 6-3-30 渐变焦眼镜的使用方法

四、实施步骤

（一）根据镜片的性能选择镜片

要选择一副合适的镜片，首先要了解眼镜镜片的各种性能，以及这些性能的优缺点。镜片的各种性能特点归纳为表 6-3-4。

表 6-3-4 镜片的各种性能给配戴者带来的影响

镜片要素	决定因素	参考指标	判断标准
镜片材料	折射率	镜片的厚薄	折射率越高、镜片越薄
	阿贝数	视觉清晰度	阿贝数越高、视觉清晰度越高
	比重	镜片的轻重	比重越小，镜片越轻
	透光率	镜片的透射比 镜片材料对光的吸收、散射、反射	通常折射率越高的镜片，透光率越低
	紫外线阻断	材料的紫外线阻断性能	阻断小于 380nm 波长的光线为全防紫外线

续表

镜片要素	决定因素	参考指标	判断标准
镜片膜层	加硬膜	耐划伤程度	硬度越高,耐划伤程度越强
	防反射膜	镜片的透光率	透光率越高,视物越清晰 膜层均匀,透光性能恒定
	防水、防油、防污膜	镜片是否易清洁	油滴的接触角越大,防污性能越好
	防静电膜	镜片是否容易脏	镜片通过摩擦带电后,吸附的细屑越少,防静电性能越强
镜片设计	球面	清晰、逼真的视野大,同时镜片轻薄	非球面程度越高,清晰逼真的视野大
	单面非球面		
	双面非球面		
其他功能	染色	美观、个性化	每种颜色所带来的个性化的呈现
	变色	美观、保护眼睛和个性化	随环境亮度而改变颜色的速度、深浅度和均匀度
	防蓝光	保护眼睛	主要防止高能蓝光

(二)根据顾客情况选择适合的镜片的建议

1. 顾客眼的屈光状态及对镜片的厚薄要求选择 中高度屈光不正顾客往往喜欢薄一些的镜片,要想让镜片薄一些有两种方法:一是选择折射率高的材料,二是选择非球面设计。不管哪种选择都会增加镜片价格,而且折射率高的镜片视觉清晰度会有所下降,因此对于不超过4.00D的屈光不正,建议选择非球面设计,超过4.00D的屈光不正,可根据顾客经济能力推荐中高折射率镜片。

2. 顾客工作和生活环境与镜片的膜层、染色和变色的选择 一般在选择镜片膜层时,要考虑的是顾客眼镜的使用环境,对于树脂镜片来说,加硬膜是一定要具备的,至于防反射膜、防水防油膜减反膜和顶膜的选择,要根据顾客的需求,顾客希望镜片透光率高,则需选多层减反膜,顾客希望镜片耐脏易清洁,则对顶膜要求较高。

染色镜片多用于有度数太阳镜的验配,若顾客不想在光学眼镜和太阳眼镜中频繁更换,想一副眼镜解决问题,则可推荐变色镜片。

3. 顾客原眼镜的情况和配镜要求与镜片的材料、膜层和设计的推荐选择 目前市面上的镜片以非球面设计为主,对原镜是球面镜片的顾客,需解释非球面可能导致的视觉不适,使其有心理准备。另外,对顾客旧镜的镀膜情况应有所了解,避免新推荐镜片膜层不如旧镜,导致顾客不好的配戴体验。

4. 中老年顾客有近用需求与不同功能渐变焦镜片的选择 中老年顾客进店,若抱怨远用眼镜与老视镜频繁摘戴不方便,或询问有无一副眼镜能同时既看远又看近的,可为其推荐渐变焦镜片,但在介绍渐变焦镜片优点的同时,也需告知顾客渐变焦镜片存在不可避免的周边像差区,而且,由于镜片不同区域度数不同,需改变原有的视觉习惯以适应新镜片,适应时间通常为1~2周,尽可能避免顾客因不知情导致对镜片期望值过高,适应困难以及因此产生的抱怨及投诉。

(三)根据验光处方及顾客情况选择镜片

顾客张某,男,45岁,某行政单位的主任,因原镜已经戴了4年,镜片刮花,透光性能变差,最近一段时间看近久了感觉模糊,到眼镜店要求重新配镜,经检查远用光度基本不变,有轻度的老视度数。旧镜资料及验光处方如图6-3-31所示。

旧眼镜资料与处方:

■远用	旧		球镜DS	柱镜DC	轴位AX	棱镜	基底	ADD	矫正视力
□近用	眼镜	R	−4.00						0.9
□多用	度数	L	−3.50						1.0
眼镜瞳距:远用 64 mm 近用 mm					镜架的规格:			镜片:	

验光资料与处方:

□远用			球镜DS	柱镜DC	轴位AX	棱镜	基底	ADD	矫正视力
□近用	验光	R	−4.25					1.00	1.0
■多用	处方	L	−3.50					1.00	1.0
瞳距:远用 64mm 近用 60mm					渐进片 RPD 30 LPD 30 RPH LPH				

图6-3-31 旧镜资料和验光处方

沟通得知,张先生对镜片的厚度及清晰度非常在意,并且希望新镜片能解决其视近模糊的困扰。虽然张先生屈光度不高,但因为其在意镜片厚度,且身为主任,具备一定的经济能力,可为其推荐1.60折射率非球面镜片。其对清晰度非常在意,因此,镜片需有较好的减反膜及顶膜。

进一步了解到其工作性质是经常接触电脑的(图6-3-32),为其推荐防蓝光膜层。同时,由于其有1.00D的近附加,且有视觉模糊的困扰,可向其介绍渐进镜片的优点及配戴特点供其参考(图6-3-33)。另外,他没有提到户外工作及遮光的需求,不考虑染色和变色镜片。

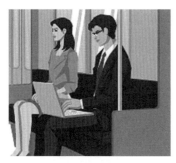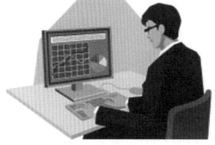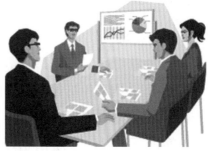

图6-3-32 顾客各种生活和工作情景

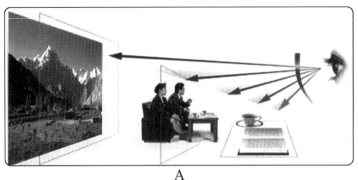
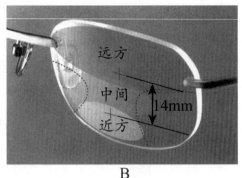

图 6-3-33　渐变焦镜片的优点和结构

A.渐变焦镜片可以同时兼顾看远、看中、看近;B.渐变焦镜片结构

综合以上情况给顾客选择一副 1.60 折射率渐变焦加硬防反射防蓝光镜片。

五、实训及评价

实训一　观察体验不同材料眼镜镜片,写出不同材料眼镜镜片特点。

具体要求:把同学们分成若干小组,并为每一小组准备玻璃镜片、树脂镜片、水晶镜片各一片(度数相同),观察、感受厚薄、轻重、光学质量、底色的差异。

评价标准:能正确分辨出哪个是玻璃片,哪个是树脂片,哪个是水晶片。

实训二　观察体验不同折射率、不同阿贝数的镜片清晰度的区别。

具体要求:把同学们分成若干小组,并为每一小组准备 +4.00D,折射率分别为 1.50、1.59(PC 片)、1.67 的树脂镜片各一片。再准备一张写着字的白纸,通过不同镜片观察白纸上黑字的边缘,并把观察到的现象描述在表 6-3-5 中,同时感受它们成像清晰度的不同。

表 6-3-5　不同折射率镜片的色散和清晰度

+4.00D 镜片材料		观察图像描述色散程度	观察到的清晰度(高 / 低)
折射率	阿贝数		
1.50			
1.59			
1.67			
请总结规律:			

评价标准:

1)准确描述不同折射率镜片观察到的色散大小。

2)准确填写各折射率镜片的阿贝数和清晰度。

3)正确总结出规律。

实训三　观察体验不同设计的镜片成像情况。

具体要求:把同学们分成若干小组,并为每一小组准备相同折射率的 +3.00D

和 –6.00D 的球面、单面非球、双面非球树脂镜片各一片。再准备自制一张方格图(A4 纸, 1cm×1cm 的方格)。通过不同设计的镜片观察方格图的线条有没有变弯曲,然后填写表 6-3-6 并总结。

表 6-3-6　通过不同设计的镜片中心和边缘看到的成像效果

+3.00D 的树脂镜片	通过镜片中心区域观察方格图	通过镜片周边区域观察方格图
球面		
单面非球		
双面非球		
–6.00D 的树脂镜片	通过镜片中心区域观察方格图	通过镜片周边区域观察方格图
球面		
单面非球		
双面非球		

总结:_____。

评价标准:

1)把观察到的情况正确填写到每一个格中。

2)从填写的答案中总结出球面、单非、双非球面的规律。

实训四　渐进镜片宣传海报制作。

具体要求:把同学们分成若干小组,为每个小组准备各种颜色的蜡笔和 A3 大的白纸,请大家设计一个渐进眼镜的宣传海报,然后大家评选出最能打动消费者的宣传海报(表 6-3-7)。

表 6-3-7　海报评价标准

海报中包含的项目	评分标准(满分 10 分)	得分
目标消费者	1 分	
渐进眼镜特点	2 分	
渐进眼镜带给配戴者的利益点	2 分	
目标消费者用眼特点	2 分	
图文并茂	1 分	
文字表达通俗易懂	1 分	
排版美观、整洁	1 分	

实训五　角色扮演。

情景设定:一位家长带着自己上中学的孩子到眼镜店配眼镜,该学生在 5 年前就已经近视了,基本都是每年换一副眼镜,家长主诉说,孩子太调皮,也不好好保护眼镜,眼镜用一段时间后都或多或少划伤,镜片的透光性就不好了。所以这次想换一副好一点儿的镜片。

本角色扮演共需要三位学生进行,一位扮演学生,一位扮演学生的母亲或父亲,另外一位扮演眼镜店的营业人员,然后向这对母子(或父子)推荐适合的镜片。

评价标准:

1)顾客需求的挖掘是否充分？（2分）

2)是否根据顾客需求给予相应功能的镜片？（2分）

3)是否向顾客讲明相应功能的镜片配戴后给顾客带来的好处？（2分）

4)销售接待过程中,是否注意了礼貌用词？（2分）

5)最后,是否推荐了适合的镜片给顾客？（2分）

六、常见问题

(一) 关于镜片材料方面

1. 在向顾客推荐树脂镜片时,顾客经常会说,不就是塑料镜片吗？好在哪里？

其实顾客的这个疑问是两方面的,一方面他不知道塑料与树脂的区别,误以为树脂就是塑料,所以我们要利用学到的镜片材料方面的知识予以澄清,告知顾客:镜片所用树脂材料与普通塑料不同,用于生产镜片的树脂材料,其透光性、抗冲击性、耐高温、抗氧化、抵抗紫外线等方面均有一定的要求,任何一项指标达不到要求,都不能用于镜片的生产。因此,树脂镜片不能简单等同于塑料镜片,多数塑料制品的原材料是不符合镜片生产要求的。另一方面,他不知道镜片的价值包含材料、膜层和设计,树脂材料只是镜片价值的一方面,膜层的性能高低以及镜片的设计其实才是体现在镜片上的真正价值。

2. 一位年龄65岁的近视度数左右眼均为 $-5.00D$ 的顾客,在10年前配过一副眼镜,折射率为1.50。几天前在某眼镜店配了相同度数、折射率为1.67的眼镜。但是配戴了几天后,发现新眼镜在看白色物体时带颜色,比如看白衬衣的领子时,会觉得领子泛黄,好像没洗干净一样。是哪里出了问题呢？如何给顾客解决？

顾客投诉的这个现象其实是因为不同折射率的镜片其阿贝数不同。折射率越高,阿贝数越低,对细节的分辨率就越低。1.50折射率的镜片阿贝数是58;1.67折射率的镜片阿贝数是32,差距比较大,而且眼睛对此比较敏感,所以顾客一下子适应不了才会出现以上的问题。

(二) 关于镜片的设计方面

一顾客到某眼镜店配镜,店内营业人员推荐给顾客非球面镜片,非球面镜片因为比球面镜片更加轻薄,而且成像更加逼真不变形,所以配戴起来会更好。但是顾客讲他的朋友戴了非球面眼镜后,感觉还不如以前戴的球面眼镜舒服,所以他仍然想配球面眼镜。大家知道非球面镜片肯定比球面镜片综合性能好,但是为什么会出现非球面镜片不如球面镜片舒服的情况呢？

与球面镜片相比,非球面镜片的成像效果,尤其是通过镜片的周边视物的效果,更接近与裸眼的视觉效果,成像更加清晰逼真。

那为什么由球面换戴非球面镜片会不舒服呢?那是因为该顾客刚开始出现近视配眼镜的时候,配的是球面镜片,而球面镜片周边成像效果与裸眼不同,所以对于第一次配戴近视眼镜的顾客而言,都需要一定的适应时间,而在适应时间内,视网膜所成的与实物有些不同的像会被大脑皮层进行修正,从而建立影像修正机制。一旦大脑皮层中的影像修正机制形成,大脑会自动修正由视网膜传递来的影像。如果这时配戴了非球面镜片,视网膜上所成的影像与实物相同,但是修正机制仍然存在的话,修正出来的影像会与实物产生偏差,导致视觉疲劳的症状而出现不适。若要消除这个不适感,还得要适应回去,也就是逐渐消除大脑皮层的修正机制,这需要一定的时间。如果刚开始近视时配戴的镜片就是非球面镜片的话,就不会出现这个问题。

(三) 关于镜片的膜层方面

有顾客反映有些价格较高的硬度好、防水防油的易清洁膜层镜片,防雾效果反而不如单纯加硬的树脂镜片,这是为什么呢?

镜片产生雾气有两个方面的条件:一是存在温度差(夏天从冷空调的房间走到室外,冬天从寒冷的室外进入有暖气的房间,室内、室外存在温度差),二是空气中富含水分。

只有杜绝其中任何一个条件,才不会产生雾气。但是我们无法改变环境,所以镜片上的雾气一定会产生。所谓的防雾效果其实就是镜片上形成的水汽蒸发得比较快。那雾气蒸发得比较快的条件是空气快速地流动或者镜片上的水雾与空气接触的面积较大,只要有一方面条件具备,雾气消散得就比较快。

所以配戴眼镜的人有时会向产生了雾气的镜片吹气,产生空气的快速流动。在接触面积方面,不防水不防油的加硬镜片,在镜片上凝结的细小水珠与镜片表面接触的面积大,而防水防油易洁膜的镜片表面凝结成的水珠接触面积小(图6-3-34)。所以才会出现防水防油易洁膜的镜片防雾效果不如加硬的镜片。

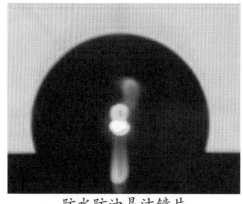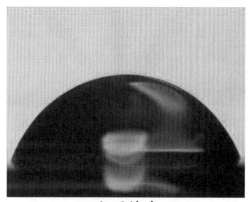

防水防油易洁镜片　　　　　　　　加硬镜片

图 6-3-34　加硬层和易洁膜层水珠接触面对比示意图

现在市面上也出现了防雾膜层的镜片,其原理就是把镜片的表面镀上亲水性的膜层(防水防油易洁膜镜片是疏水性膜层),增加水珠与镜片表面的接触面积来达到防雾的效果。但是疏水性膜层结构疏松、分子间隙大,所以容易聚集灰尘、残留水渍,非常不易清洁。所以不同功能的膜层各有利弊。

七、习题

单选题

1. 镜片的折射率越低,镜片就越（　　　）

   A. 厚　　　　　　　B. 薄　　　　　　　C. 轻　　　　　　　D. 重

2. 光致变色镜片受到（　　　）照射后,镜片颜色由浅变深

   A. γ射线　　　　　B. 红外线　　　　　C. X射线　　　　　D. 紫外线

3. 与球面镜片相比,非球面镜片的优点是（　　　）

   A. 更耐用　　　　　　　　　　　B. 成像更清晰

   C. 透光率更高　　　　　　　　　D. 更安全

4. 以下不属于树脂镜片顶膜的是（　　　）

   A. 防蓝光膜　　　　　　　　　　B. 防反射膜

   C. 防静电膜　　　　　　　　　　D. 防水防油膜

5. 染色镜片中不改变物体本来颜色是（　　　）

   A. 褐色　　　　　　　B. 蓝色　　　　　　C. 紫色　　　　　　D. 灰色

6. 一位50岁的女士,近视,而且已经戴了30多年的近视眼镜,最近无法忍受眼睛看近吃力的烦恼,到眼镜店配老视镜,我们最好推荐给她的镜片是（　　　）

   A. 远中近渐变焦　　　　　　　　B. 老花镜

   C. 中近渐变焦　　　　　　　　　D. 近近渐变焦

7. 渐变多焦点镜片与双光眼镜相比,优点是（　　　）

   A. 看远、看近都可以　　　　　　B. 没有分界线,美观

   C. 看远更清晰　　　　　　　　　D. 看近更清晰

8. 近近渐变焦镜片与老视镜相比,优点是（　　　）

   A. 看远、看近都可以　　　　　　B. 没有分界线,美观

   C. 轻薄　　　　　　　　　　　　D. 明视范围大

9. 以下树脂镜片材料中,阿贝数最低的是（　　　）

   A. CR-39　　　　　B. Trivex　　　　　C. PC　　　　　　D. EYAS

10. 防蓝光镜片并不是100%防蓝光,是防（　　　）的防高能蓝光

    A. 500nm　　　　　B. 440nm　　　　　C. 380nm　　　　　D. 480nm

11. 环境温度越高,变色镜片变得浓度越（　　　）

A. 深   B. 浅

C. 浓度与温度无关   D. 浓度只与紫外线的量有关

(刘亚丽)

任务四　眼镜架的选择

一、学习目标

能力目标	知识目标	素质目标
• 能通过处方了解屈光不正度数与配镜参数 • 能描述各种不同材料及款式的眼镜架的基本结构、主要部件和优缺点 • 能通过处方、镜片选择合适尺寸、材料和款式的眼镜架	• 不同款式眼镜架的基本结构、材料构成及特性 • 眼镜架尺寸选择原则 • 眼镜架材料选择原则 • 眼镜架款式选择原则	• 实事求是、精益求精的工作态度

二、任务描述

案例:曹×,男,36岁,记者,文质彬彬,皮肤白皙,中式对襟白上衣,复古又时尚。经常从事外出采访,主诉感觉看远不清,看近清楚。经验光师验光后,开具验光处方(图 6-4-1)。

×××店　验光处方

姓名 <u>曹×</u>　年龄 <u>36</u>　职业 <u>记者</u>　日期 <u>20××</u>年 <u>××</u>月 <u>××</u>日

		球镜 SPH	柱镜 CYL	轴位(向) AXIS	棱镜 PRISM	基底 BASE	矫正视力 corrected vision
远用 DV	右眼 OD	−2.25	−0.50	180			1.0
	左眼 OS	−2.00	−0.50	165			1.0
近用 NV	右眼 OD						
	左眼 OS						

瞳距(PD):远用 <u>64</u> mm　　　近用 ____ mm　验光师: <u>×××</u>

图 6-4-1　验光处方

通过门店销售员推介,该顾客选择了一副无框镜架,选择的镜架规格尺寸为:53 □ 17-140,所选镜片为聚碳酸酯(PC)材料非球面绿膜镜片,折射率为 1.591。

三、知识准备

(一) 眼镜架的尺寸

1. 儿童镜架 成人镜架和儿童镜架尺寸标注内容有所不同,成人镜架如前述,儿童镜架则有各种不同规格、形状、镜面宽度、镜片高度(图 6-4-2~ 图 6-4-4)。

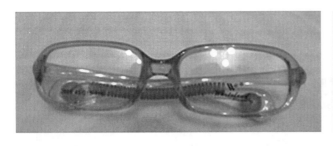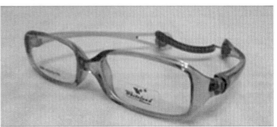

图 6-4-2 儿童镜架 1

注:2889　45 □ 15-115 C20　镜面宽度 124mm　镜片高度 27mm　防滑带

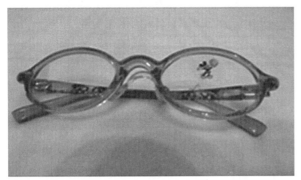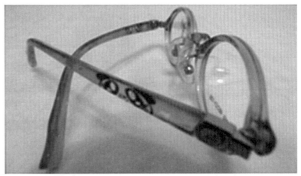

图 6-4-3 儿童镜架 2

注:2866　46 □ 21-135 C3　镜面宽度 131mm　镜片高度 33mm　活鼻托

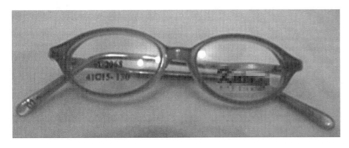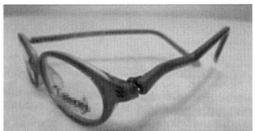

图 6-4-4 儿童镜架 3

2068　41 □ 15-130 C3　镜面宽度 111mm　镜片高度 27mm

2. 太阳镜架 太阳镜架与光学镜架在设计上有所不同,主要表现在镜圈尺寸较大,框高较高,镜面角较小,即面弯较大(图 6-4-5、图 6-4-6)。

(二) 镜架的款式

1. 全框镜架(图 6-4-7) 全包镜框,镜框整个包住镜片,更好地保护镜片,坚固、耐用。

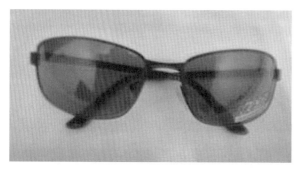
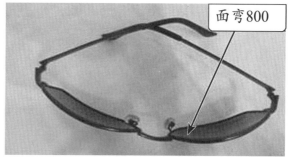

图 6-4-5　太阳镜架 1

60 □ 20-136 镜面宽度 148mm;镜片高度 38mm;镜框内宽 142mm;面弯 800

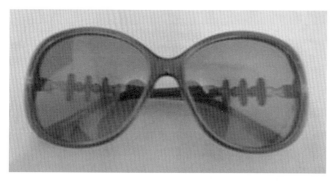
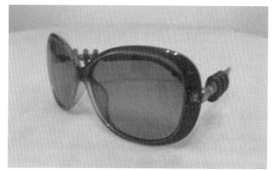

图 6-4-6　太阳镜架 2

60 □ 16-135　镜面宽度 142mm;镜片高度 52mm;镜框内宽 134mm;面弯 800

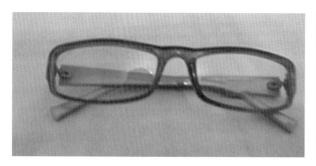
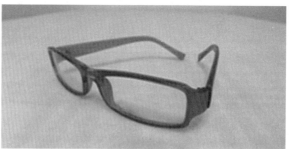

图 6-4-7　全框镜架

2. 半框镜架(图 6-4-8)　无底镜框,用尼龙丝嵌入镜片的底部,较轻,耐用。

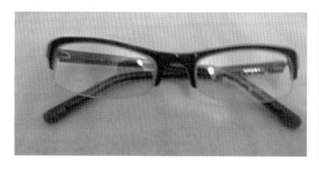
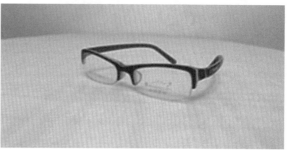

图 6-4-8　半框镜架

3. 无框镜架（图 6-4-9）

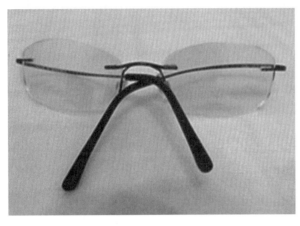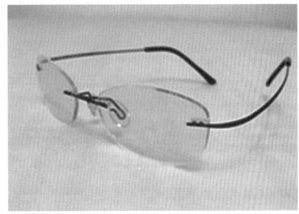

图 6-4-9　无框镜架

4. 组合镜架　多为前后两组镜圈,后边的为安装矫正镜片,前边的为安装彩色或太阳镜片之用(图 6-4-10~ 图 6-4-12)。

5. 折叠镜架　可以在鼻梁和镜腿处折叠,使之携带方便(图 6-4-13)。

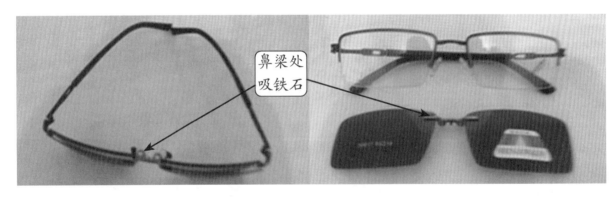

鼻梁处
吸铁石

图 6-4-10　吸铁石组合镜架

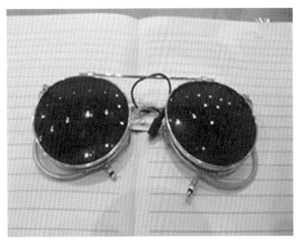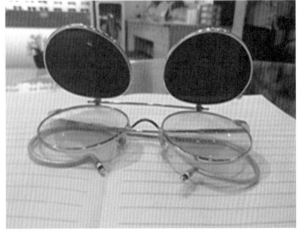

图 6-4-11　翻转式组合镜架

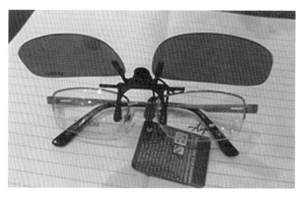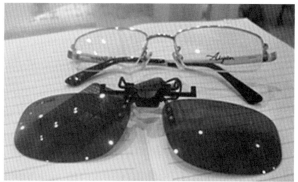

图 6-4-12 夹片式组合镜架

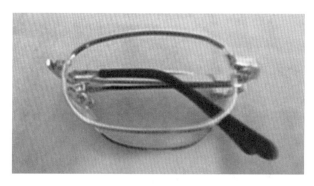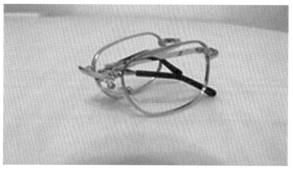

图 6-4-13 折叠镜架

(三) 镜架的材料

理想的镜架材料要求:重量轻、坚韧度好、牢固耐用、易加工但不易变形,对皮肤无刺激,也不易被皮肤的酸性分泌物侵蚀等。

1. 金属材料 金属镜架的镜身主要部分是由金属材料制成。

(1) 铜合金镜架(图 6-4-14):主要用于制作低档镜架及零部件。

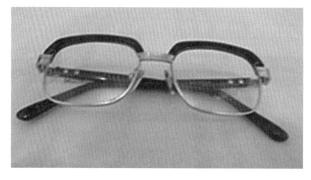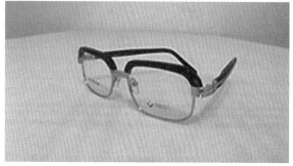

图 6-4-14 铜合金镜架

(2) 镍合金镜架(图 6-4-15)

1) 蒙乃尔合金:强度、弹性、耐腐蚀性和焊接抗拉强度均较好。用于制作中档镜架。

2) 高镍合金(镍铬合金):强度、弹性、耐腐蚀性很好。用于制作高档镜架。

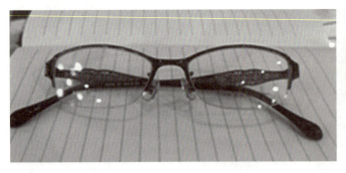
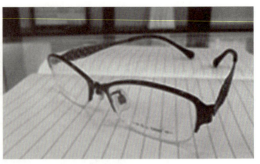

图 6-4-15　镍合金镜架

（3）钛合金镜架（图 6-4-16）：制作高档镜架。重量轻、韧性好、硬度高、熔点高、耐酸耐碱，稳定性好，对人体亲和性好。

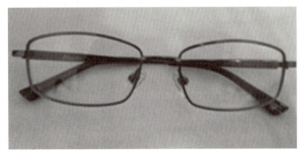
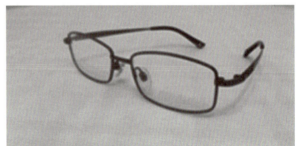

图 6-4-16　钛合金镜架

2. 塑料材料　镜身主要部分是由塑料材料制成。

（1）板材架（图 6-4-17）：用醋酸纤维板材切割加工的镜架。镜架的合口处会有切割的纹理，颜色可以层次分明，色彩立体。其优点是重量轻，硬度较大，易于染色，不易燃烧，光泽度较好，受紫外线的照射不会变色，配戴后不易变形，非常耐用。缺点是不耐热，镜框线条相对较粗。

（2）注塑架（图 6-4-18）：可以单色，可以色彩混合，无明显分界。

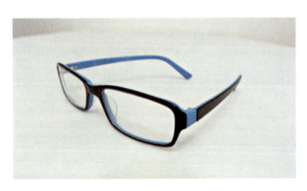
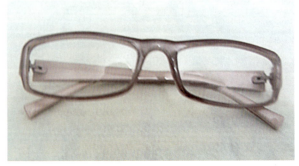

图 6-4-17　板材架　　　　　　　　　　图 6-4-18　注塑架

3. 天然材料　特殊木材、牛羊角和玳瑁等材料。木质和角质材料现在已极少使用，市场上多是仿木架。

天然材料中最具代表性的是玳瑁镜架(图6-4-19)。玳瑁甲作为镜架材料具有独特的光泽,质轻、耐用,易加工抛光、可热塑,冷时极脆,易变形,但加热加压时可结合,故可修复,对皮肤无刺激。

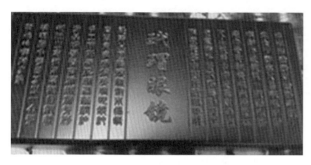 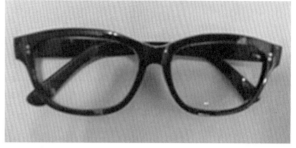

图 6-4-19 天然玳瑁镜架

玳瑁镜架可以防止皮肤过敏。材质脆弱,调整加工不易(调整时不能烘烤,只能用温开水浸泡)。玳瑁眼镜多是指镜脚、鼻托叶、眉板等部分镶有玳瑁的镜框,一般为纯手工制作。在使用保养时,不可用超声波清洗,否则会发白而失去光泽。玳瑁已被列入《国家重点保护野生动物名录》,属于国家重点保护珍贵、濒危野生动物。非法收购、运输、出售玳瑁制品的行为属于违法行为。

(四) 镜架的尺寸选择

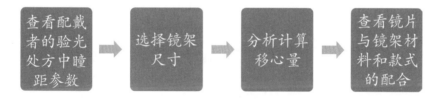

1. 相关参数

(1) 瞳距:分为远用瞳距(图6-4-20)和近用瞳距(图6-4-21)。

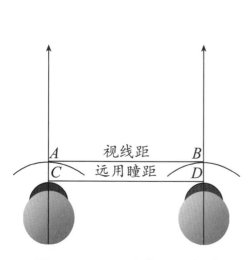 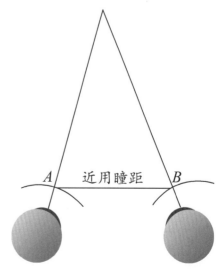

图 6-4-20 远用瞳距示意图　　　　　图 6-4-21 近用瞳距示意图

（2）镜架几何中心水平距（图6-4-22）：两镜圈几何中心点间的距离。

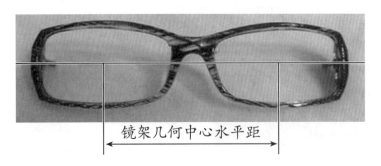

图6-4-22　镜架几何中心水平距

（3）镜圈高度（图6-4-23）：镜片上下外切线垂直方向之间的距离。

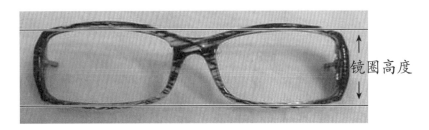

图6-4-23　镜圈高度

（4）框面宽度（图6-4-24）：镜架左右两端切线的水平距离。

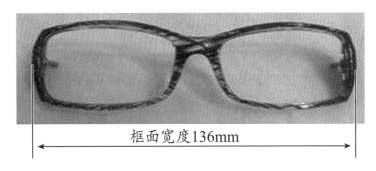

图6-4-24　框面宽度

2. 镜架尺寸选择　镜架尺寸选择的原则：几何中心水平距等于或接近瞳孔距离以减少水平方向的移心量；脸面宽度与框面宽度接近。根据眼镜的实际用途，分为远用眼镜、近用眼镜等。

（1）远用眼镜：是指平时看远、走路使用的眼镜。

镜架尺寸选择案例1：××眼镜公司定配工接到门店送来的近视树脂镜片一副（图6-4-26），板材全框镜架一副（图6-4-25），及一份配镜订单（图6-4-27），要求定配加工。试分析其可行性。

案例1分析：定配人员接到订单（图6-4-27）后，该订镜单是表格式。分析订单顾客是一位男性。双眼复性近视散光，且近视度数偏高，散光度数中度，轴位垂直。通过配戴眼

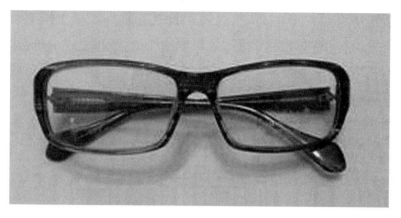

图 6-4-25 板材镜架

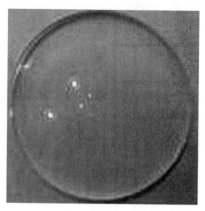

图 6-4-26 凹镜片

×× 公司配镜订单							
客户	张先生	电话	1369×××××××		年龄		39
住址			接单日期		2015 年 5 月 18 日		
配镜处方	DS	DC	AX	VA		PD	备注(PH)
远用 R	−5.25	−1.25	90	1.0		60mm	脸型丰满
远用 L	−5.00	−0.75	85	1.0			
近用 R							
近用 L							
配镜商品资料							
	品牌	产地	型号或材料		单价	数量(副)	总价
镜架	×××	深圳	07558　c45,全框板材 56 □ 19-140,最大直径 57mm		×××	1	×××
镜片	×××	上海	1.56 绿膜抗疲劳镜片		×××	1	

加工要求	加工项目	美薄□	卡槽□	钻孔□	抛光□
		刀锋边☑	染色□	改形□	胶架□
	客户签名:　×××	取镜时间:　即取			

图 6-4-27 案例 1 配镜订单

镜视力矫正到正常范围,选择的是全框板材架。

所选镜架几何中心距达到 75mm,而顾客的瞳距才 60mm。这是一位脸型很丰满,而瞳距又很小的案例。计算得知:为满足顾客的光学要求,左右镜片都需要移光心 7.5mm。

移心量大的镜片在眼球转动时,镜片周边引起的棱镜效应会比移心量小的镜片要大,中高度屈光不正者尤其更甚,造成侧方视物明显变形。

中高度近视移心量太大,所需镜片直径大,镜片厚重,且镜片颞侧边缘太厚,装上镜架不美观,镜架也容易变形。且板材架无鼻托,厚重的镜片可造成鼻梁的压迫,经过上述分析,这副眼镜加工后,不美观、不舒服、不经济,容易被顾客投诉。定配人员建议门店销售人员与顾客协商,更换一副几何中心距接近瞳距,桩头较长,框面宽度接近脸型且带鼻托的镜架。

(2)近用眼镜:主要是视近、阅读用眼镜。

镜架尺寸选择案例2:××眼镜公司定配工接到门店送来的远视树脂镜片一副(图6-4-28),金属半框镜架一副(图6-4-29),及一份配镜订单(图6-4-30),要求定配加工。试分析其可行性。

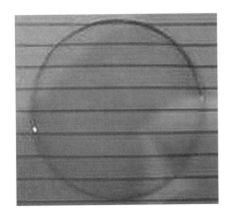
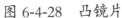

图 6-4-28 凸镜片

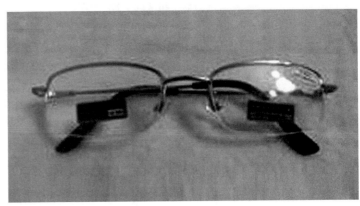

图 6-4-29 半框镜架

×× 公司配镜订单						
客户	李先生	电话	139××××××××		年龄	55
住址				接单日期	2015 年 3 月 8 日	
配镜处方	DS	DC	AX	VA	PD	备注(PH)
远用 R						
远用 L						
近用 R	+2.50			1.0	63mm	
近用 L	+2.50			1.0		
配镜商品资料						
	品牌	产地	型号或材料	单价	数量(副)	总价
镜架	×××	深圳	218 半框超弹记忆 50□18-135 最大直径50	×××	1	×××
镜片	×××	上海	1.56 抗疲劳镜片 绿膜	×××	1	
加工要求		加工项目	美薄☑ 卡槽☑ 钻孔□ 抛光☑ 刀锋边□ 染色□ 改形□ 胶架□			
			客户签名:×× 取镜时间:即取			

图 6-4-30 案例 2 配镜订单

案例 2 分析:定配人员接到订镜单(图 6-4-30)后,可知:该订镜单是表格式。顾客是一位先生。双眼是单纯老视,且老视度数较低。通过配戴眼镜视力矫正到正常范围,全框、半框、无框都适合。

镜圈尺寸为 50mm,鼻梁尺寸为 18mm,镜架的几何中心距为 50+18=68mm,配镜者的瞳距尺寸为 63mm。

$$根据需要移心量 =(镜圈尺寸 + 鼻梁尺寸 - 瞳距尺寸)/2$$
$$需要移心量 =(50+18-63)/2=2.5mm$$

定配人员检查镜架的外观质量及规格尺寸进行了分析。顾客的屈光度属于低度远视。顾客瞳距比镜架几何中心水平距小,镜片光心需向内移光心 2.5mm。因移心量很小,一般人的眼睛感觉不到不适。所以选择 50 □ 18 尺寸的半框镜架配 +2.50DS 的镜片是可以满足配镜者需求。经分析镜架规格尺寸等符合要求,可以加工安装。

(3)双光眼镜镜架选择原则

1)注塑、板材镜架不适合。鼻托是固定的,很难保证顾客看近的视野。

2)镜架几何中心水平距与顾客瞳距必须接近,移心量不宜过大,过大可能导致子镜片部分被磨掉,导致顾客看近的视野过小。

3)镜圈高度一般 >35mm 较好。

其一,为了保证足够的远用视野,瞳孔中心应位于镜圈水平中线的上方;其二,对于普通型的双光镜,子镜片顶点位置一般位于瞳孔正下方的下睑缘,为瞳孔中心下方 3~5mm 处;其三,为了获得足够的近用视野,子镜片顶点高度一般建议不小于子镜片的 1/2 直径(通常为 14mm)。综合上述三点,可推算定配双光眼镜的镜圈高度建议。对于上光是平光的双光镜处方,由于远用不需要镜片矫正,镜圈高度可适当减小。

镜架尺寸选择案例 3:×× 眼镜公司定配工接到门店送来的一份配镜订单(图 6-4-31)及金属全框镜架一副,近视双光树脂镜片一副,要求定配加工。试分析其可行性。

案例 3 分析:接到订镜单(图 6-4-31)后,可知:订镜单是表格式。顾客是一位先生。顾客远用屈光状态为复性近视散光,近距离阅读需增加 +2.25D,近用屈光度仍然是复性近视散光,且近用与远用散光一样。通过配戴眼镜视力矫正到正常范围,适合选择全框金属镜架。

镜圈尺寸为 52mm,鼻梁尺寸为 18mm,镜架的几何中心距为 52+18=70mm,配镜者的瞳距尺寸为 65mm。

$$根据需要移心量 =(镜圈尺寸 + 鼻梁尺寸 - 瞳距尺寸)/2$$
$$需要移心量 =(52+18-65)/2=2.5mm$$

镜架几何中心水平距比顾客瞳距宽 5mm,左右镜片分别需要向内移心 2.5mm,基本符合加工要求。因为顾客是复性近视散光,所以镜架的垂直高度要保证接近 35mm,所选镜架垂直高度达 34mm,基本满足加工要求。通过分析,镜架的各项指标基本满足双光眼镜配戴的各项需求,可以进行加工安装。

<table>
<tr><td colspan="8" align="center">××公司配镜订单</td></tr>
<tr><td>客户</td><td>林先生</td><td>电话</td><td colspan="3">136××××××××</td><td>年龄</td><td>53</td></tr>
<tr><td>住址</td><td colspan="3"></td><td colspan="2">接单日期</td><td colspan="2">2015年5月6日</td></tr>
<tr><td>配镜处方</td><td>DS</td><td>DC</td><td>AX</td><td>VA</td><td colspan="2">PD</td><td>备注(PH)</td></tr>
<tr><td rowspan="2">远用</td><td>R</td><td>−3.00</td><td>−1.00</td><td>90</td><td>1.0</td><td rowspan="2" colspan="2">65mm</td><td rowspan="2">ADD:+2.25D</td></tr>
<tr><td>L</td><td>−3.25</td><td>−1.25</td><td>90</td><td>1.0</td></tr>
<tr><td rowspan="2">近用</td><td>R</td><td>−0.75</td><td>−1.00</td><td>90</td><td>1.0</td><td rowspan="2" colspan="2">61mm</td><td rowspan="2">子镜片顶点
高度:16mm</td></tr>
<tr><td>L</td><td>−1.00</td><td>−1.25</td><td>90</td><td>1.0</td></tr>
<tr><td colspan="8" align="center">配镜商品资料</td></tr>
<tr><td></td><td>品牌</td><td>产地</td><td colspan="3">型号或材料</td><td>单价</td><td>数量(副)</td><td>总价</td></tr>
<tr><td>镜架</td><td>×××</td><td>××</td><td colspan="3">2075,全框金属架 垂直高度34mm
52□18-140,最大直径54mm</td><td>×××</td><td>1</td><td rowspan="2">×××</td></tr>
<tr><td>镜片</td><td>×××</td><td>××</td><td colspan="3">1.56树脂镜片 平顶双光
抗疲劳 防辐射 绿膜</td><td>×××</td><td>1</td></tr>
<tr><td rowspan="3">加工
要求</td><td rowspan="2">加工
项目</td><td colspan="2">美薄□</td><td>卡槽□</td><td>钻孔□</td><td colspan="3">抛光□</td></tr>
<tr><td colspan="2">刀锋边☑</td><td>染色□</td><td>改形□</td><td colspan="3">胶架□</td></tr>
<tr><td colspan="3">客户签名:××</td><td colspan="5">取镜时间:即取</td></tr>
</table>

图 6-4-31 案例 3 配镜订单

(五) 镜架款式与镜片材料的搭配

1. 全框镜架 由于全框镜架的结构特点,适合所有镜片材料的加工和安装。

2. 半框镜架 由于半框镜架的结构特点,适合树脂材料镜片的加工安装,但低度数的正镜片也不建议装配,屈光参差者因镜片边缘厚度不同,下半部分暴露不够美观,不建议装配。

半框镜架选择案例:××眼镜公司定配工接到门店送来的一份配镜订单(图6-4-32)及金属半框镜架一副,远视树脂镜片一副,要求定配加工。试分析其可行性。

半框镜架选择案例分析:接到订镜单后,可知:订镜单是表格式。顾客是一位先生。顾客远用屈光状态为右眼单纯远视 +1.25DS,左眼复性远视散光 +1.00DS/+0.50DC×90。通过配戴眼镜视力矫正到正常范围。由于远视屈光度较低,镜片边缘太薄,加工装配镜片时容易崩边,不建议配半框镜架,退回门店。请销售人员和顾客联系协商换为全框镜架。

×× 公司配镜订单						
客户	郝先生		电话	136××××××××	年龄	33
住址				接单日期	2015 年 5 月 6 日	
配镜处方		DS	DC	AX	VA	PD	备注(PH)

配镜处方		DS	DC	AX	VA	PD	备注(PH)
远用	R	+1.25			1.0	65mm	
	L	+1.00	+0.50	90	1.0		
近用	R						
	L						

配镜商品资料						
	品牌	产地	型号或材料	单价	数量(副)	总价
镜架	×××	××	10024,金属半框架 56 □ 18-142,最大径 56	×××	1	×××
镜片	×××	××	1.56 绿膜树脂镜片　抗疲劳　防辐射	×××	1	

加工要求	加工项目	美薄□	卡槽☑	钻孔□	抛光□
		刀锋边□	染色□	改形□	胶架□
	客户签名:××	取镜时间:即取			

图 6-4-32　半框镜架案例配镜订单

3. 无框镜架　无框镜架选择案例:×× 眼镜公司定配工接到门店送来的一份配镜订单(图 6-4-33)及金属无框镜架一副,近视散光树脂镜片一副,要求定配加工。试分析其可行性。

无框镜架选择案例分析:定配人员接到订镜单(图 6-4-33)后,可知:订镜单是表格式。顾客是一位女士。顾客远用屈光状态为复性近视散光。通过配戴眼镜视力矫正到正常范围。屈光度 R:−6.50DS/−1.50DC × 85 L:−5.75DS/−1.75DC × 95;无框纯钛镜架。由于镜片没有镜圈的保护,在使用中,眼镜所承受的外力通过桩头和鼻梁直接作用在镜片。戴用一段时间后,打孔处螺丝易松动,经常紧螺丝会导致镜片旋转,所以不适合中度散光且垂直轴的顾客使用。再者镜片完全没有镜圈的遮掩,高度近视镜片比较厚,配戴无框镜架不美观,建议退回门店。请销售人员和顾客联系协商换为全框镜架或半框镜架。

×× 公司配镜订单							
客户	陈女士	电话	136×××××××		年龄		32
住址				接单日期	2015 年 5 月 6 日		
配镜处方		DS	DC	AX	VA	PD	备注(PH)
远用	R	−6.50	−1.50	85	1.0	65mm	
	L	−5.75	−1.75	95	1.0		
近用	R						
	L						
配镜商品资料							
	品牌	产地	型号或材料		单价	数量(副)	总价
镜架	×××	××	S-4086　无框纯钛金色 53 □ 17-140,最大直径 55		×××	1	×××
镜片	×××	××	1.56　树脂　绿膜		×××	1	
加工要求		加工项目	美薄□　卡槽☑　钻孔☑　抛光☑ 刀锋边□　染色□　改形□　胶架□				
		客户签名:×××	取镜时间:即取				

图 6-4-33　无框镜架案例配镜订单

四、实训与评价

(一) 情境模拟眼镜店订镜岗位眼镜选择案例。

(二) 实训工具:模拟眼镜店加工实训室。金属、塑料镜架若干,玻璃、树脂镜片若干,镜子、眼镜验光单、眼镜定配单、直尺、笔等。

(三) 实训项目

1. 实训内容　协助销售人员确定为顾客选择合适的镜架及镜片材料。

2. 职业素养　着职业装,仪表大方,举止得体,态度和蔼,团队协作。

3. 实训过程

(1) 学生按照各自的实训小组组织在一起,领取已经准备好的镜架、镜片。

(2) 实训小组成员模拟眼镜店销售人员(顾客)和定配加工人员。由模拟定配加工人员核对订镜单、镜架规格、镜架款式、镜片材料及瞳距,和销售人员共同讨论分析镜架和镜片组合的合理性。

(四) 学生实训

1. 学生分组　其中一组模拟顾客或销售人员,另一组模拟定配加工人员。

2. 学生填空训练(表 6-4-1)。

表 6-4-1 镜架选择填空表

屈光度	镜片材料	镜架款式	适合画√不适合画×	备注
+1.00DS	玻璃	半框		
−1.00DS	树脂	无框		
+3.00DS	玻璃	全框		
−3.00DS	树脂	半框		
−1.25DS/−2.75DC×175	PC	无框		
−3.25DS/−1.25DC×180	树脂	无框		
0.00DS/+3.00DC×80	玻璃	全框(圆)		
+1.00DS/+1.75DC×110	树脂	半框		

学生互评: 教师指导: 评分人:

3. 例题 根据便签式眼镜验光处方及镜架、镜片参数,完成配镜订单(图 6-4-34)的书写。

验光处方

杜 ×、36 岁、记者、电话:1360×××××××

远用:右眼:−2.25DS/−0.50DC×180 1.0;左眼:−2.00DS/−0.50DC×165 1.0;PD 64mm

S-4082 c3,无框纯钛,53 □ 17-140,最大直径 55mm。1.591 抗疲劳超薄宇宙 pc 镜片 绿膜

×× 公司配镜订单						
客户	杜先生	电话	136×××××××		年龄	36
住址		北京市西城区		接单日期	2015 年 4 月 16 日	
配镜处方		DS	DC	AX	VA	PD	备注(PH)
远用	R	−2.25	−0.50	180	1.0	64mm	
	L	−2.00	−0.50	165	1.0		
近用	R						
	L						

配镜商品资料

	品牌	产地	型号或材料	单价	数量(副)	总价
镜架	×××	深圳	S-4082 c3,无框纯钛 53 □ 17-140,最大直径 55mm	×××	1	××××
镜片	×××	上海	1.591 抗疲劳超薄宇宙 pc 镜片绿膜	×××	1	

加工要求	加工镜片边缘要圆滑	加工项目	美薄☐	卡槽☐	钻孔☑	抛光☑
			刀锋边☐	染色☐	改形☐	胶架☐
		客户签名:×××		取镜时间:即取		

图 6-4-34 配镜处方单填写例题图

习题 1. 根据给出验光处方结合镜架规格书写绘制配镜订单。

已知：李 × × 28 岁 教师 女士 PD：60mm

镜架：× ×、×073 51 □ 18-135 c8 金色 无框金属 × × ×元

镜片：× × 绿膜 1.56 防辐射 × × ×元

远用 R：−3.75DS/−0.75DC × 10 1.0

        L：−2.50DS/−1.00DC × 160 1.0

学生根据已知条件设计绘制并填写出正确的配镜订单。

习题 2. 根据给出验光处方结合镜架规格书写绘制配镜订单。

已知：吴 × × 48 岁 工程师 男士 PD：67mm

镜架：× × ×、×697 54 □ 18-135 c3 银色 无框金属 × × ×元

镜片：1.591 抗疲劳超薄宇宙 pc 镜片 绿膜 定做 7 天 × × ×元

远用 R：+3.50DS/+0.50DC × 100 1.0

        L：+2.75DS/+1.00DC × 80 1.0

近用下加：+1.50DS

学生根据已知条件设计绘制并填写出正确的配镜订单。

4. 请同学们根据所给资料选择合理的镜架与镜片组合并填写表 6-4-2。

注意：同学们选择镜架时，瞳距应与镜框几何中心水平距相符。对于双光眼镜的选择还要考虑镜架的垂直高度应该 >35mm。

验光处方：R：+0.75DS/+0.50DC × 60 L：+0.50DS/+1.00DC × 115 PD：62mm；男：32 岁。

表 6-4-2 镜片镜架搭配填空表

镜架款式（形状）	镜片材料	说明选择的理由	备注

学生互评： 教师指导

眼镜架：半框金属镜架、无框金属镜架、全框金属镜架；全框板材及注塑架及圆形、椭圆形、长方形等形状镜架。

眼镜片：光白、光白加膜、高折射率玻璃镜片（1.60）、变色镜片、白树脂 1.49、树脂绿膜1.49、树脂绿膜 1.56、树脂蓝膜 1.56、聚碳酸酯树脂 1.591、树脂绿膜 1.67 等。

5. 定配工和销售人员（顾客）角色训练并填写表 6-4-3。

表6-4-3 实训练习评分表

项目	要求	配分	得分	扣分原因
职业素养	语言得体、专业知识运用准确	5		
设计书写验光单	字迹清楚、工整。没漏项、错项、书写准确	10		
设计写配镜订单	字迹清楚、工整。没漏项、错项、书写准确	10		
选择镜架	根据屈光度选择镜架符合技术要求。并能做好解释工作,最终为顾客选择一副时尚、美观眼镜架	20		
训练结束	整理货场	5		

学生互评　　　　　评分人:

(1) 将全班学生分为两个实训小组。一组扮演销售人员(顾客),一组扮演定配人员。

(2) 实训小组领取各种类型、款式的镜架;各种材质不同、屈光度不同的镜片;梳妆镜等。

(3) 学生互评。

(4) 老师巡视指导。

五、常见问题

1. 近视者配戴太阳镜的几种选择:

(1) 配戴接触镜 + 太阳镜:需要护理而增加费用,有配戴要求。

(2) 配一副组合镜:会增加镜架的重量导致鼻梁压迫感明显。

(3) 使用变色镜片:镜片费用提高,但能兼顾且不会增加配戴难度。

(4) 使用树脂镜片染色:颜色固定不变,不能同时满足户外和室内使用。

(5) 使用偏光镜片:镜片价格提高且不能兼顾户外和室内使用。

2. 太阳镜架弧度普遍较大,不宜配非球面镜片。尺寸也普遍较大,与瞳距差距太大,不适宜配光学镜片。

3. 太阳眼镜颜色的深浅与镜片吸收紫外线的能力的关系　颜色深浅只影响可见光吸收性能,与抗紫外线能力无关。紫外线是不可见光,抗紫外线能力决定于镜片材质而不是颜色深浅。

六、习题

单选题

1. 下面不是无框眼镜架的优点是( )
   A. 视野广阔
   B. 时尚美观
   C. 各种脸型都适合
   D. 螺丝容易松动

2. ( )材料镜架调整时不能烘烤
   A. 板材
   B. 玳瑁
   C. 塑料
   D. 钛合金

3. 最适合配无框眼镜的镜片是( )
   A. 光学玻璃镜片
   B. CR-39 树脂镜片
   C. 聚碳酸酯镜片
   D. 变色玻璃

4. 顾客对无框眼镜的镜腿比较满意而对镜片的形状不满意,可以通过改变镜片的( )
   达到顾客的美观要求
   A. 材料
   B. 硬度
   C. 形状
   D. 性能

5. 下面镜架不适合配双光眼镜的是( )
   A. 板材架
   B. 钛合金架
   C. 镍合金架
   D. 铜合金架

6. 镜架款式不包括( )
   A. 全框镜架
   B. 半框镜架
   C. 组合镜架
   D. 板材镜架

7. 镜架几何中心距比瞳距大,镜片光心将向( )移动
   A. 上方
   B. 下方
   C. 鼻侧
   D. 颞侧

8. 镜架材料一般可分为( )三大类
   A. 金属材料、非金属材料、天然材料
   B. 金属、板材材料、天然材料
   C. 非金属材料、铜合金材料、金属材料
   D. 天然材料、铜合金材料、非金属材料

9. 镜架上 56 □ 16-135,其中 56 表示( )含义
   A. 鼻梁尺寸
   B. 镜圈尺寸
   C. 镜圈高度
   D. 镜腿尺寸

10. ( )镜架材料只能用温开水浸泡后进行调整
    A. 镍合金
    B. 镁铝合金
    C. 塑料
    D. 玳瑁

(时 鑫)

●● 情 境 小 结 ●●

该情境是定配工在实际工作中遇到的相关知识和技能的拓展学习章节。通过该情境

的学习和实训,要求学生能够达到以下能力目标:

1. 能审核渐变焦镜片的表面标志与商品标识。

2. 能描述渐变焦镜片结构和类型并为适合配戴的顾客进行商品推介。

3. 能描述无框镜架的结构特点并为适合配戴的顾客进行商品推介。

4. 能描述无框镜架的加工流程。

5. 能根据顾客处方、配镜目的和需求为顾客选择眼镜片。

6. 能根据顾客处方、戴镜需求和镜片特点为顾客选择眼镜架。

7. 工作中要做到勤学好问,实事求是,积极上进,精益求精。

参 考 文 献

［1］闫伟.眼镜定配技术.北京:人民卫生出版社,2012.

［2］杨林.眼镜定配技术.郑州:郑州大学出版社,2011.

［3］中国就业培训技术指导中心.眼镜定配工(初级).北京:中国劳动社会保障出版社, 2011.

［4］中国就业培训技术指导中心.眼镜定配工(中级).北京:中国劳动社会保障出版社, 2011.

［5］劳动和社会保障部职业技能鉴定中心,中国眼镜协会.眼镜定配工职业资格培训教程(初、中级).北京:海洋出版社,2004.

［6］中华人民共和国国家质量监督检验检疫总局,中国国家标准化管理委员会.眼镜镜片(第1部分):单光和多焦点镜片(GB 10810.1—2005).北京:中国标准出版社,2006.

［7］中华人民共和国国家质量监督检验检疫总局.眼镜架通用要求和试验方法(GB/T 14214—2003).北京:中国标准出版社,2004.

［8］中华人民共和国国家质量监督检验检疫总局,中国国家标准化管理委员会.配装眼镜(第1部分):单光和多焦点(GB 13511.1—2011).北京:中国标准出版社,2012.

［9］赵志群.职业教育工学结合一体化课程开发指南.北京:清华大学出版社,2009.

●●● 习 题 答 案 ●●●

情境一 ●●●

任务一

1. C　　2. D　　3. C　　4. C　　5. C　　6. B　　7. D　　8. D　　9. B

任务二

1. B　　2. C　　3. A　　4. B　　5. A　　6. A　　7. A　　8. C　　9. B　　10. D

任务三

1. D　　2. C　　3. D　　4. B　　5. D　　6. D　　7. C　　8. B　　9. B　　10. C

11. D　　12. C　　13. B　　14. B　　15. B　　16. D　　17. A　　18. A　　19. D

任务四

1. C　　2. C　　3. D　　4. C　　5. B　　6. A　　7. C　　8. C　　9. A

任务五

1. D　　2. D　　3. D　　4. D　　5. B　　6. D　　7. D　　8. C　　9. D　　10. D

情境二 ●●●

任务一

1. C　　2. C　　3. D　　4. B　　5. A　　6. A　　7. D　　8. D　　9. C　　10. A

任务二

1. C　　2. C　　3. C　　4. C　　5. D　　6. A　　7. D　　8. D　　9. D　　10. B

任务三

1. D　　2. C　　3. D　　4. A　　5. C　　6. D　　7. B　　8. D　　9. A　　10. B

11. C　　12. D　　13. B　　14. D　　15. D

任务四

1. D　　2. B　　3. B　　4. A　　5. D　　6. D　　7. C　　8. B

任务五

1. C　　2. C　　3. C　　4. B　　5. C　　6. D　　7. C　　8. B　　9. A　　10. D

情境三 ●●●

任务一

1. D　　2. C　　3. B　　4. C　　5. A　　6. A　　7. D　　8. C　　9. B　　10. D

任务二

1. B　　2. A　　3. A　　4. D　　5. B　　6. C　　7. A　　8. D　　9. D　　10. D

任务三

1. C　　2. A　　3. B　　4. A　　5. C　　6. D　　7. B　　8. C　　9. C　　10. A

任务四

1. A　　2. A　　3. C　　4. D　　5. D　　6. B　　7. A　　8. B

任务五

1. C　　2. C　　3. B　　4. B　　5. B　　6. D　　7. B　　8. B　　9. D　　10. D

情境四 ●●·

任务一

1. B　　2. A　　3. B　　4. A　　5. B　　6. D　　7. C　　8. D　　9. C　　10. C

任务二

1. B　　2. B　　3. A　　4. D　　5. A　　6. D　　7. D　　8. A　　9. D　　10. A

任务三

1. B　　2. A　　3. C　　4. B　　5. B　　6. C　　7. A　　8. A　　9. B　　10. C

任务四

1. A　　2. B　　3. A　　4. C　　5. D　　6. A　　7. C　　8. C

任务五

1. C　　2. A　　3. D　　4. C　　5. C　　6. A　　7. C　　8. B　　9. D　　10. A

情境五 ●●·

任务一

1. B　　2. D　　3. D　　4. B　　5. D　　6. D　　7. A　　8. D　　9. C　　10. C

任务二

1. D　　2. A　　3. C　　4. C　　5. A　　6. D　　7. C　　8. C　　9. A　　10. B

任务三

1. B　　2. D　　3. B　　4. D　　5. A　　6. B　　7. C　　8. B　　9. A　　10. D

任务四

1. B　　2. D　　3. D　　4. C　　5. C　　6. A　　7. C　　8. C　　9. C　　10. A

任务五

1. D　　2. B　　3. C　　4. C　　5. C　　6. C　　7. B　　8. C　　9. D　　10. C

情境六 ●●·

任务一

1. A　　2. D　　3. A　　4. D　　5. C

6. ①远用参考圈　②远用眼位配适点　③棱镜基准点　④近用眼位配适点　⑤附加顶焦度 ADD　⑥近用参考圈　⑦34mm　⑧4mm　⑨2.1

任务三

1. A   2. D   3. B   4. B   5. D   6. A   7. B   8. D   9. A   10. C

11. B

任务四

1. D   2. B   3. C   4. C   5. A   6. D   7. C   8. A   9. B   10. D